U0302706

中文翻译版

门诊心脏病学手册

Handbook of Outpatient Cardiology

主　　编　〔美〕安吉特・A. 巴尔加瓦（Ankit A. Bhargava）

　　　　　〔美〕布莱恩・J. 威尔斯（Bryan J. Wells）

　　　　　〔美〕巴勃罗・A. 坤托罗（Pablo A. Quintero）

主　　译　胡大一　王学东

副 主 译　郭　曦　张宇晨　姚计文

译　　者（按姓氏笔画排序）

　　　　　于　萍　马　丹　王　妍　王学东

　　　　　史蓓蓓　任国维　刘　静　刘光锐

　　　　　李海燕　汪　钰　张艺楠　张宇晨

　　　　　姚计文　袁礼闯　郭　曦　黄琦惠

　　　　　鄂立平　崔晓婷　尉　焱　韩晓峰

学术秘书　崔晓婷　李海燕

科学出版社

北　京

图字：01-2023-5636 号

内 容 简 介

本书共分为 31 章，内容包括心血管门诊常见主诉，如胸痛、呼吸困难、心悸、晕厥等，并对主要基础检查，如心电图、超声心动图、冠状动脉血管造影术、负荷试验等项目的临床应用进行了细致介绍，重点对每一种疾病的临床表现、诊断及管理进行了详细的讲解。本手册涉及疾病范围广泛，既涵盖常见心血管疾病，如高血压、缺血性心脏病、外周血管疾病、瓣膜病变等，也包括较少见的先天性心脏病、心包疾病及跨学科病变，如妊娠合并心脏疾病，围手术期心血管评估，心脏肿瘤学等。

本书系统全面，图文并茂，内容新颖丰富，实用性和专业性强，可供广大心血管临床医师，特别是心血管门诊临床医师、社区医师、心血管专业研究生参考阅读。

图书在版编目（CIP）数据

门诊心脏病学手册/（美）安吉特·A.巴尔加瓦（Ankit A. Bhargava），（美）布莱恩·J.威尔斯（Bryan J. Wells），（美）巴勃罗·A.坤托罗（Pablo A. Quintero）主编；胡大一，王学东主译.—北京：科学出版社，2024.1
书名原文：Handbook of Outpatient Cardiology
ISBN 978-7-03-076983-1

Ⅰ.①门⋯　Ⅱ.①安⋯②布⋯③巴⋯④胡⋯⑤王⋯　Ⅲ.①心脏病—手册
Ⅳ.①R541-62

中国国家版本馆CIP数据核字（2023）第220182号

策划编辑：王灵芳 / 责任校对：张　娟
责任印制：师艳茹 / 封面设计：蓝正广告

科 学 出 版 社 出版
北京东黄城根北街 16 号
邮政编码：100717
http://www.sciencep.com

三河市春园印刷有限公司 印刷
科学出版社发行　各地新华书店经销
*

2024 年 1 月第 一 版　开本：880×1230　1/32
2024 年 1 月第一次印刷　印张：11 5/8
字数：317 000

定价：128.00 元
（如有印装质量问题，我社负责调换）

主译简介

胡大一 主任医师、教授、博士生导师。国家和北京市突出贡献专家，国家卫健委健康教育首席专家，国家重点学科心血管内科负责人。主要研究领域为心血管疾病临床诊治及预防、康复，目前正在全国范围内积极推进心血管疾病预防、康复及多学科交叉综合研究。组织、承担并先后完成国内外临床试验、科研课题数十项。主编、主译专著 45 部，出版英文版 3 部，在国内外专业期刊（第一作者）发表论文 450 余篇，参与编 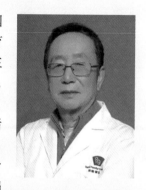 著多部医学本科生、研究生统编教材。主持召开大型国际会议 20 余次，中小型会议百余次，培养硕士 88 名，博士 72 名，博士后 30 名。部分毕业学生在北京及全国各地医疗机构担任院长、心内外科及其相关学科科主任、学术团体负责人等重要职务。为培养跨世纪人才，推动我国心脏起搏与电生理和介入心脏病学的发展，以及推进心血管疾病的预防和推动全民健康教育做出了突出贡献。

王学东 主任医师，医学博士。北京市和平里医院心内科主任。1989 年毕业于山东医科大学，2000—2003 年于首都医科大学攻读心血管内科博士研究生，师从国内著名心血管病专家胡大一教授，获临床医学博士学位。2008 年作为学科带头人由首都医科大学附属北京同仁医院心血管中心引进至北京市和平里医院，主要擅长冠心病的介入治疗，心房颤动和心力衰竭的治疗和基础研究。担任北 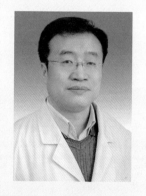 京中西医结合学会第一届心房颤动专业委员会主任委员、中国医药教育协会健康管理专业委员会副主任委员等，并担任《中华临床医师杂志（电子版）》等期刊的特约编委工作，参与市、区级科研项目多项，在核心期刊以第一作者和通信作者发表文章 30 余篇，主编、参编心血管专业专著 7 部。

原著编者名单

Akanksha Agrawal Department of Medicine, Division of Cardiology, Emory University School of Medicine, Atlanta, GA, USA

Talal Khalid Al-Otaibi Department of Medicine, Division of Cardiology, Beth Israel Deaconess Medical Center, Harvard Medical School, Boston, MA, USA

Hakeem Ayinde Departments of Heart & Vascular Institute, Novant Health Presbyterian Medical Center, Charlotte, NC, USA

Franck H. Azobou Tonleu Department of Medicine, Emory University School of Medicine, Atlanta, GA, USA

Vasilis C. Babaliaros Department of Medicine, Division of Cardiology, Emory University School of Medicine, Atlanta, GA, USA

Christine Bethencourt Emory University School of Medicine, Atlanta, GA, USA

Ankit A. Bhargava Department of Medicine, Division of Cardiology, Emory University School of Medicine, Atlanta, GA, USA

Thomas E. Bigham Department of Medicine, Emory University School of Medicine, Atlanta, GA, USA

Dimitri Cassimatis Department of Medicine, Division of Cardiology, Emory University School of Medicine, Atlanta, GA, USA

Dandan Chen Department of Medicine, Division of Cardiology, Emory University School of Medicine, Atlanta, GA, USA

Robert N. D'Angelo Department of Medicine, Division of Cardiology, Beth Israel Deaconess Medical Center, Harvard Medical School, Boston, MA, USA

Devinder S. Dhindsa Department of Medicine, Division of Cardiology, Emory University School of Medicine, Atlanta, GA, USA

Allen Dollar Department of Medicine, Division of Cardiology, Emory University School of Medicine, Atlanta, GA, USA

Logan Eberly Department of Medicine, Division of Cardiology, Emory University School of Medicine, Atlanta, GA, USA

Mikhael El Chami Department of Medicine, Division of Cardiology, Emory University School of Medicine, Atlanta, GA, USA

Mariana Garcia Department of Medicine, Division of Cardiology, Emory University School of Medicine, Atlanta, GA, USA

Michael C. Gavin Department of Medicine, Division of Cardiology, Beth Israel Deaconess Medical Center, Harvard Medical School, Boston, MA, USA

Eli V. Gelfand Department of Medicine, Division of Cardiology, Beth Israel Deaconess Medical Center, Harvard Medical School, Boston, MA, USA

Patrick Gleason Department of Medicine, Division of Cardiology, Emory University School of Medicine, Atlanta, GA, USA

Allie Goins Department of Medicine, Emory University School of Medicine, Atlanta, GA, USA

Thomas H. Hauser Department of Medicine, Division of Cardiology, Beth Israel Deaconess Medical Center, Harvard Medical School, Boston, MA, USA

Nicolas Isaza Department of Medicine, Beth Israel Deaconess Medical Center, Harvard Medical School, Boston, MA, USA

Maan Jokhadar Department of Medicine, Division of Cardiology, Emory University School of Medicine, Atlanta, GA, USA

Vladimir Kaplinskiy Department of Medicine, Division of Cardiology, Beth Israel Deaconess Medical Center, Harvard Medical School, Boston, MA, USA

Daniel Katz Department of Medicine, Division of Cardiology, Beth Israel Deaconess Medical Center, Harvard Medical School, Boston, MA, USA

Christine Kempton Department of Hematology and Medical Oncology, Emory University School of Medicine, Atlanta, GA, USA

Rachel Koch Department of Medicine, Emory University School of Medicine, Atlanta, GA, USA

Bruno B. Lima Department of Medicine, Division of Cardiology, Emory University School of Medicine, Atlanta, GA, USA

John C. Lisko Department of Medicine, Division of Cardiology, Emory University School of Medicine, Atlanta, GA, USA

Michael S. Lloyd Department of Medicine, Division of Cardiology, Emory University School of Medicine, Atlanta, GA, USA

Marvin Louis Roy Lu Department of Medicine, Division of Cardiology, Emory University School of Medicine, Atlanta, GA, USA

Gina Lundberg Department of Medicine, Division of Cardiology, Emory University School of Medicine, Atlanta, GA, USA

Anant Mandawat Department of Medicine, Division of Cardiology, Emory

University School of Medicine, Atlanta, GA, USA

Winship Cancer Institute, Department of Hematology and Medical Oncology, Emory University School of Medicine, Atlanta, GA, USA

Christopher S. Massad Department of Medicine, Emory University School of Medicine, Atlanta, GA, USA

Michael McDaniel Department of Medicine, Division of Cardiology, Emory University School of Medicine, Atlanta, GA, USA

Susan McIlvaine Department of Medicine, Division of Cardiology, Beth Israel Deaconess Medical Center, Harvard Medical School, Boston, MA, USA

Faisal Merchant Department of Medicine, Division of Cardiology, Emory University School of Medicine, Atlanta, GA, USA

Roshan D. Modi Emory University School of Medicine, Atlanta, GA, USA

M. Carolina Gongora Nieto Department of Medicine, Division of Cardiology, Emory University School of Medicine, Atlanta, GA, USA

Parth Patel Department of Medicine, Division of Cardiology, Emory University School of Medicine, Atlanta, GA, USA

Duane S. Pinto Department of Medicine, Division of Cardiology, Beth Israel Deaconess Medical Center, Harvard Medical School, Boston, MA, USA

Sindhu Prabakaran Department of Medicine, Emory University School of Medicine, Atlanta, GA, USA

Pablo A. Quintero Department of Medicine, Division of Cardiology, Beth Israel Deaconess Medical Center, Harvard Medical School, Boston, MA, USA

Inbar Raber Department of Medicine, Division of Cardiology, Beth Israel Deaconess Medical Center, Harvard Medical School, Boston, MA, USA

Katharine Rainer Emory University School of Medicine, Atlanta, GA, USA

Prashant Rao Department of Medicine, Division of Cardiology, Beth Israel Deaconess Medical Center, Harvard Medical School, Boston, MA, USA

B. Robinson Williams III Department of Medicine, Division of Cardiology, Emory University School of Medicine, Atlanta, GA, USA

Marwa A. Sabe Department of Medicine, Division of Cardiology, Beth Israel Deaconess Medical Center, Harvard Medical School, Boston, MA, USA

Mariem A. Sawan Department of Medicine, Division of Cardiology, Emory University School of Medicine, Atlanta, GA, USA

Arielle M. Schwartz Department of Medicine, Emory University School of Medicine, Atlanta, GA, USA

Nikoloz Shekiladze Department of Medicine, Division of Cardiology, Emory University School of Medicine, Atlanta, GA, USA

Rachel Slappy Emory University School of Medicine, Atlanta, GA, USA

Dustin Staloch Department of Medicine, Division of Cardiology, Emory University School of Medicine, Atlanta, GA, USA

Jordan B. Strom Department of Medicine, Division of Cardiology, Beth Israel Deaconess Medical Center, Richard A. and Susan F. Smith Center for Outcomes Research in Cardiology, Harvard Medical School, Boston, MA, USA

Aneesha Thobani Department of Medicine, Division of Cardiology, Emory University School of Medicine, Atlanta, GA, USA

Mark K. Tuttle Banner Health, Cardiovascular Institute of Northern Colorado, Greeley, CO, USA

Merilyn Susan Varghese Department of Medicine, Division of Cardiology, Beth Israel Deaconess Medical Center, Harvard Medical School, Boston, MA, USA

Stephanie Wang Department of Medicine, Division of Cardiology, Emory University School of Medicine, Atlanta, GA, USA

Bryan J. Wells Department of Medicine, Division of Cardiology, Emory University School of Medicine, Atlanta, GA, USA

Nanette K. Wenger Department of Medicine, Division of Cardiology, Emory University School of Medicine, Atlanta, GA, USA

Joe X. Xie Department of Medicine, Division of Cardiology, Emory University School of Medicine, Atlanta, GA, USA

Shu Yang Department of Medicine, Division of Cardiology, Beth Israel Deaconess Medical Center, Harvard Medical School, Boston, MA, USA

An Young Department of Medicine, Division of Cardiology, Emory University School of Medicine, Atlanta, GA, USA

Peter Zimetbaum Department of Medicine, Division of Cardiology, Beth Israel Deaconess Medical Center, Harvard Medical School, Boston, MA, USA

原著前言

　　本手册可作为心血管门诊医师的参考用书。大部分患者是在门诊就诊，我们希望通过门诊的干预减少患者将来住院的可能。因此，我们认为有一本简单的参考手册来帮助指导门诊心脏病诊疗是至关重要的。

　　手册通过最新指南回顾了基本、实用的心脏病学门诊治疗方案。每章都包括对每一种疾病的表现、诊断和管理的总结。章节编写采用易于阅读的条目式，此外，还设有"临床要点"和"关键点"等以突出重点内容。

　　我们要感谢所有为本书写作做出贡献的作者，其中包括来自埃默里大学和贝斯以色列女执事医疗中心 / 哈佛医学院的心脏病学研究员和教师，我们永远感激他们为此书付出的宝贵时间和提供的专业知识。

　　我们希望这本书对于任何一个关心心脏病患者的门诊医师都是实用和可靠的参考。

Ankit A. Bhargava

Bryan J. Wells

Pablo A. Quintero

医学行为主要是一种人道主义行为。医生必须关心他们的患者并不断提高对疾病的科学认识。关心而不了解是危险的。了解却不在乎就更糟糕。关心和了解必须结合起来才是成功治疗的关键。

——J. Willis Hurst，MD

本书献给医学生和实习生的过去、现在和将来。

译者前言

　　根据《中国心血管健康与疾病报告 2022》概要，当前我国城乡居民疾病死亡构成比中，心血管疾病仍然占据首位，2020 年分别占农村、城市死因的 48.00% 和 45.86%。由于我国居民不健康生活方式流行，人口老龄化加速，以及罹患心血管疾病危险因素的人群巨大，我国心血管疾病发病率和死亡率仍在升高，疾病负担下降的拐点尚未出现。为促进"以治病为中心"向"以人民健康为中心"转变，国家相继发布《"健康中国 2030"规划纲要》和《健康中国行动（2019—2030 年）》。中国卫生健康事业进入了一个新的历史发展阶段，我国心血管疾病防治的主战场由医院逐步向社区转移。为适应这一疾病管理的重大转变，多维度提升临床医师对常见心血管疾病的综合管控能力，我们组织相关人员翻译了《门诊心脏病学手册》一书，旨在成为相关专业人士的医学口袋书，能在门诊或社区第一时间准确识别疾病并给予相应管理，进而减少患者住院次数，节约医疗资源，提高患者生活质量。

　　《门诊心脏病学手册》原书自出版以来，因其深入浅出、言简意赅、条理清晰的特色而深受广大心血管专业医生青睐。本书对于心血管门诊工作者经常遇到的各种问题，进行了客观、准确的描述和解析，可以充分满足心血管门诊临床工作的需求，同时对在病房工作的心血管医师、社区医师、心脏专业研究生、规培人员均有较强的指导价值。全书共分 31 个章节，分别从心血管疾病主要症状、体征、常见辅助检查等方面，结合最新临床指南及文献回顾，系统、全面阐述了各种常见心血管疾病（包括交叉学科心脏疾病）的诊断、治疗和预防。同时在文中标记出临床要点及关键点，突出章节精要，便于掌握和记忆。

　　本书由奋战在一线的专业医务人员翻译，他们有着扎实的理论基础和丰富的临床经验。全体参译人员勤勤恳恳，数次召开专题会议，反复多次易稿，推敲每一细节，斟酌每处语言，旨在更完整地呈现原著内容，同时做到翻译的"信、达、雅"。尽管如此，在翻译和校对过程中，仍然难以避免错误或疏漏，希望广大读者给予批评和指正。

感谢所有为本书翻译工作辛勤付出的译者。尤其感谢崔晓婷、李海燕两位学术秘书，她们为本书的翻译、编辑和校对付出了艰辛的努力。希望本书能使更多的读者受益，可以全面提高心血管门诊医师和社区医师的心血管疾病照护能力，助力健康中国。

胡大一　王学东

2023 年 9 月于北京

目 录

第四篇　冠　心　病

第五篇　心　力　衰　竭

第六篇　瓣膜性心脏病

第七篇　血管疾病

第八篇　心律失常

第一篇 病史和体格检查

第1章 胸 痛

Katharine Rainer，Franck H. Azobou Tonleu，Mark K.Tuttle

缩略语

ACS	Acute coronary syndrome	急性冠脉综合征
ASCVD	Atherosclerotic cardiovascular disease	动脉粥样硬化性心血管疾病
CAD	Coronary artery disease	冠状动脉疾病
CP	Chest pain	胸痛
DVT	Deep vein thrombosis	深静脉血栓形成
ECG	Electrocardiogram	心电图
GERD	Gastroesophageal reflux disease	胃食管反流病
H&P	History and physical	病史和体格检查
HCM	Hypertrophic cardiomyopathy	肥厚型心肌病
MI	Myocardial infarction	心肌梗死
PCP	Primary care physician	初级保健医师
PE	Pulmonary embolism	肺栓塞
PMH	Past medical history	既往病史

一、概述

1. 胸痛（CP）的鉴别诊断很广泛，其病因范围轻至发病率和死亡率很低的病因，严重至危及生命的病因。

2. 胸痛是门诊最常见的主诉之一，根据诊断标准、疼痛位置和临床经验的不同，发生率介于 20% ～ 40%。

3. 初级保健医师（PCP）是患者进入医疗保健系统的主要媒介。

4. 心血管疾病是最主要的危及生命的病因，必须在初始评估中予以排除。

5. 肌肉骨骼疼痛或"胸壁综合征"是胸痛患者初次就诊最常见的原因，占胸痛患者的 20.4% ～ 50%；其次是胃食管反流病（GERD）。

6. 冠状动脉疾病（CAD）所致胸痛的发生率为 1.5% ～ 15%。

7. 对胸痛患者进行详细的病史询问和体格检查可以减少不必要的辅助检查。

二、初始评估

1. "OPQRST"记忆法提供了一个有用的框架来梳理患者的现病史，同时缩小了鉴别诊断的范围。

（1）疼痛的发生（O，Onset of pain）。

（2）诱发 / 缓解（P，Provocation/palliation）。

（3）程度（Q，Quality）。

（4）放射（R，Radiation）。

（5）疼痛部位（S，Site of pain）。

（6）持续时间（T，Timing）。

2. 不支持急性冠脉综合征（ACS）的疼痛特征（3 P）如下：

（1）吸气时加重的胸膜炎性疼痛。

（2）卧位时加重的体位性疼痛。

（3）按压引起的疼痛。

3. 胸痛的病因诊断可分为心脏性病因与非心脏性病因。

【临床要点】心电图正常和肌钙蛋白阴性不能排除 ACS。

三、胸痛的心脏性病因

1. 缺血性心脏病

（1）缺血性心脏病是一个总的术语，包括稳定型心绞痛和 ACS。

（2）稳定型心绞痛表现为以下特征：①位于胸骨后；②劳力时发作；③休息或含服硝酸甘油后症状可缓解。

（3）如果患者表现出以上三个特征中的两个，则认为是不典型的胸痛。如果患者只具有三个特征中的一个，则被认为是非心绞痛性胸痛。该特征可预测胸痛源于 CAD 引起的可能性（表 1.1）。

表 1.1　胸痛与 CAD 相关的验前概率——基于胸痛的特征

人群	非心绞痛	非典型	典型
老年男性（＞ 50 岁）	20%	65%	93%
老年女性（＞ 60 岁）	14%	51%	86%

（4）ACS 包括不稳定型心绞痛（UA）和心肌梗死（MI），临床表现为：①静息状态下的新发心绞痛；②轻度劳累时的心绞痛；③渐进性心绞痛。

（5）ACS 的其他症状包括：放射到手臂、肩部、下颌、颈部的疼痛、气短、类似于以前 ACS 发作时的疼痛（如果既往有 ACS 病史）、恶心和腹泻。

（6）体格检查可包括 Levine 征（患者在胸前紧握拳头描述其胸痛）、肺部啰音以及低血压。体检时若出现胸壁压痛则会显著降低 ACS 的可能性。

（7）可进一步检查心电图和肌钙蛋白（如果可行且存在危险因素）。正常的心电图不能排除 ACS。

（8）危险因素包括高龄、高血压、糖尿病、高脂血症和吸烟。但是，高达 12% 的急性心肌梗死患者并无相关危险因素存在。

（9）动脉粥样硬化性心血管疾病（ASCVD）风险评分有助于确

定个体罹患 CAD 的总体风险。

2. 主动脉夹层

（1）典型的表现是突然发作的锐利、撕裂、刀割样胸痛或背痛，但也可以表现为隐匿性疼痛。

（2）体检结果包括在左侧第 3 肋间可以听到的清晰柔和、高调、逐渐减弱的舒张早期杂音（与主动脉瓣反流性杂音一致）和脉搏缺失（两上臂血压不同）。

（3）主动脉夹层虽然罕见，但鉴于其高死亡率，应始终警惕其存在的可能性。

3. 心包炎

（1）典型临床表现为尖锐的胸膜炎性（吸气时加重）胸痛，与体位变化相关（卧位时疼痛加重，坐起和前倾时疼痛减轻），常急性起病。

（2）可能出现流感样症状，或与自身免疫性疾病病史有关。

（3）体检时，胸骨左缘听诊可听到心包摩擦音，坐位前倾呼气时心包摩擦音尤为清晰。

（4）伴有支气管呼吸音的浊音，提示心包积液（Ewart 征）。

（5）通过检查颈静脉搏动和奇脉（吸气时收缩压下降大于10mmHg）来判断患者是否有心脏压塞。

4. 肺栓塞（PE）

（1）75% 的病例表现为胸痛，一般位于胸外侧或胸骨下。

（2）疼痛为胸膜炎性疼痛，突然发生，程度剧烈，通常伴有不明原因的呼吸困难、咳嗽、咯血或晕厥。

（3）可根据 Wells 评分判断患者 PE 的可能性，若患者有深静脉血栓形成（DVT）的表现，包括小腿疼痛或压痛，制动或外科手术史，咯血及既往 DVT/PE 史，则高度怀疑患者为 PE。

（4）既往病史（PMH）、家族史（FH）和目前服用药物情况提示患者可能存在易栓危险因素。

（5）体格检查患者可能有颈静脉怒张和胸骨左上缘的 S2 音亢进。

（6）对于任何一个有胸痛、心动过速和呼吸急促、低氧血症的患者，特别是伴随危险因素时，应考虑 PE 的可能。这些患者应被送到急诊科作进一步评估。

5. 瓣膜性心脏病

（1）主动脉瓣狭窄

1）病史包括劳力性心绞痛、呼吸困难、运动耐量下降、晕厥、心悸或眩晕。

2）在胸骨右侧第二肋间，听诊可闻及粗糙的递增 - 递减的收缩期杂音，并向颈动脉传导。

3）心脏触诊时，触诊颈动脉，可感觉到动脉脉搏缓慢、峰值延迟（细迟脉）。

4）对主动脉瓣狭窄程度进行分级时，S2 消失是主动脉瓣严重狭窄的特异性表现。

（2）二尖瓣脱垂

1）大多数患者无症状，少部分患者可隐约有胸部不适。

2）部分病例可因二尖瓣显著反流出现疲劳、劳力性呼吸困难、端坐呼吸或心悸。

3）心尖部听诊可发现伴有全收缩期杂音的收缩期喀喇音或收缩中晚期高调杂音，并向腋下放射。

4）Valsalva 动作时，杂音较响且提前出现；但下蹲时，杂音较轻且延迟。

6. 肥厚型心肌病（HCM）

（1）梗阻性 HCM 是由于肥厚的室间隔向左心室流出道凸出所致。

（2）可表现为运动不耐受、心绞痛或晕厥。

（3）为常染色体显性遗传疾病，60% ～ 70% 的 HCM 患者会有家族史。

（4）胸骨左缘可闻及收缩期杂音，杂音在 Valsalva 动作和站立位时增强，被动抬腿和握手动作时减弱。

（5）主动脉瓣狭窄和 HCM 的杂音鉴别

1）听诊颈动脉搏动，注意 Valsalva 动作和握手动作时杂音的严重程度。

2）Valsalva 动作→HCM 杂音增强。

3）握手动作→HCM 杂音减轻。

表 1.2 总结了与心脏病因相关的危险因素、病史和体格检查结果。

表 1.2 心源性胸痛的危险因素、病史和体格检查

诊断	危险因素	疼痛特点	体格检查结果
冠状动脉疾病	老年人 高血压 糖尿病 高脂血症 吸烟	位于胸骨后，休息后症状可缓解（如果为稳定性） 休息后症状不缓解（如果为不稳定性和 MI） 放射至右肩或双臂/肩部/下颌/颈部 伴有恶心、大汗	Levine 征 可以有啰音 低血压 无胸壁压痛
主动脉夹层	年龄（＞65 岁） 男性 高血压（最重要） 吸烟 主动脉瘤 二叶主动脉瓣	突然发作的 胸部或背部剧烈的、撕裂样的、刀割样的	双上臂血压不同 杂音与主动脉瓣反流一致
心包炎	自身免疫性疾病 免疫功能受损	相对急性起病 剧烈的胸膜炎性胸痛 放射至斜方肌 伴有流感样症状	心包摩擦音 伴有支气管呼吸音的浊音
肺栓塞	高凝状态 制动、近期外科手术 家族史	急性发病 胸骨外侧或胸骨下急剧的胸膜炎性呼吸困难，伴有咳嗽、咯血、晕厥	心动过速 呼吸急促 低氧血症 颈静脉怒张 P2 音亢进

【临床要点】初次就诊患者中的大多数胸痛都是非心脏性的，最常见的病因包括胸壁综合征和 GERD。

四、胸痛的非心脏性病因

1. 胸壁综合征

（1）肋软骨炎或肋间肌痉挛所致胸壁疼痛是 CP 最常见的原因。

（2）病史和胸壁按压痛是有用的诊断线索。

（3）疼痛程度往往中等、局限、持续性或间歇性，有时描述为"刺痛"。

（4）疼痛部位通常在胸骨后和（或）左侧，体位和运动可加剧疼痛。

（5）可与 CAD 共存。有时需要仔细评估危险因素并进一步检查以排除心脏性原因。

2. 胃食管疾病　GERD 和非 GERD 食管疾病是所有非心脏性胸痛中最常见的病因。

（1）GERD

1）GERD 是胸痛患者的常见原因。

2）典型表现为胸骨后烧灼样疼痛、反酸和口中有酸或苦味。

3）症状通常发生在餐后，尤其是进食大量脂肪餐或辛辣食物后，仰卧位时症状加重。

4）危险因素包括老年、肥胖和吸烟。

5）诊断性治疗时可经验性使用质子泵抑制剂。

（2）非 GERD 食管疾病

1）临床表现具有与 GERD 相似的症状，包括吞咽困难和异物感。

2）包括胡桃夹食管（最常见）和弥漫性食管痉挛。

3）若患者经验性使用质子泵抑制剂后仍有症状，必须考虑到这些疾病（同时转诊至消化内科）。

3. 气胸

（1）对生命有潜在威胁，初诊中不常见。

（2）表现为突发的胸膜炎性疼痛和呼吸困难。

（3）体格检查时可发现心动过速、呼吸急促和缺氧。

（4）肺部体检可发现局灶性呼吸音减弱，叩诊时有过清音。

（5）胸部 X 线片是早期诊断气胸的重要方法，可显示胸膜腔内气体存在。

4. 社会心理学

（1）焦虑和抑郁与胸痛发生的风险增加有关。

（2）可使用 GAD-7 问卷进行筛查，以排除或确诊患者是否为焦虑和恐慌症。

（3）患者主诉有胸部 "紧缩" 感和呼吸短促。

（4）体检可发现心动过速，但其他方面正常。

（5）个人史包括滥用可导致突发心脏缺血或血管痉挛的药物，如可卡因和甲基苯丙胺。

（6）大量滥用药物也可表现为大汗和瞳孔扩大。

（7）考虑到该病因时，应进行尿液药检。

5. 肺炎

（1）既往史有发热、咳嗽咳痰、胸膜炎性疼痛、呼吸急促、胃肠道症状（恶心、呕吐、腹泻），或有上述症状的现病史。

（2）体格检查结果可包括支气管呼吸音减弱和（或）增强、粗糙湿啰音、叩诊浊音、触觉震颤和哮鸣音。

（3）支气管呼吸音和叩诊浊音是高度特异性的发现。

6. 带状疱疹

（1）疼痛一般被描述为 "烧灼样" "抽动性" 或 "刺痛性"，并可能在皮疹出现之前发生。

（2）体检结果通常包括躯体单侧皮肤上分布的红斑水疱性皮疹。

（3）带状疱疹常发生在胸腰部，这也是导致胸痛的最常见部位。

表 1.3 列出了与非心脏性原因相关的危险因素、病史和体格检查结果。

表 1.3 非心源性胸痛的危险因素、病史和体格检查结果

诊断	危险因素	疼痛特点	体格检查结果
胸壁综合征	女性 有自身免疫疾病或慢性疼痛综合征（纤维肌痛、关节炎）的病史	隐匿和持续 与体位相关，并因非剧烈运动而加剧	触诊时压痛 局部肌紧张
胃食管反流病	高龄 肥胖 吸烟	胸骨后 反酸、嘴里有酸/苦味 餐后反应明显 仰卧位时症状加重	上腹部压痛、心悸
非 GERD 食管疾病（胡桃夹食管和弥漫性食管痉挛）	如果患者在试用 PPI 后仍有胃食管反流病样症状，则应予以考虑	类似于 GERD 包括吞咽困难和异物感	
气胸		突然发病 胸膜性 休息时呼吸困难	心动过速 呼吸急促 低氧血症，呼吸音减弱 叩诊过清音
惊恐发作/焦虑症	家族或个人有焦虑、抑郁史 儿童叛逆期不良药物史	因情绪紧张而加剧 胸部"紧缩"感	心动过速 呼吸急促 其他方面正常
肺炎	季节性 长期住院	与呼吸相关的胸膜炎性疼痛 伴有发热、咳嗽	呼吸浅 恶病质 爆裂音 支气管呼吸音减弱 叩诊浊音
带状疱疹	免疫状态：移植、自身免疫疾病 女性 家族史 HIV 感染 年龄≥60 岁	烧灼感、刺痛、针刺样 伴有红斑水疱性皮疹	单侧皮肤分布的疼痛和皮疹

【临床要点】胸膜炎性胸痛的鉴别诊断包括5个方面：肺炎、气胸、心包炎、肺栓塞和胸膜炎。

关键点
- 治疗胸痛的最好方法是充分了解病史和详细体格检查。
- 排除 ACS 可能性的 3P 疼痛征包括：胸膜炎性疼痛、体位性疼痛和按压痛。
- 无 CAD 危险因素的患者仍可罹患 ACS。
- ASCVD 评分和 Wells 评分可以分别用来评估心脏性病因或血栓性病因的风险情况。

（崔晓婷　译　王学东　审校）

第2章 呼吸困难

Rachel Koch，Dimitri Cassimatis

缩略语

ACS	Acute coronary syndrome	急性冠脉综合征
ATS	American Thoracic Society	美国胸科协会
BNP	Brain natriuretic peptide	脑钠肽
CAD	Coronary artery disease	冠状动脉疾病
CBC	Complete blood count	全血细胞计数
CHF	Congestive heart failure	充血性心力衰竭
COPD	Chronic obstructive pulmonary disease	慢性阻塞性肺疾病
GERD	Gastroesophageal reflux disease	胃食管反流病
Hct	Hematocrit	血细胞比容
Hgb	Hemoglobin	血红蛋白
HTN	Hypertension	高血压
ILD	Interstitial lung disease	间质性肺疾病
LR	Likelihood ratio	似然比
NPV	Negative predictive value	阴性预测值
PE	Pulmonary embolism	肺栓塞
PFT	Pulmonary function test	肺功能检测
PPV	Positive predictive value	阳性预测值

一、定义和流行病学

1. 高达 10% 的门诊患者存在呼吸困难或有呼吸困难的主观感觉，这使其成为门诊中最常见的主诉之一。

2. 美国胸科协会（ATS）2012 年颁布了一份共识声明，将呼吸困难定义为："一种呼吸不适的主观体验，由性质截然不同和强度不等的感觉组成。这种体验来自于多种生理、心理、社会和环境因素的相互作用，可诱发继发性的生理和行为反应。"

3. 在门诊中，引起慢性呼吸困难的五个最常见的诊断是哮喘、慢性阻塞性肺疾病（COPD）、间质性肺疾病（ILD）、心脏疾病及肥胖或身体功能衰退。

二、病理生理学

1. 正如 ATS 共识声明所定义，有几个因素共同促成了呼吸困难的感觉。这种感觉来自于刺激脑干中枢的外周受体感受器，同时向两侧呼吸肌发出指令以增加通气量，并向大脑感觉皮质发出"呼吸困难"的信号。简单地说，呼吸系统的设计是为了平衡氧合和通气，以维持 PaO_2、$PaCO_2$ 和 pH。总之，呼吸困难是一种症状，呼吸困难的感觉来自于外周受体和呼吸中枢之间复杂的相互作用。

【临床要点】临床中出现的显著呼吸困难可能并不存在氧合或通气功能的紊乱。

2. 许多不同的受体感受器与呼吸困难的感觉有关。

（1）化学受体感受器：外周化学受体感受器在颈动脉体和主动脉弓，可以感知 PaO_2 和 $PaCO_2$ 的变化。中枢化学受体感受器在延髓，可以感知 $PaCO_2$ 和 pH 的变化。

（2）机械受体感受器

1）肺脏

①气道壁的张力增加会刺激肺部牵张受体感受器，促使呼吸系统去检测潮气量。

②刺激性受体感受器接受刺激物、张力的快速变化或直接的机械刺激。

2）胸壁：肌肉纺锤体受体感受器受到肌纤维长度变化的刺激，

从而对肌肉拉伸作出反应。

（3）代谢性受体感受器：存在于骨骼肌中，代谢受体感受器接受局部缺血或代谢性酸中毒的刺激，对氧输送减少或氧耗增加作出反应。人类去适应和贫血的病理生理学正是如此。

3. 脑干呼吸中枢汇集了来自所有受体感受器的信息，并计算出在现有的通气和氧合条件下维持平衡所需的预期呼吸"输出量"。预期输出量和实际输出量的不匹配会导致呼吸困难的主观感觉，称之为"神经机械解耦联"。

（1）例如：在给定的氧合或通气状态下，肺顺应性的下降会导致对肺部牵张受体感受器的刺激低于预期。

（2）例如：在给定的氧合或通气状态下，胸壁无法扩张会导致胸壁机械受体感受器的刺激低于预期（图 2.1）。

三、病史

由于呼吸困难是一种主观感觉，因此应高度重视患者对其症状的描述，描述呼吸困难所使用的语言往往是诊断的线索（表 2.1）。

表 2.1　呼吸困难的描述及其潜在病因线索

呼吸困难的描述	潜在病因
"我感觉胸部发紧"	支气管收缩（例如 COPD、哮喘） 心肌缺血
"我感觉呼吸很浅 / 很急促"	肺部顺应性降低（例如 ILD）
"我感觉到呼吸困难"	肺水肿（例如 CHF）
"我需要更多的力气去呼吸"	呼吸肌无力（例如神经肌肉疾病） 胸壁顺应性降低（例如 COPD）
"我渴望呼吸"	中枢呼吸驱动力增加（例如高碳酸血症、低氧血症、酸中毒）

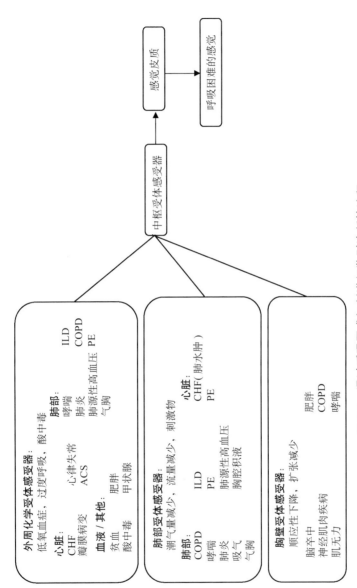

图 2.1 通过呼吸困难机制进行鉴别诊断的流程

【临床要点】种族、民族和母语的差异会影响患者描述呼吸困难时所使用的词汇。在一项针对诱发支气管收缩患者的研究中，非裔美国人倾向于使用与上呼吸道相关的描述词，如"喉咙/声音嘶哑、呼吸急促"。而白种人倾向于使用与肺部和胸部相关的描述词来描述他们的呼吸困难，如"没有空气了""感觉到呼吸"及"轻度头痛"。

1. 病史中需要明确的关键元素

(1) 起病缓急：呼吸困难病史中第一个关键节点是起病过程，像急性发作的呼吸困难（几分钟到几小时），给医师留出鉴别诊断的时间相对有限，需要立即采取干预措施。

(2) 与劳累的相关性：不因劳累而加重的呼吸困难最可能由精神或骨骼肌病变引起，而非心肺原因所致。

【临床要点】临床医师必须确定活动受限是由呼吸困难本身引起，而不是由引起呼吸困难的其他症状导致，例如肌肉-骨骼痛、胸痛或虚弱。

2. 呼吸困难的时程/顺序

(1) 间歇性：一般由可逆性病因引起，例如哮喘发作时的支气管痉挛或充血性心力衰竭（CHF）的肺水肿/胸腔积液。

(2) 持续性/进展性：通常发生于更加慢性的情况，如 COPD、ILD 或肺动脉高压。

(3) 夜间发作：与夜间呼吸困难关系最大的病因是哮喘、CHF 和胃食管反流病（GERD）。

3. 伴随症状　应仔细思考以识别可能提供特定诊断的伴随症状。

(1) 呼吸困难+胸痛

1) 胸膜炎性疼痛：肺炎、肺栓塞（PE）、哮喘、气胸、胸腔积液。

【临床要点】Palla 等发现，97% 的肺栓塞患者都有胸膜炎性疼痛和呼吸急促或呼吸困难的症状。

2）非胸膜炎性胸痛：心绞痛（由冠状动脉疾病、贫血或主动脉狭窄所引起）、心律失常、哮喘、COPD。

（2）呼吸困难 + 发热：恶性肿瘤、感染（在慢性呼吸道疾病的基础上合并肺炎或上呼吸道感染）、PE。

四、体格检查

大多数呼吸困难的原因可以通过详细询问病史和体格检查来确诊。

表 2.2 列举出了为诊断提供线索的体格检查结果。

表 2.2 伴有呼吸困难的特定诊断的体格检查结果

体格检查结果	可能存在的潜在病因
缩唇呼吸	COPD
咳嗽伴深呼吸	哮喘，间质性肺病（ILD）
哮鸣音	气道阻塞：哮喘、COPD、气道压迫、CHF、气道水肿（过敏性反应）
爆裂音	湿啰音：肺泡内液体（肺炎，CHF/ 肺水肿） 干啰音：肺纤维化（ILD）
局限性呼吸音减低	肺炎，胸腔积液，膈肌麻痹，气道梗阻，气胸
右心室隆起，P2 音亢进	肺动脉高压
S3 或 S4	收缩或舒张功能障碍
心音遥远	COPD 或心包积液
JVP 升高	右侧或左侧心力衰竭，心脏压塞
对称性 LE 水肿	CHF，肝硬化，肾病综合征
非对称性 LE 水肿	DVT/PE

【临床要点】"不是所有的喘息音都是哮喘！"Chevalier Jackson 在 1865 年说过的这句古老格言在今天仍然适用。当患者有喘息病史或体格检查发现喘息音时，临床医师必须谨慎，不要轻易确定诊断为哮喘甚或 COPD。一项早期研究发现，在 34 名有喘息病史的患者中，只有 35% 能够通过乙酰甲胆碱激发试验确诊为哮喘。另一项研究发现，在 441 名有哮喘症状的患者中，只有 53% 有喘息病史。

表 2.3 列举了基于证据的统计学数值，如似然比、阳性预测值和阴性预测值，用于特定的常见诊断。

表 2.3　特定疾病中特定病史和体格检查结果的似然比

疾病状态	病史和体格检查结果	证据 似然比（LR） 阴性预测值（NPV） 阳性预测值（PPV）
CHF	CHF 病史	+LR 5.8
	夜间阵发性呼吸困难	+LR 2.6
	端坐呼吸	+LR 2.2
	有 S3 存在	+LR 11
	无劳力性呼吸困难	−LR 0.48
COPD	自述有 COPD 史	+LR 4.44
	吸烟 > 40 包 / 年	+LR 11.6
	年龄 > 45 岁、无论是否吸烟	+LR 2.8
	体检时有喘鸣音	+LR 4.0
	体验时呼吸音减低	+LR 3.38
	Hoover 征（吸气时胸廓向心性矛盾运动）	+LR 4.16

疾病状态	病史和体格检查结果	证据 似然比（LR） 阴性预测值（NPV） 阳性预测值（PPV）
肺炎	呼吸频率 > 20 次 / 分	+LR 3.47
	体温 > 38℃	+LR 3.21
	心率 > 100 次 / 分	+LR 2.89
	体检有湿啰音	+LR 2.42
	无咳嗽	−LR 0.36
ILD	体检有湿啰音	PPV 0.79 NPV 0.98
哮喘	既往诊断过哮喘	PPV 0.48 NPV 0.76
	有喘息病史的记录	PPV 0.42 NPV 0.83
	体检时有喘鸣音	PPV 0.33 NPV 0.72

五、诊断流程

1. 对任何以呼吸困难为主要表现的患者，流程的第一步应聚焦于其重要的生命体征，尤其是氧饱和度，以及不稳定的一般状况。

2. 详细询问病史和体格检查通常可以明确呼吸困难的原因；一项研究表明，有 66% 的病例，医师仅凭临床表现（病史和体格检查）就可以确定其呼吸困难的原因。

3. 临床医师应根据可疑的病史和体格检查结果进行初步的诊断性检查（图 2.2）。如果疑似诊断不能解释病情，临床医师应进行一系列常规的实验室检查和非侵入性检查以进一步明确病因。上述系列性检查的实施应基于临床的判断，例如，一个没有既往病史的年轻患者，初始筛查中可能不需要检测脑钠肽（BNP）。

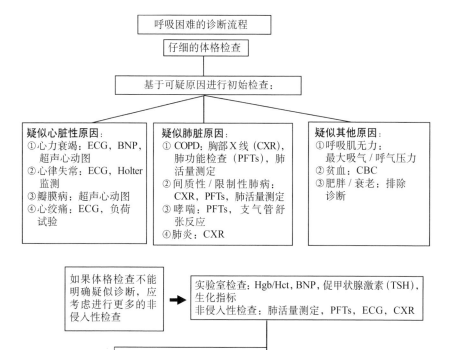

图 2.2　**呼吸困难的诊断流程**

4. 特殊检查

（1）BNP/NT-pro-BNP：对于呼吸困难患者而言，BNP/NT-pro-BNP 有助于确定基础病因是否为心力衰竭或其他心肌病变。BNP ＜ 100ng/ml 时似然比为 － 0.11，可以排除心力衰竭的诊断。但是，BNP 水平可能具有一定的误导性，特别是在女性、老年人和肥胖患者中。一项研究发现，有 29% 的心力衰竭患者的 BNP 处于正常水平。

（2）心电图（ECG）：有助于识别呼吸困难的多种病因，包括缺血性心脏病、心律失常和其他心肌病。心电图正常排除心力衰竭的敏感度为89%。此外，心电图表现为右心劳损提示为肺部原因可能，如肺动脉高压、慢性血栓栓塞症和严重的COPD。

（3）超声心动图：仍然是确定呼吸困难病因为心脏疾病的首选检查。它可以识别瓣膜病变、舒张或收缩功能障碍、严重肺部疾病时的右心负荷过重，以及缺血性心脏病的室壁运动异常。然而，该检查同样具有一定的局限性。一项研究表明，多达1/3的射血分数保留的心力衰竭（HFpEF）患者，其超声心动图表现为正常的舒张功能。

（4）床旁超声（POCUS）：如果可能，POCUS非常有利于识别和（或）排除呼吸困难的多种原因，同时使患者省掉了去放射科的麻烦。POCUS可用于评估心功能、识别右心劳损、诊断气胸和识别肺泡间隙的液体。一项研究发现，POCUS对CHF患者肺水肿的诊断敏感度要高于胸部X线检查（96% vs. 65%）。

（5）胸部X线检查：是评估慢性呼吸困难最有用的诊断性检查之一。它可以识别各种肺部病变，包括肺炎、胸腔积液、气胸和COPD，并为心力衰竭的诊断提供线索。

（6）胸部计算机断层扫描（CT）：是对原发性肺部病变进行进一步检查的重要诊断工具，特别是高分辨率CT（HRCT），能够对可疑的ILD进行诊断和定性。胸部CT也可以对胸片检查中的同样发现进行更好的评估。

（7）降钙素原：已被越来越多地用于协助诊断细菌性肺炎。在有呼吸困难的患者中，降钙素原可用于区分伴有肺水肿的心力衰竭患者的肺炎，以及急性失代偿性心力衰竭患者并发的细菌感染。此外，降钙素原水平 > 0.25μg/L 对诊断细菌性肺炎的特异度为98%。

（8）如果初始检查无法明确诊断，则可以进行更进一步的检查。

心肺运动试验（CPET）：当呼吸困难患者诊断不明确或患者的症状与疾病程度不相符时，越来越普遍使用心肺运动试验检查以进一步明确诊断。检查过程中，患者要进行负荷运动，通常使用跑步机或固定踏车，同时计算机监测心脏、呼吸和气体交换以及代谢参数。

这些参数可以帮助识别心肺系统中的多处异常，并深入了解患者的运动能力。此外，如果患者的呼吸困难症状与检查的运动水平不相称，则表明引起呼吸困难的原因更可能为功能性。

关键点

● 呼吸困难是一种主观感觉，在有或没有气体交换障碍的患者中都可发生。

● 呼吸困难的感觉来自于位于全身的各种中枢和外周受体感受器的激活，它们向脑干中枢发送信号。呼吸中枢对这些信息进行汇总，并确定预期的呼吸输出量（即横膈膜扩张、气流水平、$PaO_2/PaCO_2$）和输入量（横膈膜扩张、气流水平、$PaO_2/PaCO_2$），两者均由各种不同受体感受器感知。这些因素的不匹配导致了呼吸困难的感觉。

● 通常情况下，患者描述其呼吸困难的语言可以为寻找病因提供线索。然而需要重视的是，这些描述语言存在种族、民族和文化差异，会影响医务人员对其的理解。

● 大多数呼吸困难病例仅根据病史和体格检查即能做出诊断。但临床怀疑某种病因时还可以选择进一步的检查。如果初始检查未获得诊断结果，或者诊断不能完全解释症状或严重程度，则应进行更高级别的检查（如心肺运动试验）。

（崔晓婷　译　王学东　审校）

第3章　心　悸

Christine Bethencourt，Allie Goins，Mikhael El Chami

缩略语

ECG	Electrocardiogram	心电图
PAC	Premature atrial contraction	房性期前收缩
PVC	Premature ventricular contraction	室性期前收缩
SVT	Supraventricular tachycardia	室上性心动过速
VT	Ventricular tachycardia	室性心动过速

一、概述

1. 心悸是一种症状，表现为异常的心跳，通常被描述为胸部出现令人不舒服的快速跳动或间歇跳动的感觉。

2. 患者用来描述心悸的名词常常包括胸部出现"撞击感""落空感""一掠而过"或"扑动感"，或仅仅是感觉到自己的心跳。若患者同时出现心绞痛、晕厥、轻度头痛或头晕，应警惕导致心悸的心律失常原因。

3. 据估计，心悸是就诊心脏科的第二个最常见原因，占全科医师就诊人数的16%。

4. 在一项研究中，因心脏原因引起的心悸只占门诊患者的21%。确定心悸的病因，区分其由心脏原因还是非心脏原因引起，对于识别具有潜在不良后果的心律失常至关重要。

二、病因

1. 心脏电生理异常

（1）心悸通常是由心脏具有潜在电生理异常所致（表 3.1）。快速性心律失常比缓慢性心律失常更容易引起心悸，正常窦性心律改变所致心悸往往是由非心脏性原因触发的（表 3.2）。

表 3.1　心悸的常见电生理病因

心房颤动和扑动	室上性心动过速
房性期前收缩	室性期前收缩
缓慢性心律失常	室性心动过速
窦性心动过速	

表 3.2　与心悸有关或可能引发心悸的常见情况

结构性心脏病	全身性疾病
身心疾病	阻塞性睡眠呼吸暂停
药物或违禁品	

（2）如果心电图上表现的心律失常机制不明确，那么如心房颤动和室上性心动过速（SVT）往往难以区分。具有规律的心室节律，则常提示为 SVT；如为不规律的心室节律，则提示为心房颤动。当心房颤动伴有快速心室率时，常会误诊为 SVT。

（3）房性或室性期前收缩均很常见，通常为良性，是与心悸相关的常见心律失常。虽然两者都可能被患者描述为"额外的"或"悸动感"的跳动，但房性期前收缩更为普遍。在室性期前收缩（PVCs）中，患者可能会描述为由于异位搏动收缩对抗关闭的心脏瓣膜造成的喉部压迫感。

2. 结构性心脏病

（1）二尖瓣脱垂是引起心悸的主要结构性心脏病，发病率为 1%～3%。通常可以通过心脏听诊来诊断，表现为收缩中期喀喇音和之后的收缩晚期杂音，直立位或 Valsalva 动作杂音减轻。

（2）心悸常见的瓣膜原因包括二尖瓣脱垂、人工机械瓣膜、严重的二尖瓣或主动脉瓣反流。

（3）肥厚型心肌病、致心律失常型右心室心肌病和心房黏液瘤是先于心律失常发生的结构基础，具有潜在性心源性猝死风险。

（4）先天性畸形，如房间隔缺损、室间隔缺损和二叶主动脉瓣，同样也是心悸的潜在病因，特别是年轻患者。

3. 全身性疾病　全身性疾病引起的心悸可能表现为窦性心动过速或心脏收缩力增加。如果有恰当的临床线索，以下情况可能是心悸的潜在原因：①贫血；②动静脉瘘；③电解质紊乱；④发热；⑤甲状腺功能亢进；⑥低血糖症；⑦低血容量；⑧体位性高血压；⑨ Paget 病；⑩嗜铬细胞瘤；⑪绝经后综合征；⑫妊娠。

4. 心身疾病

（1）高达 31% 的患者心悸是由心身疾病所致，特别是年轻人和女性患者。

（2）精神疾病，尤其是焦虑，是导致心悸常见的非心脏性病因。可能出现心悸的其他情况包括抑郁症、恐慌症和躯体化障碍。

（3）在将症状归咎于心理原因之前，应排除心律失常的可能。

【临床要点】导致心悸的心律失常通常伴随心身疾病。如果患者症状被归结为已有的精神疾病，则可能被误诊。因此，评估和排除心悸的其他潜在原因非常重要。

5. 药物诱发

（1）治疗用和娱乐性药物在使用的每个时间节点均会产生不同程度的心率变化。因此有必要构建一个时间轴，包括开始用药、剂量变化、停药以及一张完整的药物清单。

（2）通常与心悸有关的药物包括肾上腺素能（拟交感神经）药物、肼屈嗪、抗胆碱能药物和血管扩张剂。常用药物如咖啡因、酒精、尼古丁、可卡因、苯丙胺和大麻也可诱发心悸。

（3）β 受体阻滞剂初次使用或剂量增加时可能会导致心悸，此种心悸继发于导致舒张期充盈时间增加的心动过缓或 PVCs；此外，突然停药由于反射性窦性心动过速和高血压也可引起心悸。

三、评估

1. 初次评估时，对所有心悸患者都应详细询问关键病史，并进行体格检查以识别心悸的病因。

（1）这类患者病史的关键点应包括发作的持续时间、发作时的心率、心悸发作的规律性以及心悸与压力或运动的关系。

规律心律提示 SVT 或 VT，不规则心律可能提示心房颤动或症状性 PVCs。

只持续 1 ～ 2 秒的心悸更支持 PACs 或 PVCs。

（2）询问患者是否有其他相关症状亦非常重要，如轻度头痛、头晕、晕厥或胸痛。如果患者自诉有晕厥前状态或晕厥症状，需考虑更为严重心律失常的可能性，如 VT。

（3）详细了解患者既往病史和家族史，以及回顾患者的处方药和非处方药使用情况，同样有助于查找心悸的病因及筛查患者是否有潜在的结构性心脏病和更加严重的心律失常。

2. 体格检查：应着重于识别结构性心脏病（杂音评估、血管疾病、心力衰竭）或引起心悸的全身性疾病的证据（如甲状腺肿、眼球突出等）。

3. 对心悸患者的初始评估还应包括 12 导联心电图，以及基本的实验室检查，以排除心悸的全身性原因，如甲状腺功能亢进和贫血。

4. 如果高度怀疑结构性心脏病存在，应行经胸超声心动图检查。引起心悸的潜在结构性心脏病的危险因素如下：

（1）肥厚型心肌病或心源性猝死家族史。

（2）体检发现杂音。

（3）异常心电图。

（4）有记录的频发 PVCs 或心房颤动。

5. 如果患者出现劳累相关症状，应考虑行运动负荷试验，以排除缺血性心脏疾病。

【临床要点】心悸患者评估的第一步包括：详细询问病史、体格检查、12 导联心电图和基本的实验室检查以排除全身性病因（如甲状腺功能亢进和贫血）。如果体格检查或病史提示有潜在的结构性心脏病，应进一步行经胸超声心动图检查。如果患者因劳累而出现症状，应考虑运动负荷试验。

6. 部分患者应在门诊接受 24 ～ 72 小时 Holter 监测仪、2 ～ 4 周事件监测仪、体外监测记录仪或植入式心脏监护仪进行心律监测（图 3.1）：

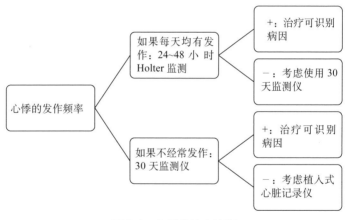

图 3.1　心悸的检查流程

（1）长时间的心悸。

（2）由 PVC 引起的心悸（定义为 PVC 负荷具有治疗指征）。

（3）使用可穿戴监测设备（苹果手表、AliveCor 等）记录下心律失常，以便确诊。

（4）晕厥前状态或晕厥相关心悸。

（5）存在结构性心脏疾病。

（6）有心律失常、心源性猝死或 QTc 延长的个人史或家族史。

【临床要点】24 ～ 72 小时 Holter 监测是频繁且无法解释的心悸详细检查的一部分。对于不经常发生的心悸，最好使用长时间事件监测仪。

四、治疗

心悸的治疗取决于病因和症状的严重程度。

1. 如果初始评估表明心悸源于药物，停药是关键。

2. 如果门诊心脏监测仪发现有心律失常，应及时给予处理。

3. 如果发现存在全身性疾病，如贫血或甲状腺功能亢进，则应针对全身性疾病进行治疗。

关键点

● 需要区分心悸的病因是心脏性还是非心脏性，以识别患者是否存在潜在的危及生命的心律失常。

● 病史、体格检查和标准 12 导联心电图可以确定大多数心悸患者的病因。

● 初始评估时，若患者有结构性心脏病存在的证据或具有更严重心律失常的危险因素，则应接受经胸超声心动图检查和动态心电监测。

● 心悸的治疗取决于其潜在病因，症状的严重程度，以及是否有结构性心脏病存在。

（崔晓婷　译　王学东　审校）

Shu Yang，Peter Zimetbaum

缩略语

ARVC	Arrhythmogenic right ventricular cardiomyopathy	致心律失常型右心室心肌病
AS	Aortic stenosis	主动脉瓣狭窄
BP	Blood pressure	血压
CPVT	Catecholaminergic polymorphic ventricular tachycardia	儿茶酚胺敏感性多形性室性心动过速
CSP	Carotid sinus pressure	颈动脉窦压力
CSS	Carotid sinus syndrome	颈动脉窦综合征
CT	Computed tomography	计算机断层扫描
CVA	Cerebrovascular accident	脑血管意外
ECG	Electrocardiogram	心电图
ED	Emergency department	急诊科
ELR	External loop recorder	体外循环记录仪
HCM	Hypertrophic cardiomyopathy	肥厚型心肌病
ILR	Implantable loop recorder	植入式循环记录仪
LQTS	Long QT syndrome	长 QT 综合征
LVOT	Left ventricular outflow tract	左心室流出道
MCOT	Mobile cardiac outpatient telemetry	门诊患者心脏移动监测系统
MI	Myocardial infarction	心肌梗死
MRI	Magnetic resonance imaging	磁共振成像
MS	Mitral stenosis	二尖瓣狭窄
OS	Orthostatic syncope	直立性晕厥
PCI	Percutaneous coronary intervention	经皮冠状动脉介入治疗
PE	Pulmonary embolus	肺栓塞

proBNP	Pro-brain natriuretic peptide	脑钠肽前体
SSRI	Selective serotonin reuptake inhibitor	选择性 5- 羟色胺再摄取抑制剂
TdP	Torsades de pointes	尖端扭转型室性心动过速
TIA	Transient ischemic attack	短暂性脑缺血发作
TLOC	Transient loss of consciousness	短暂性意识丧失
TTE	Transthoracic echocardiogram	经胸超声心动图

一、概述

1. 定义

（1）短暂、突发和自限性的意识丧失。

（2）无须干预即可缓解。

（3）与体位张力的丧失有关。

（4）一种特殊形式的短暂性意识丧失（TLOC）（表 4.1）。

（5）应与其他引起 TLOC 和晕厥前的原因进行鉴别——后者不涉及意识丧失，但具有相似的机制。

表 4.1　晕厥的原因

其他原因引起的短暂性意识丧失	直立性晕厥	反射性晕厥
神经源性	低血容量介导	情景性晕厥
全身强直痉挛发作	药物诱导	排尿性晕厥
脑卒中 / 短暂性脑缺血发作	血管紧张素转换酶抑制剂（ACEI）	吞咽相关
中毒	血管紧张素受体阻滞剂（ARBs）	劳累后
代谢相关	α 受体拮抗剂	情感介导
缺氧 / 高碳酸血症	二氢吡啶钙通道阻滞剂（CCBs）	痛苦
感染	与自主神经相关的	恐惧

续表

其他原因引起的短暂性意识丧失	直立性晕厥	反射性晕厥
尿毒症	糖尿病神经病	焦虑
低血糖	帕金森综合征	颈动脉窦综合征
创伤	多系统萎缩	其他刺激因素驱动
脑震荡	淀粉样变性	
精神性		
心因性非癫痫发作		
猝倒		
心源性晕厥		
致心律失常性	机械/阻塞性	缺血
缓慢性心律失常和心脏传导阻滞	严重收缩期/舒张期心肌病	很少表现为晕厥
窦房结功能障碍	严重瓣膜疾病	急性缺血性收缩/舒张功能障碍
快慢综合征	主动脉或二尖瓣狭窄	恶性室性心动过速
β受体阻滞剂副作用	肥厚型心肌病伴LVOT梗阻	心脏传导阻滞/缓慢性心律失常
在下列情况下发生的心律失常	心包积液/心脏压塞	迷走神经张力短暂升高（下段缺血）或局部传导系统坏死（前段梗死）
离子通道疾病（LQTS）	次/大面积肺栓塞	
CPVT	主动脉夹层	
渗透性疾病（结节病）		
心肌病（ARVC）		
起搏器故障		

2. *流行病学* 晕厥是急诊科（ED）转诊的常见原因，占急诊科入院人数的 1% ～ 2%。每年与晕厥相关的住院费用接近 25 亿美元，与哮喘、艾滋病和慢性阻塞性肺疾病（COPD）等疾病的费用相当。

3. *发病机制及原因* 致病条件多种多样（表 4.1），但仍有 40% 的病例找不到明确病因。

（1）核心机制是脑灌注不足。

1）可能由心排血量不足和（或）周围血管阻力过低所致。

2）可以按生理学类别进一步分类，如图 4.1 中所示。

（2）直立性晕厥（OS）

1）可在触发因素后立即发生（如从仰卧位到站立位的体位改变）或延迟发生（如长期站立后）。

2）低血容量和自主神经功能不全易诱发直立性晕厥。

3）通常因使用利尿剂和血管扩张药物而加重。

（3）反射性（以前为血管迷走性或神经介导性）晕厥：

1）最常见的晕厥形式。

2）发生于对某些刺激的反应。

3）以自主神经平衡的过度转换为特征（迷走神经张力增加）。

4）三种主要类别

①心脏抑制性：强烈的、负性变时性反应导致严重的心动过缓并可能出现心脏停搏。

②血管抑制性：尽管增加了有效心排血量，但血管舒张机制失调导致了血管阻力减低和脑血流不足。可能机制：交感神经张力快速下降和压力感受器敏感性异常。

③混合性：心脏抑制和血管抑制同时存在，内源性腺苷水平上调可能发挥了病理生理作用。

5）反射性晕厥的诱因广泛（表 4.2）。

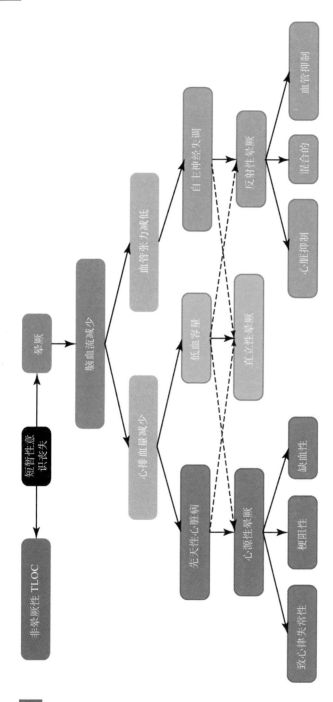

图 4.1 晕厥的发病机制

晕厥是短暂性意识丧失（TLOC）的一种类型，是由心排血量或血管阻力减少导致的脑灌注受损所致。图示导致晕厥的主要因素（实线箭头）和重叠的潜在机制（虚线箭头）

表 4.2　反射性晕厥病史和检查中的低风险和高风险特征

	低风险特征 （倾向于良性病因）	高风险特征 （倾向于心源性晕厥）
临床表现	反射性晕厥的典型前驱症状（恶心、呕吐、头晕、出汗、脸红）	伴有严重的身体损伤，特别是伴有面部外伤
	对离散触发的晕厥反应	前驱期短或无
	突然改变位置（直立）	无明显触发
	长时间站立（直立或反射）	提示下列症状的并发症状：
	强烈的情绪，令人不快的气味或景象，或疼痛（反射）	肺栓塞，胃肠道出血，心肌梗死，主动脉夹层，肺栓塞
	头部旋转或压迫颈动脉窦（反射）	突然/快速地从事件中恢复
	小便，排便，呕吐（反射）	新发晕厥
	运动后/恢复期间晕厥（反射）	仰卧位晕厥
	恢复期的长时间疲劳（反射）	运动时晕厥
既往史	没有已知的心脏危险因素	已知心脏病史
	长期复发性晕厥（反射性）	严重瓣膜疾病
		肥厚型心肌病
		冠状动脉疾病
		心肌病
		心脏性猝死的家族史
检查	直立位生命体征	生命体征持续异常
		收缩压＜90mmHg
		心率＜40次/分
		收缩期杂音

（4）心源性晕厥

1）心律失常：是心源性晕厥最常见的原因，占所有晕厥类型的26%，存在心脏结构异常时应予以考虑（表 4.1）。

2）机械性 / 阻塞性

心排血量减少的原因：

原发性心肌收缩 / 舒张功能衰竭；循环系统血流的物理性阻塞。

①结构性心脏病变：严重的主动脉瓣狭窄（AS）和二尖瓣狭窄（MS），伴有左心室流出道（LVOT）梗阻的肥厚型心肌病（HCM）。

②心脏外病变：心包积液 / 心脏压塞、大面积肺栓塞（PE）。

③主动脉夹层：可并发心脏压塞或大面积脑卒中（近端夹层延伸至颈动脉）。

3）缺血性：晕厥患者中罕见急性冠状动脉缺血（约 7%）。潜在机制如下。

①急性机械功能障碍。

②恶性室性心律失常。

③心脏传导阻滞（多半是伴有下壁缺血的迷走神经张力增高和前壁梗死的心肌坏死）。

【临床要点】急性卒中和短暂性脑缺血发作（TIA）很少引起晕厥。由于有充足的侧支存在，脑部血供非常丰富，脑血管意外（CVA）引起的晕厥只发生在严重的慢性多支血管闭塞的情况下。椎基底动脉供血不足可表现为"跌倒发作"，通常与晕厥相关的体位张力消失及躯体瘫软相似，但没有涉及任何意识丧失。

二、诊断

（一）初始评估

1. 初始评估应包括详细的病史、体格检查和心电图（ECG）（图 4.2）。

2. 主要目标

（1）区分心源性和非心源性病因。

（2）按高风险、低风险特征进行分层（表 4.2）。

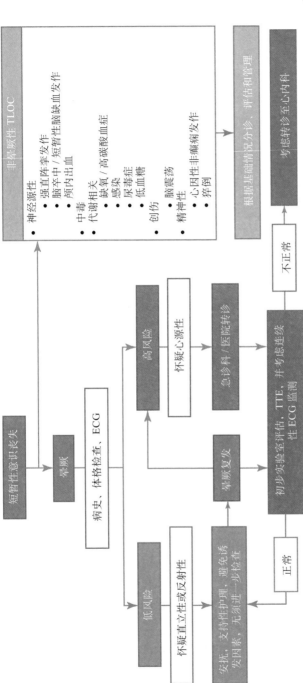

图 4.2　晕厥的诊断和处理方法

临床医师首先应说明确晕厥和非晕厥性短暂性意识丧失 (TLOC) 的诊断。所有患者都应接受全面的病史、体格检查和心电图 (ECG) 检查。如果存在高危特征或怀疑为心源性晕厥，应转诊至急诊科 (ED) 或住院部做进一步评估。在缺乏高危特征的情况下，患者应得到安抚和支持性护理。也可以针对晕厥的某些病因进行治疗，如避免诱发因素和补液。复发性晕厥患者在初次分诊时应再次筛查高危特征，然后进行实验室检查、影像学和持续心电监测（单独讨论）。如果出现任何异常结果，临床医师应考虑转诊至专科医师。TTE. 经胸超声心动图

（二）病史

清晰准确的病史对晕厥的诊断检查至关重要。

（1）从旁观者/证人处获取间接相关信息。

（2）确认并区分晕厥与引起 TLOC 的其他病因。

（3）潜在诱发因素：诱发事件有助于深入了解晕厥的机制和潜在情况（表 4.2）。

（4）对晕厥前/后症状的评估：无或持续时间很短会增加对重大伤害和猝死的担忧。可能的解释：

1）致命性心律失常的突然发生。

2）无法识别和防范即将发生的意识丧失和身体伤害。

特征性前驱症状（恶心、呕吐、出汗、潮红）具有相当大的诊断价值。

【临床要点】反射性晕厥是最常见的晕厥形式，其特征是经常出现长期疲劳和感觉"虚脱"，与心律失常性晕厥的快速恢复形成鲜明对比。

（5）获得完整的既往病史、个人史、家族史、药物治疗史和过敏史资料：自主神经功能不全病史（如糖尿病自主神经病变或帕金森病）增加了直立性/反射性晕厥的概率。

多年来反复发作往往提示非恶性病因。

支持心源性晕厥的高危特征：

1）有确切的个人心脏病史。

2）突然/不明原因死亡的家族史，特别是发生在年轻时。

（6）其他"危险信息"警示（表 4.2）：

1）严重的身体损伤（即面部创伤或机动车事故）。

意味着没有足够的时间和（或）意识来保护自己。

2）仰卧位晕厥提示是由心律失常所引起。

3）伴随胸痛、呼吸困难或肢体无力表明有其他医疗情况需要紧急评估。

【临床要点】鉴于会有严重/致命伤害的风险，开车时发生晕厥尤其令人担忧。这可能是由于扭头时系紧的安全带使颈动脉窦压力感受器的压力增加或有潜在的心律失常发生。然而，也要考虑到驾驶时睡着的情况，可以通过道路上打滑痕迹的描述来确定（通常作为附带信息收集）。相对于那些真正晕厥者，睡着的司机通常有足够的时间来恢复和启动刹车。

（三）体格检查

在标准评估外，还应关注：

（1）异常生命体征：持续性心动过缓（< 40 次/分）可能反映潜在的传导系统疾病/心脏传导阻滞。

收缩压< 90mmHg 是预后不良的独立预测因子。

（2）直立性试验

定义：在体位改变≥ 2 分钟后测量，收缩压下降≥ 20mmHg 或舒张压下降≥ 10mmHg。

2018 年欧洲心脏病学会（ESC）指南增加了收缩压≤ 90mmHg 作为诊断标准。

试验过程中再次出现晕厥前状态/晕厥提高了 OS 的验后概率。

出现直立性低血压并不排除同时存在心源性或其他原因的晕厥。一些危险信号特征仍然必须进行评估。

10%～25% 在急诊科被诊断为心源性晕厥的患者同样符合直立性低血压的标准。

（3）新出现的心脏杂音：提示结构性心脏病变。

（4）颈动脉窦压力（CSP）：如果> 40 岁，则应评估颈动脉窦综合征（CSS）。颈动脉窦综合征病例见图 4.3。诊断标准如下。

1）CSP 的适应证

① CSP 后心室停搏> 3 秒和（或）收缩压降低> 50mmHg。

②再次出现晕厥前状态/晕厥症状（典型者需要出现> 6 秒的心室停搏）。

2）CSP 的禁忌证：①明显的颈动脉杂音/狭窄；②近期 MI；

③既往有室性心律失常。

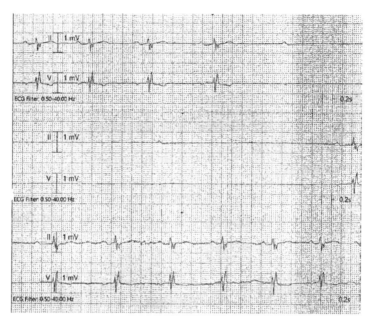

图 4.3　颈动脉窦综合征

一名不明原因反复晕厥发作的 70 岁男性，既往检查包括心脏影像学、缺血性评估和反复动态心电图监测均未发现问题。他之前曾有过一次驾驶时晕厥，根据美国州法律被吊销驾照。恢复驾照后，他在驾驶时又一次发生晕厥。这条遥测心电图记录带是在压迫颈动脉窦时获得的，当时发生了 8.8 秒的心室停搏和晕厥，因此诊断为颈动脉窦综合征，并植入双腔起搏器治疗

（四）心电图

1. 获取所有患者的静息 12 导联心电图。

2. 评估是否存在以下情况：

（1）急性心脏缺血、心律失常或传导性疾病。

（2）潜在的结构性心脏病、心肌病或离子通道病的证据。

（3）心电图高危特征（表 4.3）。

表 4.3　心电图高危特征

心率＜ 40 次 / 分
　窦性心律或其他
心电图变化与急性缺血一致
既往梗死相关心电图改变的证据
传导阻滞疾病的证据
　束支传导阻滞，房室传导延迟
结构性心脏病的心电图证据
　左 / 右心室肥厚、肥厚型心肌病、浸润性疾病
房室传导阻滞
　莫氏 Ⅱ 型，高度、完全性心脏传导阻滞
室性心律失常
　持续性和非持续性室性心动过速（VT）
室性心律失常的危险因素
　Brugada 心电图征
　预激模式
　长 QTc
　短 QTc
　致心律失常型右心室心肌病（ARVC）
存在功能不全的心脏植入式电子装置（CIED）
　包括永久性起搏器（PPMs）或植入式心脏复律除颤器（ICD）

【临床要点】QT 延长（男性＞ 450ms，女性＞ 460ms）与心律失常性晕厥的风险增加相关，特别是尖端扭转型室性心动过速（TdP）。长 QT 可以是遗传性的，也可以是获得性的——后者很大程度上是由药物作用所致（如抗心律失常药物、抗生素、抗精神病和抗抑郁类药物）。与药物诱导的长 QT 相关的 TdP 发生率尚不明确，但可能很低。根据多非利特的研究推断，停用延长 QT 间期药物的合理阈值是 QT 间期 500ms。

（五）进一步评估

如果出现以下情况，应考虑进行其他检查：

1. 常规评估后诊断不确定（疑似心源性晕厥）。

2. 在初步诊断 / 治疗后晕厥复发。

3. 识别出高危风险特征。

（六）实验室检查

1. 首先进行基础生化检查、全血细胞计数来评估有无代谢异常、贫血或感染。

2. 如果有临床指征，应进行心脏生物标志物、B 型脑钠肽前体（proBNP）、D- 二聚体、凝血功能检查、肝功能监测和靶向血培养监测。

3. 对于育龄妇女，妊娠期检查可以为患者风险分层、诊断和治疗提供信息。

（七）持续性心电监测（图 4.4）

1. 动态心电图监测适用于复发性或不明原因的晕厥，尤其是伴有心悸时。

2. 外置动态心电监测仪

（1）Holter 监测：持续性心电监测仪，一般为 24 ~ 72 小时。

1）心律失常，晕厥很少发生于监测期间。

2）不明原因的晕厥中，只有 2% 为心律失常导致。

3）研究报道的诊断阳性率为 15%，但只有 2% 的患者合并有症状。

动态心电图对评估几乎每日均有症状患者的心律失常最为有用。

（2）体外循环记录仪（ELR）：相比于 Holter 监测仪，它监测时间更长（长达 1 个月），诊断阳性率同时提高至 25% ~ 88%，但包括了有症状 / 无症状的心律失常和有症状但心电图正常的患者。

适用于每周都有症状的患者。

（3）门诊患者心脏移动监测系统（MCOT）：大小与 ELR 相似。

通过蜂窝通信技术（而非模拟信号）与监测单位保持联系，配备经过专业培训的技术人员提供 24 小时服务。

不需要患者激活即可完成实时事件传输（与 Holter 和 ELR 相比），特别适用于高危疑似心律失常患者。

诊断阳性率类似 / 优于 ELRs。

（4）外部贴片监测仪（即 Zio XT patch）

提高了动态 ECG 监测仪的使用频率。

体积小，方便患者使用。

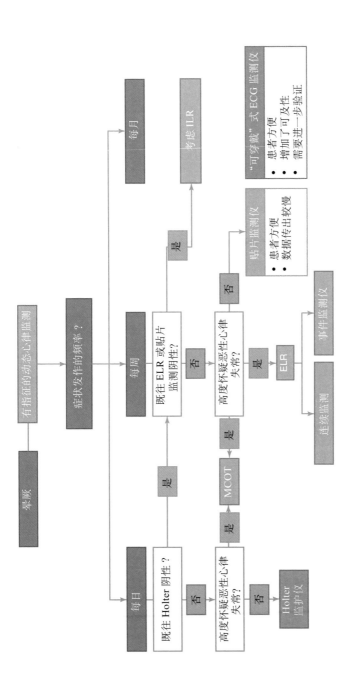

图 4.4　心律监测方式的选择

症状发作的频率在很大程度上决定了动态心律监测的最佳方式。既往阴性结果和疑诊恶性心律失常通常会影响监测仪的选择。相对于传统监测仪，虽然"可穿戴"式设备提供了方便并成为潜在的有利的替代临床作用。ECG. 心电图；ELR. 体外循环记录仪；ILR. 植入式循环记录仪连续记录时间超过 2 周；研究报道的诊断阳性率约为 74%。

主要缺点：无实时数据传输。

（5）商用"可穿戴"式 ECG 监测器（例如苹果手表）

内置有心律失常检测程序的各种"可穿戴"式单导联 ECG 监测设备可供患者方便使用。

LIVMOR 是 FDA 唯一批准的用于心房颤动检测的设备；主要提供 QT 间期的监测数据。潜力可期，但效果尚未确定。

【临床要点】Holter 监测仪和 ELRs 能够远程传输记录的 ECG 数据，但需要通过模拟电话手动传输。相比之下，MCOTs 能够通过蜂窝技术自动传递实时信息，有利于发现恶性心律失常以便及时反映 / 干预。贴片监测仪（例如 Zio XT patch）不具备此功能，结果可能需要数周才能返回。"可穿戴"式 ECG 监测仪的实用性还需要在常规医疗使用之前实施进一步验证。

3. 植入式循环记录仪（ILR）

（1）皮下植入，无导线装置，允许长期（长达 2 ～ 3 年）监测。

（2）比外部监测仪更具侵入性、更昂贵；对反复发作但不频繁的晕厥有用。

（3）病因不明晕厥患者的诊断阳性率为 83% ～ 88%。

（八）影像学检查

1. 超声心动图

（1）整体诊断实用性较低。

（2）一般不用于常规晕厥评估，但在疑似结构性心脏病时会有帮助。

【临床要点】超声心动图对晕厥的诊断阳性率估计约为 3%，而每次超声心动图的诊断花费 > $34 000。

2. 心脏计算机断层扫描（CT）和磁共振成像（MRI）　　特定条件下使用，但不作为常规检查项目。

（九）倾斜试验

1. 在可疑的但未经证实的反射性晕厥患者中考虑使用。敏感度为 26%～80%，特异度为 90%。

2. 在反射性、不明原因和心源性晕厥中可呈阳性反应。

（1）区分病因的能力有限。

（2）可以识别对直立体位应激的高敏感性。

（十）缺血性评价

1. **运动负荷试验**　在某些高危晕厥中，通过劳力诱发晕厥具有危险性，为禁忌证（严重 AS、严重 MS 或伴 LVOT 梗阻的 HCM、交感刺激性室性心律失常，以及罕见的心脏传导阻滞）。在设备齐全的环境中也必须极其谨慎。

2. **冠状动脉造影术**　如果存在急性冠脉综合征或缺血导致的心律失常，进行经皮冠状动脉介入治疗（PCI）是合理的；否则没有必要行冠状动脉造影检查。

三、治疗

（一）直立性和反射性晕厥

主要目的是改善症状和避免并发的跌倒 / 受伤。

1. **非药物干预为一线治疗方法**

（1）增加液体和盐的摄入量（无治疗禁忌证）。

（2）穿下肢紧身服和腹带，防止静脉淤积。

（3）避免使用血管扩张药物。

（4）采用反压力操作和调整自我行为（例如缓慢改变体位）。

（5）加强锻炼和物理治疗。

2. **药物治疗**　氟氢可的松和甲氧胺福林可用于治疗直立性和反射性晕厥。两者都能增加血压和减轻症状，但分别会引起液体潴留和体位性高血压。

3. **直立性晕厥特效药**　屈昔多巴（去甲肾上腺素前体药）可改善自主神经功能不全和功能状态，但会引起高血压。

可考虑将溴吡斯的明作为三线治疗药物。

4. **反射性晕厥特效药**　β 受体阻滞剂和选择性 5- 羟色胺再摄取

抑制剂（SSRIs）可能对某些人群有用。

植入起搏器适用于心脏抑制性晕厥和 CSS，特别是自发的长时间的窦性停搏和侵入性治疗后仍有症状复发的难治性患者。

（二）心源性晕厥

针对特定的潜在病因进行治疗。

（三）晕厥后驾驶

1. 如果没有明显的前驱症状、可避免的诱发因素和可治疗的病因，驾驶会对自身和他人造成重大的伤害风险。

2. 美国州法律经常会加强晕厥后驾驶的限制，这可能会对个人、家庭、职业有影响。

3. 临床医师应了解当地的政策，在与患者对话时应考虑到州政府、职业和个人的具体因素。

关键点

● 晕厥是一个常见且代价高昂的问题。它经常会与非晕厥原因导致的短暂性意识丧失混为一谈，然而二者的诊断和管理策略截然不同。

● 短暂性脑灌注不足会导致晕厥，从机制上讲是由心排血量和血管张力降低共同引起。

● 晕厥的常规检查应包括完整详细的病史（利用患者和旁观证人的报告）、体格检查和心电图。评估应着重于识别具备高危特征、需要更积极和及时处理的患者。

● 动态心电图监测可用于评估复发性和不明原因晕厥。最佳治疗方式的选择取决于症状出现的频率、疑似晕厥病因为恶性以及需要检查结果的急迫性。

● 晕厥的治疗在很大程度上依赖于其潜在病因。可能的情况下，应首先采用非药物干预，然后进行药物治疗和更具侵入性的措施（如起搏器植入）。鉴于晕厥可能会对个人、社会、法律和职业造成影响，临床医师应认识到并预先解决晕厥后的驾驶限制问题。

（任国维 译 王学东 审校）

第5章　心血管系统体格检查

Roshan D. Modi，Christopher S. Massad，B. Robinson Williams Ⅲ

缩略语

BPM	Beats per minute	每分钟心跳次数
CE	Cardiac examination	心脏检查
CVP	Central venous pressure	中心静脉压
DBP	Diastolic blood pressure	舒张压
JVP	Jugular venous pressure	颈静脉压
LVH	Left ventricular hypertrophy	左心室肥厚
PMI	Point of maximal impulse	最强搏动点
SBP	Systolic blood pressure	收缩压

一、生命体征

1. 心率

（1）静息心率的准确测量是心排血量的核心，也是衡量整体心功能的重要指标。

（2）大多数人的静息心率在 60～100 次 / 分，静息心率升高与心血管疾病和死亡风险增加有关。一般情况下，运动员的静息心率可能低于 60 次 / 分。

（3）需要注意的是，不同患者的静息心率因其年龄、性别、身体状况、合并症等情况而有所不同。例如，一个训练有素的运动员正常的静息心率为 45 次 / 分，当其心率达到 90 次 / 分时就会被认为是心动过速。

2. 血压

（1）准确测量收缩压（SBP）和舒张压（DBP）对于高血压的诊断和管理至关重要。2017 年 ACC/AHA 指南将正常 SBP 和 DBP 分别确定为 < 120mmHg 和 < 80mmHg，高血压的 SBP 和 DBP 分别为 ≥ 140mmHg 和 ≥ 90mmHg。

（2）测量血压时患者的上臂应裸露并置于心脏水平。手臂应平放在桌子上，或者支撑在胸骨的第四肋间隙，袖带的气囊位于肱动脉中心。

（3）采取多次测量取平均值的方法将会提高血压数值的精准度，特别是在使用自动血压计的时候。测量时如果手臂水平过高会低估血压数值，而手臂水平过低又会高估血压的数值。应测量双侧手臂的血压，并记录较高一侧的血压读数。

二、颈静脉压

1. 对颈静脉压（JVP）进行评估是心血管系统体格检查的核心内容，它能准确评估中心静脉压（CVP）。观察 JVP 的变化可以提供一些涉及容量状态和（或）心功能变化相关疾病的有用信息。

2. 临床上，JVP 降低可能提示血容量不足或静脉血管张力降低。而 JVP 升高可能提示存在心力衰竭、肺动脉高压、三尖瓣狭窄、房室分离、静脉血管张力增加，又或心包压迫或心脏压塞。

3. 测量 JVP 时，将检查台抬高 30°～ 45°，并将患者的头部稍微向左侧转动。JVP 是通过颈静脉搏动最高点与右心房中心之间的垂直距离进行估测的。从耳垂开始测量，寻找颈静脉搏动的最高点，并测量该点到胸骨角的垂直距离，如图 5.1 所示。右心房距离胸骨角约 5cm，再加上测量到的垂直距离，就可以估测出以 cmH_2O 为单位的 CVP。在胸骨角上方超过 3cm，或右心房上方总距离超过 8cm 处测量出的 JVP 被视为升高。

4. 床头或检查台的高度可能需要根据患者的血容量状态进行调整。在低血容量的个体中，JVP 通常偏低，因此可能需要将床头高度适当降低以便能准确观察到搏动的最高点。相反，对于中心静脉压高的个体，患者可能需要坐直才能找到静脉搏动点。

【临床要点】颈静脉压与右心房的血流动力学直接相关，也是心脏右侧压力的反映。

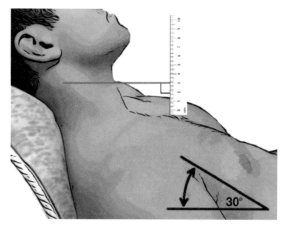

图 5.1 通过垂直测量胸骨角到颈静脉搏动的最高点来估算 JVP 的示意图

图示描述了从胸骨角至颈静脉搏动最高点的垂直距离为 3cm 时，CVP 总计估算为 8cmH$_2$O

三、触诊

1. 脉搏 触诊和评估各种脉搏可以提供关于心脏活动的有价值的信息，包括主动脉瓣疾病、左心室功能、肺动脉疾病和心包疾病。

2. 最强搏动点（心尖搏动）

（1）最强搏动点（PMI）代表左心室收缩时的搏动。

（2）触诊 PMI 时，让患者仰卧，并转向自身的左侧。评估 PMI 的位置、PMI 与心脏周期相关的持续时限及可以感触到的 PMI 范围尤其重要。应在沿左侧锁骨中线的第五肋间隙处感触 PMI。任何向下和侧方移位均提示左心室肥厚（LVH）或扩张。

（3）PMI 直径大于 4cm 提示心室容量负荷过重的可能性明显升高。

（4）通过同时听诊心音和触诊 PMI 来评估持续时间。

【临床要点】与易位 PMI 相结合，持续至第二心音出现的高振幅脉搏意味着 LVH 的可能性增加。

3. 颈动脉搏动

（1）触诊颈动脉搏动可以提供有关心脏动力学和动脉顺应性的有价值的定性信息。颈动脉搏动的完整评估包括颈动脉的触诊和听诊。

（2）触诊颈动脉搏动的最佳测量方法是患者坐位稍微向后倾斜，在颈动脉分支处或靠近下颌角近端进行触诊。

（3）需要注意的是，特别是在老年患者中，触诊或揉捏颈动脉可能会产生迷走神经反应或导致斑块栓子脱落。

（4）一般来说，颈动脉搏动亢进或跳跃征提示着每搏输出量增加，如发热、运动、焦虑、甲状腺功能亢进、主动脉瓣反流或较大的室间隔缺损时。

（5）颈动脉搏动无力或虚弱提示每搏输出量减少，如低血容量、左心室衰竭或二尖瓣狭窄。极端情形下，与 PMI 相关的微弱和延迟的动脉搏动，称为细迟脉，是严重主动脉瓣狭窄的特征。

4. 交替脉

（1）动脉搏动的强度交替变化而节律规整提示为交替脉，是左心室功能障碍的一个标志。通常情况下，采取对桡动脉或股动脉轻微施压的方法，能最好地感受到这些变化。

（2）可以使用血压袖带来确认这一发现，通过缓慢降低袖带的压力、能交替听到响亮和柔和的科罗特科夫音，或者是出现明显的心率突然翻倍增加。

5. 震颤

（1）将手掌平放在心前区，可以触诊到持续时间较长、感觉不同于 PMI 的震颤，这提示在心脏大的缺损上方有湍流存在。

（2）虽然震颤的存在并非针对特定病变，但它通常提示有病理学改变，例如室间隔缺损或者严重的瓣膜反流或狭窄。

四、听诊

对心脏和颈动脉进行熟练听诊仍然是心血管疾病诊断的关键要素。确定搏动、心音和杂音的解剖部位及它们可能落在心脏周期中的什么位置非常重要。

1. 颈动脉

（1）要对每侧颈动脉进行听诊，判断有无杂音。杂音存在提示血流紊乱。为了准确地听诊颈动脉，在使用听诊器膜型听头进行听诊时请患者屏住呼吸。

（2）听诊器膜型听头应置于下颌角下方甲状软骨上端附近，该位置为颈内动脉和颈外动脉的分叉处。比较严重的狭窄可能出现较低频率的声音，因此需要使用钟型听诊器听诊。

（3）尽管听诊不足以排除狭窄，但通过体格检查检测到的杂音可以作为全身动脉粥样硬化疾病的一个标志。

2. 心音

（1）听诊位置：按照图 5.2 所示，心脏听诊从心尖部开始，向心底部移动。注意每个瓣膜在不同解剖位置的相对强度。

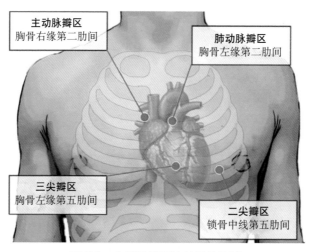

图 5.2　心脏瓣膜听诊的最佳区域

（2）如何听诊：辨识膜型听头和钟型听头听诊器的不同是很重要的。膜型听头较适合听诊 S1 和 S2 高调的声音、主动脉瓣和二尖瓣反流的杂音、心包摩擦音。钟型听头更适合低音调的 S3 和 S4 心音以及二尖瓣狭窄的杂音。一些现代的听诊器没有钟型听头，而是一个压力敏感膜片，根据所施加的压力，它既是膜型也是钟型听头。

（3）心音的解读

1）当心脏瓣膜关闭时，在胸壁的各个区域能够听到心音。在心脏功能正常的患者中，辨别 S1 和 S2 这两个分别标志着收缩期开始和结束的心音相对容易。

2）在正常心率下，S2 和 S1 之间的舒张间期应该长于 S1 和 S2 之间的收缩间期。在心尖部，S1 的声音通常比 S2 的声音大，而在心底部则正好相反。

3）在舒张期可能出现两种额外的心音即 S3 和 S4，通常为病理性，发生在 40 岁以上的成年人中。S3 音，有时也被称为"S3 奔马律"，相对应于通过二尖瓣的心室充盈突然减速。S4 音对应于心房收缩期血流进入顺应性下降的左心室而导致的心室充盈压升高。

表 5.1 详细列出了导致不同心音变化的可能原因。

表 5.1　不同心音及其产生的各种原因

结果	可能的原因
S1 增强	二尖瓣狭窄，心排血量或收缩力增加
S1 减弱	二尖瓣关闭不全，左心室收缩力减弱，一度房室传导阻滞
S2 增强（右侧第二肋间）	全身血管阻力增加，主动脉根部扩张
S2 减弱（右侧第二肋间）	静止或钙化的主动脉瓣
P2 增强	肺动脉高压，房间隔缺损，肺动脉扩张
P2 减弱	肺动脉狭窄
S3	心室负荷过重，如充血性心力衰竭或二尖瓣反流、儿童、年轻人和运动员的正常变异
S4	由高血压心脏病、主动脉瓣狭窄或肥厚型心肌病引起的心室壁僵硬

续表

结果	可能的原因
收缩期喀喇音	二尖瓣脱垂
二尖瓣开瓣音	二尖瓣狭窄
S2 生理分裂—随吸气而变宽	生理性
S2 反常分裂—随吸气而变窄	由于收缩力降低而导致主动脉瓣闭合延迟，如射血分数降低、左束支传导阻滞或严重的主动脉瓣狭窄
S2 固定分裂—不随呼吸而变化	房间隔缺损（最有可能）、右束支传导阻滞、肺动脉瓣狭窄
S2 宽分裂—随呼吸而变化	右束支传导阻滞，肺动脉瓣狭窄

（4）杂音的解读：正确解读心脏杂音需要一种系统方法来识别杂音的时间、声形、放射、强度、音调和音质。表 5.2 中描述了收缩期、舒张期和连续性杂音的声形及可能的原因。

收缩期杂音较为常见，但不一定是病理性的。良性杂音和病理性杂音的鉴别具有一定的挑战性。

表 5.2　各种杂音时间、声形和音调的可能原因列表

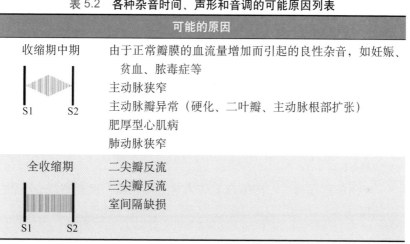

	可能的原因
收缩期中期　S1　S2	由于正常瓣膜的血流量增加而引起的良性杂音，如妊娠、贫血、脓毒症等 主动脉狭窄 主动脉瓣异常（硬化、二叶瓣、主动脉根部扩张） 肥厚型心肌病 肺动脉狭窄
全收缩期　S1　S2	二尖瓣反流 三尖瓣反流 室间隔缺损

续表

可能的原因

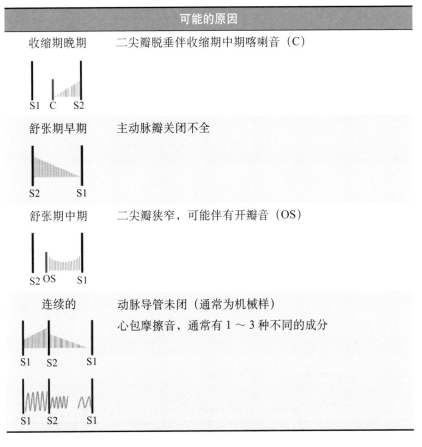

收缩期晚期　　二尖瓣脱垂伴收缩期中期喀喇音（C）

S1　C　S2

舒张期早期　　**主动脉瓣关闭不全**

S2　　　　S1

舒张期中期　　二尖瓣狭窄，可能伴有开瓣音（OS）

S2 OS　　S1

连续的　　　　动脉导管未闭（通常为机械样）

心包摩擦音，通常有 1～3 种不同的成分

S1　S2　　S1

S1　S2　　S1

【临床要点】

● 舒张期杂音比较少见，而且都是病理性的。

● 一般来说，当收缩期杂音响亮、贯穿大部分收缩期、出现震颤或者在收缩末期达到峰值，则更可能为病理性（严重的主动脉狭窄或梗阻性肥厚型心肌病）。表 5.2 描述了各种杂音的声形和可能的原因。

● 颈静脉压与右心房的血流动力学直接相关，也是右侧心脏压力的反映。

- 与易位 PMI 相结合，持续至第二心音出现的高振幅脉搏意味着 LVH 的可能性增加。
- 舒张期杂音不太常见，而且经常是病理性的。
- 当收缩期杂音响亮、持续大部分收缩期、出现震颤或者在收缩末期达到峰值，则更可能为病理性的（严重的主动脉狭窄或梗阻性肥厚型心肌病）。表 5.2 描述了各种杂音的声形和可能的原因。

关键点

- 在检查过程中，考虑患者的年龄、合并症和功能状态是非常重要的。例如，一名年轻马拉松运动员的心率为 90 次 / 分，多半是异常的升高。但对一个中年女性来说这是正常的。同样，一个三尖瓣反流的患者可能有慢性 JVP 升高，而没有右侧压力升高。
- 心音听诊只是心血管检查的一个组成部分。生命体征、JVP 评估、大动脉搏动的触诊、外周搏动和 PMI 可以提供关于心血管系统更为深入的信息。
- 通过听诊和触诊对杂音正确诊断往往比较困难。相对于正确诊断杂音，知道杂音什么时候为病理性、是否需要进一步评估更为重要。

（任国维　译　崔晓婷　审校）

第二篇 成像和无创检测

第6章 心电图解析

Arielle M. Schwartz，Nanette K. Wenger

缩略语

BBB	Bundle branch block	束支传导阻滞
CAD	Coronary artery disease	冠状动脉疾病
LAD	Left axis deviation	电轴左偏
LVH	Left ventricular hypertrophy	左心室肥厚
RAD	Right axis deviation	电轴右偏
RCA	Right coronary artery	右冠状动脉
RVH	Right ventricular hypertrophy	右心室肥厚

一、评估心电图的标准方法

1. 心率

（1）心率（HR）=（ECG 上 10 秒内 QRS 波数量）×6。

（2）对于规则的节律，遵循 300-150-100-75-60-50 的原则（图 6.1）。

2. 节律

（1）首先要看节律是否规整。

（2）如果是窄 QRS 波群（< 100ms），提示传导起源于房室结之上或房室结内部。

（3）宽 QRS 波群（> 100ms）表明其传导可能起源于心室内，也可能是室上性激动差异性传导所致（图 6.2）。

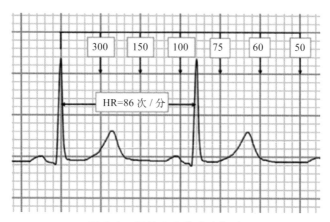

图 6.1　评估心率的大方框法

改自：the Emory University School of Medicine Cardiology elective lecture series

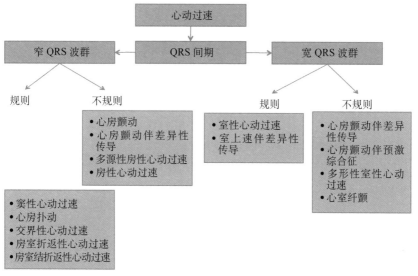

图 6.2　心动过速的鉴别诊断流程

改自：the Emory University School of Medicine Cardiology elective lecture series

3. 电轴

（1）代表心脏传导系统内累积的心电向量。

（2）正常的 QRS 电轴在－30°至＋90°之间。

（3）电轴左偏（LAD）表示 QRS 电轴在－30°～－90°。

（4）电轴右偏（RAD）表示 QRS 电轴在＋90°～180°（图 6.3）。

【临床要点】Ⅰ导联和 aVF 导联的 QRS 主波向上，为正常心电轴（0°～90°）。Ⅰ导联 ORS 主波向上，aVF 导联 QRS 主波向下，表明电轴在 0°～90°，可能提示电轴左偏（－30°～－90°）。Ⅰ导联 QRS 主波向下，aVF 主波向上表明电轴右偏（＋90°～180°）。

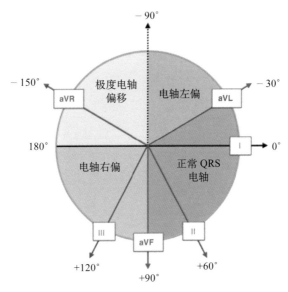

图 6.3　ECG 指示的电轴

改自：the Emory University School of Medicine Cardiology elective lecture series

二、P 波与心房异常

1. P 波代表的是心房除极，激动起始于右心房顶部靠近上腔静脉的窦房结内（表 6.1）。

表 6.1　P 波与心房异常

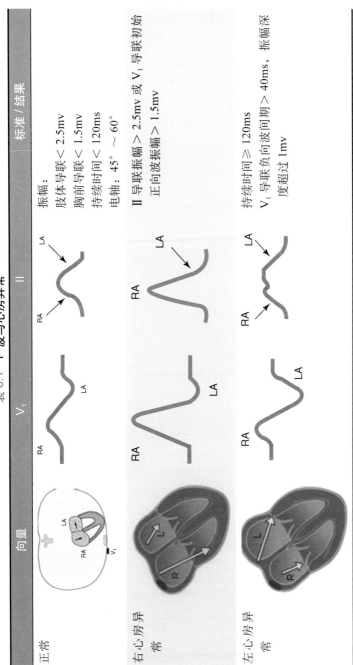

	向量	V₁	II	标准 / 结果
正常				振幅： 肢体导联 < 2.5mv 胸前导联 < 1.5mv 持续时间 < 120ms 电轴：45° ~ 60°
右心房异常				II 导联振幅 > 2.5mv 或 V₁ 导联初始 正向波振幅 > 1.5mv
左心房异常				持续时间 ≥ 120ms V₁ 导联负向波间期 > 40ms，振幅深 度超过 1mv

2. 除极首先激动右心房，随后激动左心房。

3. 正常的 P 波具有独特的电轴、形态、振幅和持续时间。这些特征的改变表明有特定的心房异常情况，可能是由心房扩大、肥厚、阻滞或复极异常所致。

【临床要点】P 波增宽提示左心房扩大（LAE），P 波高尖提示右心房扩大（RAE）。

三、房室传导阻滞（表 6.2）

表 6.2　房室传导阻滞

房室传导阻滞	诊断标准	心电图
一度房室传导阻滞	PR 间期 > 0.20s 所有心房冲动都能传导至心室 （P 波后均跟随 QRS 波）	
二度房室传导阻滞（莫氏 I 型）/ 文氏现象	PR 间期逐渐延长直至一个 P 波受阻不能下传心室 P 波后脱漏一个 QRS 波之前的 PR 间期最长、逐渐延长的 PR 间期第一个 PR 周期最短	
二度房室传导阻滞（莫氏 II 型）	突然出现一个单独的未下传的窦性 P 波、伴有 PR 间期不延长或未下传 P 波之后出现 PR 间期缩短	
三度房室传导阻滞	P 波规律出现、心房率快于心室率。如果存在交界区病变，则 QRS 波群较窄；如果存在心室病变，QRS 波增宽，心室率慢 P 波与 QRS 波无关联	

1. 房室传导阻滞是指窦房结到心室的冲动被阻断，可能是由于

传导细胞处于不应期，也可能是由于纤维化或瘢痕形成，组织失去了传导性。

2. 根据解剖部位和功能特点，房室传导阻滞可分为一度、二度 [莫氏Ⅰ型（莫氏Ⅰ），莫氏Ⅱ型（莫氏Ⅱ）] 和三度，并可通过 ECG 检查结果进行区分。

3. 房室传导阻滞的病因多种多样，约 40% 的病例为缺血性疾病。最常见的是下壁心肌梗死，因为 90% 的人群是由 RCA 为房室结供血。

4. 二度房室传导阻滞的莫氏Ⅰ型通常没有症状。莫氏Ⅱ型涉及从心房到心室的房室结冲动传导失败，是涉及希氏束 - 浦肯野纤维系统的严重传导系统疾病的标志，经常会发展为完全性心脏传导阻滞。

【临床要点】一度房室传导阻滞和二度房室传导阻滞莫氏Ⅰ型（也称为文氏现象），往往不需要起搏治疗，而二度房室传导阻滞莫氏Ⅱ型和三度房室传导阻滞通常需要起搏治疗。

四、束支传导阻滞（BBB，表 6.3）

1. 当希氏束 - 浦肯野系统的分支受到损伤时，就会发生 BBB，引起电传导受损，冲动传播减慢，从而导致心室收缩不同步。

2. 如果 BBB 导致心排血量显著下降，则具有重要的临床意义，可能需要心脏再同步化治疗（CRT）。

表 6.3　束支传导阻滞

向量	心电图特点	ECG
右束支传导阻滞	宽 QRS 波 ≥ 120ms；$V_1 \sim V_3$ 呈 rsR' 型（QRS 波呈 M 形）；侧壁导联（I，aVL，$V_5 \sim V_6$）宽而模糊的 S 波	

续表

向量	心电图特点	ECG
左束支传导阻滞 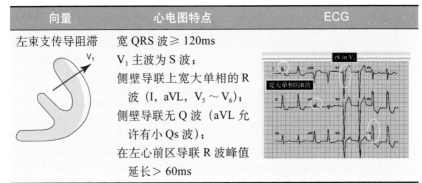	宽 QRS 波≥ 120ms V_1 主波为 S 波； 侧壁导联上宽大单相的 R 波（I, aVL, $V_5 \sim V_6$）； 侧壁导联无 Q 波（aVL 允许有小 Qs 波）； 在左心前区导联 R 波峰值延长 > 60ms	

【临床要点】右束支传导阻滞（RBBB）可以作为一种正常的变异存在，发生率随着年龄增长而增加。但其最常见原因是冠状动脉疾病。它也可以在任何导致右心室扩张或肥大的情况下发生。左束支传导阻滞（LBBB）几乎总是与潜在的心脏疾病相关，如 CAD、高血压、传导阻滞疾病和（或）心肌病。

五、心室肥厚（表 6.4）

1. 心室肥厚的心电图诊断标准敏感度低，但特异度高。

2. 左心室肥厚（LVH）是心源性猝死（SCD）、急性心肌梗死、整体心血管（CV）发病和死亡的独立危险因素。

3. 心室肥厚导致心电图出现两个主要变化：其一是由于心室产生更多的电流和电压而导致振幅增加，其二是由于总电流通过增厚的心室壁而出现电轴改变。

4. LVH 可以通过一些不同的 ECG 诊断标准进行诊断，这些标准具有不同的敏感度和特异度。为了简单起见，这里将不再赘述。

在此，我们回顾一下 LVH 和 RVH 患者典型的 ECG 表现。

表 6.4 **心室肥厚**

图像	心电图特征	心电图
正常	从 V_1 至 V_6，R 波逐渐变高，S 波逐渐变小 ST 段处于等电位线，可向上倾斜与 T 段相连，但不下移 T 波方向与 QRS 波方向相同，在 $V_2 \sim V_6$ 导联直立	
左心室肥厚	在左侧及后壁导联上呈大 R 波（I, aVL, V_5, V_6） 在右侧及前壁导联呈宽 S 波（V_1, V_2） ST-T 异常，特别是在 I, aVL, V_5, V_6 导联 左心房异常	
右心室肥厚	右胸和前壁导联大 R 波（V_1, V_2, aVR） 左胸导联（V_5, V_6, I, aVL）深 S 波，小 R 波 电轴右偏 右胸至胸前正中导联 T 波倒置，右心房异常 右束支传导阻滞	

【临床要点】

● 心电图的诊断应包括评估心率、节律、电轴、间期、腔室扩大以及心房率和心室率之间的关系。

● 心房扩大、房室传导阻滞、束支传导阻滞和心室肥厚具有上述 ECG 特征。

（尉　焱　译　王学东　审校）

第 7 章

负荷试验（平板，超声心动图，SPECT，PET，心脏MR）

Talal Khalid Al-Otaibi，Thomas H. Hauser

缩略语

ABI	Ankle–brachial pressure index	踝臂压力指数
ARVC	Arrhythmogenic right ventricular cardiomyopathy	致心律失常型右心室心肌病
AVB	Atrioventricular block	房室传导阻滞
CAD	Coronary artery disease	冠状动脉疾病
DTS	Duke Treadmill Prognostic Score	杜克运动平板预后评分
ECG	Electrocardiogram	心电图
EGE	Early gadolinium enhancement	早期钆增强
EIBBB	Exercise induced bundle branch block	运动诱发的束支阻滞
EMB	Endomyocardial biopsy	心内膜心肌活检
HR	Heart rate	心率
HRR	Heart rate recovery	心率恢复
LBBB	Left bundle branch block	左束支传导阻滞
LGE	Late gadolinium enhancement	晚期钆强化
LVEF	Left ventricular ejection fraction	左室射血分数
LVH	Left ventricular hypertrophy	左心室肥厚
MET	Metabolic equivalent of task	代谢当量
MI	Myocardial infarction	心肌梗死
PAD	Peripheral arterial disease	外周动脉疾病

Qp/Qs	Pulmonary-to-systemic shunt ratio	肺 - 体循环血流量比
RV	Right ventricular	右心室
SBP	Systolic blood pressure	收缩压
SE	Stress echocardiography	负荷超声心动图
SSEP	Steady-state free precession	稳态自由进动
V-paced	Ventricular paced rhythm	心室起搏节律
WMA	Wall motion abnormality	室壁运动异常
WPW	Wolf Parkinson White syndrome	预激综合征

一、负荷试验

1. 分类　负荷试验的实施是使用标准化的运动方案或药物试剂。

（1）运动负荷试验：如果患者通过平板，踏车或手臂测力仪（患者不能行走）达到可接受的运动负荷量（预计最大心率的 85%），则优先考虑此试验。

（2）药物负荷试验（表 7.1）：如果无法运动或不能达到目标心率则采用药物负荷试验。

表 7.1　药物负荷的类型

冠状动脉血管扩张剂	诱导冠状动脉血管扩张。病变血管不能扩张导致冠状动脉血流不均匀（很少因冠脉窃血引起缺血）。可用药物：腺苷、双嘧达莫（增加循环腺苷），或瑞加德松（选择性腺苷 A2A 受体激动剂）
加快心率 / 正性肌力药物	多巴酚丁胺能加快心率和增强心肌收缩力，更符合生理规律，但也会导致心律失常

与运动负荷试验的敏感度和特异度相似，但没有血流动力学或症状的信息。

由于存在假阳性的运动负荷影像（人为造成的间隔灌注缺损），因此左束支传导阻滞（LBBB）或心室起搏心律（V-paced）患者首选此方法。

2.适应证／禁忌证 运动负荷试验用于确立诊断（如 CAD 的中位验前概率）或确定预后（如已知 CAD）（表 7.2）。

表 7.2 运动负荷试验适应证／禁忌证的概述

适应证	禁忌证
冠状动脉疾病 有胸痛症状（或等同于心绞痛）和中等可能性的阻塞性 CAD 稳定 CAD 的管理，心肌梗死后随访，对 PCI 术后患者的作用有限	**绝对** 急性心肌梗死（48h 内），高危的不稳定型心绞痛，伴有血流动力学异常、不可控制的心律失常 活动性心内膜炎 有症状的严重主动脉瓣狭窄 失代偿期心力衰竭 急性肺栓塞 急性心肌炎或心包炎 急性主动脉夹层
外围动脉疾病 对可疑的 PAD 进行评估，对已知的 PAD 进行功能评估，对外科手术或血管内血运重建术后进行评估	
瓣膜性心脏病 评估瓣膜性心脏病患者的功能能力	**相对** 已知冠状动脉左主干狭窄 肥厚型心肌病伴有严重静息时压力阶差 高血压＞ 200/100mmHg 者 高度房室传导阻滞
肥厚型心肌病 风险分层和功能评估	
心律失常 运动性心律失常的评估，药物或消融治疗的评估，变时性反应	
成人先天性心脏病 伴有肺动脉高压的先天性心脏病的功能评估	

二、冠状动脉疾病的评估

普通人群中运动试验对冠状动脉病变评估的敏感度和特异度分别为 68% 和 77%。其对左主干冠状动脉（LMCA）或三支血管病变患者的敏感度要高于单支血管病变患者。

运动能力是最重要的预后变量；运动程度能达＞10METs 的患者发生心血管事件的风险较低。

1. 血流动力学反应

（1）最大心率：合格的运动试验是指运动强度可达按年龄预计最大心率的 85%［按年龄预计最大心率 = 220 － 年龄；对于有冠状动脉疾病（CAD）服用 β 受体阻滞剂的患者，按年龄预计最大心率 = 164 －（0.7× 年龄）］。确定出现症状时的运动负荷水平非常重要。

（2）收缩压

1）收缩压反应过度：指在运动过程中收缩压水平男性＞210mmHg，女性＞190mmHg。该反应预示着血压正常的患者未来有发展成高血压的趋势。

2）运动性低血压：指运动时收缩压低于静息时收缩压。这是预后不良的指标，同时也提示存在严重的多支血管 CAD 伴左心室功能障碍。此种情况也可见于心肌病、左心室流出道梗阻、迷走神经张力增强、低血容量、口服降压药物和心律失常的患者。

（3）心率恢复（HRR）：正常心率恢复定义为运动后安静状态下 1 分钟后心率下降＞12 次 / 分，或立即停止运动 1 分钟后心率下降＞18 次 / 分。HRR 为 12 次或更低预示着心源性猝死和全因死亡的相对风险增加，与 CAD 严重程度无关。

2. 心电图反应

（1）评估 J 点后 80ms 时 ST 段水平。

（2）ST 段压低不能确定缺血区域，而 ST 段抬高则可定位病变血管区域（aVR 导联中的 ST 段升高与左冠状动脉主干 / 左前降支开口病变相关，V$_5$ 导联最为敏感）。

（3）ST 下斜型或水平型压低（≥ 1mm）提示 CAD，而上斜型 ST 压低缺乏特异性。

（4）运动恢复期间出现的室性期前收缩是预后不良的标志。

（5）运动诱发的束支阻滞（EIBBB）可能提示有 CAD（尤其是在心率＜125 次 / 分时）或传导阻滞病变。但 EIBBB 出现前 ST 段的变化是可以接受的，不一定提示 CAD。

3. 多变量评分

（1）杜克运动平板预后评分（DTS）（表7.3）：

1）DTS = 运动时间 − （5×ST 偏移）− （4× 心绞痛指数）。

2）不包括临床变量（如年龄、HR 等）。

（2）克利夫兰诊所预后评分：包括绝大多数临床和运动预后变量。

表 7.3　杜克运动平板预后评分

DTS	1 年死亡率
≤ − 11	5.0%
+4 ～ − 10	1.25%
≥ +5	0.25%

三、外周动脉疾病的评估

对外周动脉疾病（PAD）引起的功能限制情况和治疗反应进行评估。

运动后 ABI：PAD 患者表现为 ABI 降低（运动后 ABI 比静息水平下降大于 5%），同时也可表现为恢复时间的延长。

运动负荷试验对女性的价值：没有成像的运动负荷试验在女性中敏感度和特异度均较低，但对症状性患者进行评估仍能提供有价值的信息。

【临床要点】当诊断依赖变时反应模式时，β 受体阻滞剂可以使用，如运动负荷试验或多巴酚丁胺负荷试验，在试图评估已知 CAD 患者的医疗管理质量时，不应服用 β 受体阻滞剂。

四、负荷超声心动图

负荷超声心动图（SE）试验阴性患者其后续事件的年风险较低＜ 1%（运动负荷）或 ＜ 2%（多巴酚丁胺负荷），SE 阳性结果患者的

MI、经皮冠状动脉介入治疗（PCI）、冠状动脉旁路移植术（CABG）或死亡的 1 年事件率为 10%～30%。

对于接受重大非心脏手术的患者，多巴胺 SE 阴性具有较高的死亡率和 MI 阴性预测值（表 7.4）。

表 7.4　不同心肌对负荷的反应

不同心肌	对负荷的反应
正常心肌	高动力 / 正常的室壁运动
缺血心肌	节段性室壁运动减弱或增厚
存活的心肌（冬眠）	静息时室壁运动异常，节段性室壁运动改善
瘢痕	静息时室壁运动异常，节段性室壁运动无变化或恶化

1. CAD 的评价　通常是在运动负荷试验或多巴胺负荷试验下进行。

对于 SE 来说，在负荷峰值时出现新的或恶化的室壁运动异常（WMA）提示存在心肌缺血。

SE 诊断 CAD 的敏感度为 75%～87%，特异度为 74%～80%。

2. 存活心肌的评估　存活心肌定义为：当使用低剂量多巴酚丁胺 [5μg/（kg·min）] 时室壁厚度增加（≥ 2 节段）。

由于较高剂量的多巴酚丁胺会导致心肌缺血，存活心肌节段可能表现为双相反应（低剂量时室壁运动改善，高剂量时室壁运动恶化）。

五、心脏核医学

适应证／禁忌证（表 7.5）

1. 结果假阳性的原因　①衰减（乳腺、膈肌）；②冠状动脉血管痉挛；③冠状动脉循环异常；④心肌病；⑤传导缺陷（如 LBBB）。

2. 结果假阴性的原因　①次级量运动负荷试验；②抗缺血药物使用；③存在侧支循环；④均衡性缺血。

表 7.5　核负荷试验的适应证 / 禁忌证总结

适应证	禁忌证
诊断 CAD 敏感度 73% ～ 92%，特异度 63% ～ 88%。PET 的准确性有所提高。一般来说，最适合用于评估 CAD 中度风险的患者 **风险评估** 对胸痛患者进行风险分层——可逆性缺损表明心肌缺血；固定性缺损表明心肌有瘢痕 预测继发性梗死或死亡的发生 正常试验结果提示 1 年死亡率 < 1% 的 [在左室射血分数（LVEF）正常的情况下]，延长了"保修期"，表示数年内死亡风险较低 **进行非心脏手术者** **识别既往心肌梗死（MI）** **评估左心室功能** 首次通过放射性核素血管造影术检查，有助于评估右心室功能 MUGA，由于超声心动图和 CMR 的存在，使用较少 **评估缺血 / 存活心肌？** 符合血运重建术条件	**负荷的禁忌证** 见表 7.2 **核试验的禁忌证** 12 周内 ^{131}I 治疗 48 小时内进行 ^{99m}Tc 研究（骨、肺、MUGA、肾、标记 RBC、肝） **双嘧达莫、腺苷和类伽腺苷的禁忌证** 过敏 36 小时内的茶碱治疗 未受控制的哮喘 显著的房室传导阻滞、心动过缓或低血压 12 ～ 24 小时服用咖啡因 急性心肌梗死（48 小时内）

【临床要点】左主干或多支血管病变患者在均衡性缺血的情况下可能不存在灌注缺损。提示存在左主干血管或多支血管 CAD 的重要标志包括左心室短暂缺血性扩张（TID）、可逆性右心室摄取和（或）负荷运动后 LVEF 下降。

六、心脏磁共振成像

MRI 检查可以提供：①高空间分辨率图像；②心室功能定量评估；③存活心肌评估；④心内及心外分流的定量分析；⑤瓣膜速率及跨瓣压梯度的测量；⑥不使用电离辐射的造影剂增强血管造影术。表 7.6 概括了心脏 MRI 的临床应用。

表 7.6　心脏 MRI 的常见临床应用

冠心病

心肌梗死：评估心室功能、心肌梗死后心肌纤维化导致的晚期钆增强（LGE）、梗死大小和心肌梗死并发症

心肌活力评估：多巴酚丁胺诱导的收缩期壁增厚；LGE 的存在和程度（小于 50% 的透壁性为存活临界值）涉及的范围可用于预测收缩力恢复

心肌缺血：使用药物制剂进行负荷磁共振成像；CMR MPI 阴性预示着年化心脏事件发生率低于 1%。与 SPECT 相比，它不受衰减伪影的限制，无辐射，耗时更短，具有更高的空间分辨率

心肌病

肥厚型心肌病：最大室壁厚度（> 30mm）是 SCD 所特有的 LVH 检测结果。出现量化 LGE、二尖瓣收缩期前运动（SAM）和心尖部室壁瘤

致心律失常型右心室心肌病（ARVC）：右心室大小和功能评估、心肌纤维脂肪浸润、局限性动脉瘤。CMR 检测 ARVC 的灵敏度为 96%，特异度为 78%

心肌炎：采用改良的 Lake Louise 标准进行评估，T_2 加权成像的 CMR 来评估心肌水肿以及 LGE 成像评估心肌纤维化（通常为下外侧壁的心外膜下和心肌中部）。T_2 图像显示慢性症状性患者获益最大

心脏结节病：评估心室功能和瘢痕/纤维化导致的 LGE（通常为斑片状受累），LGE 的存在与严重心律失常和死亡有关，并指导进行心内膜心肌活检（EMB）（尤其是发现室间隔 LGE）。识别心脏结节病的敏感度高于改良后的日本卫生部指南

心脏淀粉样变性：评估左心室收缩功能、有无左心室壁向心性增厚、左心室弥漫性 LGE（可能累及右心室），以及与死亡率相关的 LGE 数量

其他心肌病：铁过载型心肌病、左心室收缩期功能大多数能保留。T_2 技术量化心肌铁沉积（心肌 T_2 < 10ms 在 1 年内患心力衰竭的风险高）。左心室心肌致

密化不全，测量舒张期非致密化心肌厚度与致密化心肌厚度比＞ 2.3，用于诊断左心室致密化不全

心脏瓣膜病

对于主动脉瓣疾病，CMR 通过直接平面测量方法对瓣膜口进行测量，计算出主动脉瓣面积。CMR 相位对比成像对反流容量进行定量分析，比超声心动图更具有重现性

心包疾病

评估心包厚度（心包收缩时厚度增加）。LGE 成像可以评估心包受累程度→如果存在则提示有活动性炎症或心包纤维化。用实时成像 SSFP 检测心脏收缩。心肌标签（CSPAMM）显像可能有助于识别任何由粘连引起的区域范围。CMR 有助于鉴别缩窄性心包炎与限制型心肌病

先天性心脏病

房间隔缺损：是否存在房间隔缺损，是否适合经导管 ASD 闭合、右心大小和功能的量化分析、评估 Qp/Qs

室间隔缺损：是否存在室间隔缺损，对心室大小、功能及 Qp/Qs 进行量化分析 LGE 成像有助于确定室间隔缺损是否为心肌梗死的并发症

主动脉缩窄：评估主动脉解剖结构、梗阻程度和主动脉瓣功能障碍。左心室大小、左心室功能和心肌质量。相位对比成像可以估测缩窄和侧支形成的压力梯度

法洛四联症：鉴别肺动脉血流。对漏斗或肺动脉狭窄的严重程度进行量化分析，评估右心室功能，是否存在异常冠状动脉，术后右心室流出道动脉瘤，肺动脉瓣反流，双心室大小和功能，以及残余血流

【临床要点】肾功能受损时避免使用钆类造影剂 [eGFR ＜ 30ml/(min·1.73m^2)]，以免发生肾源性系统性纤维化。

关键点

● 评估心血管疾病存在与否有多种成像方法。重要的是要意识到可供选择的范围很广。

● 负荷试验，无论是运动负荷还是药物负荷，均能提供缺血方面的功能评估。

● 额外的成像方式（超声心动图或核素），在估测 CAD 方面，提高了负荷试验的诊断精确性，特别是女性患者。

● 在许多特定心脏疾病的诊断方面，心脏 MRI 具有非常广泛的能力和用途。

● 在复杂病例中，多模态成像方式对心脏的评估尤为有用。

（尉　焱　译　王学东　审校）

Bruno B. Lima，Parth Patel，Patrick Gleason

缩略语

ACS	Acute coronary syndromes	急性冠脉综合征
ASCVD	Atherosclerotic cardiovascular disease	动脉粥样硬化性心血管疾病
CABG	Coronary artery bypass graft	冠状动脉旁路移植术
CAC	Coronary artery calcium	冠状动脉钙化
CAD	Coronary artery disease	冠状动脉疾病
CAD-RADS	Coronary artery Disease-Reporting and Data System	冠状动脉疾病报告和数据系统
CCS	Coronary calcium score	冠状动脉钙化积分
CCTA	Coronary computed tomography angiography	冠状动脉计算机断层血管造影
CT	Computed tomography	计算机断层扫描
ECG	Electrocardiography	心电图
FFRCT	Fraction flow reserve derived from computed tomogram	计算机断层扫描血流储备分数
HU	Hounsfield units	CT 值单位
ICA	Invasive coronary angiography	侵入性冠状动脉造影
LM	Left main	左主干
MACE	Major adverse cardiac events	主要不良心血管事件
MDCT	Multi-detector computed tomography	多排计算机断层扫描

一、心脏 CT

心脏 CT 的不同用途如下：

1. 冠状动脉钙化（CAC）积分。

2. 冠状动脉计算机断层血管造影（CCTA）。

3. 心脏结构和瓣膜评估。

4. 心脏功能和心腔评估。

5. 心脏重量和血栓状况评估。

二、冠状动脉 CTA

1. 冠状动脉 CTA 具有很高的阴性预测值，尤其适用于排除自体冠状动脉和旁路移植血管中的阻塞性冠状动脉疾病。

2. 适用于冠状动脉 CTA 患者应具有合理临床可疑性，即非急性心肌缺血或无确定客观证据如心电图或心肌坏死生物标志物支持的急性冠脉综合征（ACS）（表 8.1）。

表 8.1　**冠状动脉 CTA 适应证的总结**

适应证	合理使用积分		
	低验前概率	中验前概率	高验前概率
无已知心脏病但有症状的患者的 CAD 检测			
可能代表等同于缺血的非急性症状			
ECG 可解释并且能够锻炼	不确定	适用	不适用
ECG 不可解释或者不能锻炼	适用	适用	不确定
疑似急性冠脉综合征的急性症状			
正常心电图和心脏生物标志物	适用	适用	不确定
ECG 不可解释	适用	适用	不确定
非诊断性心电图或可疑的心脏生物标志物	适用	适用	不确定
在其他临床情况中 CAD 的检测			
既往无 CAD 的新诊断的心力衰竭			
左室射血分数降低	适用	适用	不确定

续表

适应证	合理使用积分		
	低验前概率	中验前概率	高验前概率
非心脏手术前的术前评估			
非冠状动脉心脏手术前的冠状动脉评价	不确定	适用	不适用
成人先天性心脏病			
冠状动脉或其他胸腔动静脉血管异常的评估	适用		
冠脉 CTA 在既往检测结果的使用节点			
既往心电图运动负荷试验正常，但症状持续	适用		
既往心电图运动负荷试验	不确定	适用	不适用
负荷心电图和影像结果不一致	适用		
既往的压力成像程序	适用	不确定	不适用
	CCS ≤ 400	CCS 401～1000	CCS > 1000
冠状动脉钙化对有症状患者进行 CCTA 决策的影响	适用	不确定	不确定
	正常	不正常	
在过去的压力成像研究中评估新的或恶化的症状	适用	不确定	

缩写：ECG. 心电图；CAD. 冠状动脉疾病；CCTA. 冠状动脉计算机断层血管造影

3. 如果对碘造影剂过敏、肾功能明显减退、β 受体阻滞剂禁忌证、病态肥胖（BMI > 39kg/m² ）或妊娠的患者，则可选择其他替代的检测方式。

【临床要点】选择行冠状动脉 CTA 检查的患者，首要的考虑因素是肾功能，要求 GFR > 30ml/min，因为碘造影剂具有肾毒性。其他注意事项与图像质量有关，包括患者体型大小和能够达到常规的、较低的静息心率状态（理想心率 < 70 次 / 分）。

（一）心脏 CT 技术的简要概述

1. 多排 CT 扫描仪采用了一个高速旋转的 X 射线球管（旋转时间为次秒级）和几排探测器来生成心脏影像。

2. 需要多次旋转才能覆盖心脏的整个长度，以形成小的心脏横断切面序列，如 64 排 MDCT（行 CCTA 检查最低排数要求），然而更多探测器的扫描仪（256 ~ 320 排）可以单次旋转和单次心动周期内覆盖整个心脏。

3. MDCT 系统可以在预期性触发或回顾性门控模式下工作。

4. 预期性 ECG 触发仅扫描整个心动周期的一部分（决定于 RR 间期），辐射较少。回顾性门控扫描整个 RR 间期并生成整个心脏周期的影像，付出的代价是对患者的额外辐射增加。

（二）CCTA 对阻塞性 CAD 诊断的精确性

1. 原位冠状动脉病变

（1）既往研究报告显示，CCTA 具有很高的诊断准确性。在无已知 CAD 的个体，其敏感度为 91% ~ 99%、特异度为 74% ~ 96%。

（2）在无 CAD 病史的症状性受试者中，CCTA 在排除阻塞性 CAD 方面具有很高的阴性预测值（97% ~ 99%）。

2. 冠状动脉支架

（1）由于 CT 伪影的诸多限制，包括移动、线束硬化和部分容积效应，使 CCTA 在评估冠状动脉支架方面受到限制。

（2）支架大小是 CCTA 检查时的一个重要考量因素。对于不同大小的支架，CCTA 的评估能力是不一致的。

（3）ACC 制定的适用标准认为，对于已经植入直径 ≥ 3mm 支架或实施左主干 PCI 的无症状受试者而言，可以应用 CCTA 来评估冠状动脉支架的通畅性。

3. 冠状动脉旁路移植血管

（1）由于冠状动脉旁路移植血管通常不太受心脏运动的影响，它比自体冠状动脉大，并且不太可能具有钙化斑块成分，因此 CCTA 是评估冠状动脉旁路移植血管通畅性的强推荐检测方法。

（2）根据解剖结构，远端吻合部位 CCTA 检测起来有些困难，而且狭窄程度往往亦被高估。

（3）再次胸部和心脏手术之前，CCTA 在评估先前冠状动脉旁路移植血管和其他胸骨后解剖结构的位置方面具有独特作用。

（三）CCTA 诊断稳定性 CAD

CCTA 对 CAD 的诊断价值，得到了大量随机临床试验结果的进一步支持。

1. PROMISE 研究在美国和加拿大招募了超过 10 000 名有症状的中风险患者进行 CCTA 检查。结果表明，在主要不良心血管事件（MACE）方面，初始解剖学检查和功能学检查策略之间没有显著差异。

2. SCOT-HEART（Scottish Computed Tomography of the HEART）研究是一项大型前瞻性多中心研究，该试验招募了 4146 名患者，结果表明，稳定型胸痛患者联合使用 CCTA 和标准治疗，与单纯标准治疗相比，5 年 MACE 事件发生率显著降低，侵入性冠状动脉造影检查或血运重建率并没有升高。

3. 根据 SCOT-HEART 试验的数据，CCTA 有助于把预防性治疗的患者转诊成有治疗意义的患者，使其能够从 ICA 和血运重建中最大化获益。

4. 从 CCTA 获得的粥样硬化斑块特征与 MACE 风险增加相关，并可促进风险评估，包括：①正性重构（图 8.1a）；②低衰减斑块（图 8.1b）；③点状钙化（图 8.1c）；④餐巾环征象，一种环状衰减类型的斑块（图 8.1d）。

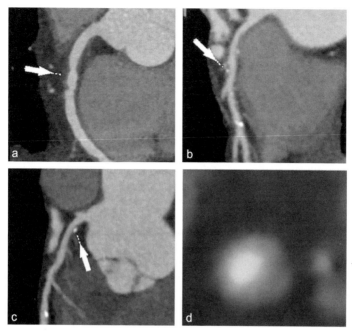

图 8.1　高风险冠状动脉斑块特征

（a）右冠状动脉（RCA）正性重构的非钙化斑块；（b）右冠状动脉的钙化或非钙化的低衰减斑块；（c）具有点状钙化的 RCA 中段的部分钙化斑块；（d）左前降支中段的餐巾环样斑块

5. 冠状动脉计算机断层扫描血流储备分数（FFRCT）发展于 CCTA 中的计算机流体力学原理，目的是提高 CCTA 识别有显著功能意义病变的特异性，目前正处于开发研究中。

（四）CCTA 诊断急性胸痛

1. 冠状动脉 CTA 已被证实是一个可靠的影像学诊断工具，它可以识别低风险个体，缩短住院时长，减少急诊科就诊胸痛患者的诊断费用。

2. 以上结果获得了一些重要临床试验的证实，包括：

（1）冠状动脉计算机断层扫描在急性疼痛患者系统分诊治疗中的应用（Coronary Computed Tomography for Systemic Triage of Acute Chest Pain Patients to Treatment，CT-STAT）。

（2）CT 血管造影在急性冠脉综合征患者安全出院中的应用（CT Angiography for Safe Discharge of Patients With Possible Acute Coronary Syndromes，ACRIN）。

（3）使用计算机辅助断层扫描排除心肌缺血 / 梗死（Rule Out Myocardial Ischemia/Infarction Using Computer Assisted Tomography，OMICAT Ⅰ & Ⅱ）。

3. 随着现代高敏肌钙蛋白检测的普及，CCTA 对住院时间长短的影响已经不再显著。

（五）行 CCTA 之前的患者准备

1. 详询病史，特别注意年龄、肾功能、过敏史和合并症。

2. 在手腕上方用 18 号或 20 号针头建立外周静脉注射通路，最好是右肘前静脉。

（1）需要成功的造影剂增强。

（2）造影剂注射速率（4 ～ 6ml/s）越快，主动脉根部和冠状动脉的造影剂充盈越充分。

3. CCTA 通常需要变时性药物和血管扩张药物

（1）检查前再复习一下心电图。

（2）大多数影像中心使用 β 受体阻滞剂进行心率控制，通常口服给药（例如：在检查前 1 小时口服美托洛尔 25 ～ 50mg）和（或）静脉注射（例如：5mg 美托洛尔，可重复给药），以实现静息心率 < 70 次 / 分。

（3）在某些情况下，也可以使用钙通道阻滞剂或伊伐布雷定控制心率。

（4）硝酸甘油（0.4 ～ 0.8mg，舌下含服）通常在 CCTA 之前给药，以诱导冠状动脉血管舒张并优化管腔和斑块的可视性。

【临床要点】在合并心力衰竭、主动脉瓣狭窄、低血压、心动过缓或传导系统疾病时，谨慎使用 β 受体阻滞剂、钙通道阻滞剂或伊伐布雷定。

（六）冠状动脉疾病狭窄分级

CAD-RADS 分类系统是由美国放射学会提出的，目的是使 CCTA 报告标准化，减少医师之间在报告冠状动脉狭窄病变方面的差异（表 8.2）。

表 8.2　CAD-RADS 分类系统

	最大冠状动脉狭窄	说明	进一步的心脏检查
CAD-RADS 0	0%	无 CAD	无须
CAD-RADS 1	1%～24%（或无狭窄的斑块）	最小非阻塞性 CAD	无须
CAD-RADS 2	25%～49%	轻度非阻塞性 CAD	无须
CAD-RADS 3	50%～69%	中度狭窄	考虑功能性评估
CAD-RADS 4A	1～2 支血管 70%～99% 狭窄	重度狭窄	考虑 ICA 或功能性评估
CAD-RADS 4B	3 支血管 70%～99% 狭窄或左主干＞50%	重度狭窄	推荐 ICA
CAD-RADS 5	100%	完全闭塞	考虑 ICA 和（或）生存能力评估

缩略语：CAD. 冠状动脉疾病；CAD-RADS. 冠状动脉疾病报告和数据系统；ICA. 侵入性冠状动脉造影

三、冠状动脉钙化积分

（一）概述

1. 冠状动脉钙化与动脉粥样硬化斑块负荷的程度和冠状动脉事件的长期发生具有强相关性。

2. 每支冠状动脉的钙化负荷使用 Agatston 评分进行量化，该评分通过冠状动脉钙化负荷病变的总和来计算，这些钙化负荷病变的钙化密度 $\geqslant 130HU$ 且面积 $\geqslant 1mm^2$。

3. 病变得分通过最大 CT 值测量，130～199HU 为 1，200～299HU 为 2，300～399HU 为 3，$\geqslant 400HU$ 为 4。总评分就是这些

病变得分的总和（图 8.2）。

4. CAC 积分与冠状动脉造影狭窄的严重程度相关性不强。无症状的高 CAC 积分患者并不必须进行冠状动脉造影检查。

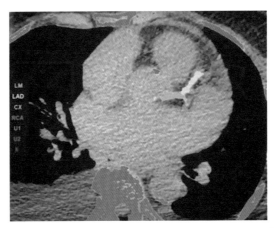

图 8.2　CT 钙化评分图像显示冠状动脉血管的钙化斑块

【临床要点】某些斑块，包括特别容易破裂的软斑块和被侵蚀的斑块，可能不会钙化。因此，钙化存在与个别斑块易于破裂之间没有密切关系，ACS 患者可能没有任何冠状动脉钙化。

（二）CAC 评分的预测效用

CAC 评分的预测意义来源于一些大规模基于人群的、长期随访的观察性研究，这些研究包括：

1. MESA（动脉粥样硬化的多种族研究）是一项前瞻性多中心研究，对 6814 名 45 ～ 84 岁患者进行了基线 CAC 积分评估，随访其主要心脏事件的发生，结果表明在美国的四个种族和民族群体中，CAC 是预测 CAD 的强有力预测因子。

2. EISNER（通过非侵入性成像早期识别亚临床动脉粥样硬化研究）是一项针对 2137 名志愿者的前瞻性随机试验，旨在评估与调整传统风险因素修正相比，CAC 积分增加的影响。结果发现在不增加下游医疗检查的情况下，实现了上游的 CAD 风险因素控制。

3. CAC 联合会是一项多中心队列研究，共有 66 636 名患者在 1991—2010 年接受了有临床指征的 CAC 积分评估，平均随访时间 12 年，研究结果表明 CAC 可预测纳入所有种族 / 民族亚组的不良心脏事件。

（三）临床实践中的 CAC 评分

1. 对于 40 ～ 75 岁的成年人，临床医师应定期评估传统的心血管风险因素，并用常规的汇集队列方程计算 10 年动脉粥样硬化性心血管疾病（ASCVD）的风险。

2. CAC 评分在具有中等风险(5% ～ 20%)的无症状患者中最有用。它不适合有已知 CAD 病史或有症状的患者。

3. 如果存在不确定的 ASCVD 风险，或者患者不愿使用他汀类药物治疗，可以使用 CAC 积分做出停用、暂缓或启动他汀类药物治疗的决定。

4. CAC 积分可以重新分类风险，向上（当 CAC ≥ 100 或≥年龄 / 性别 / 种族第 75 百分位时）或向下（如果 CAC 评分 =0）。

（1）如果 CAC=0，只要不存在高风险情况（糖尿病、大量吸烟或早发 ASCVD 家族史），可以停止或延迟他汀类药物治疗。

（2）如果 CAC 评分为 1 ～ 99，倾向于给予他汀类药物治疗，尤其是年龄≥ 55 岁人群。

（3）如果 CAC 评分≥ 100 或≥第 75 百分位，则表明应该给予他汀类药物治疗。

关键点

● 对于临床可疑 ACS 或非急性缺血、无心电图或心肌坏死标志物客观证据支持的患者适合行 CCTA 检查。

● 肾功能受损可能是行 CCTA 的禁忌证，因为碘造影剂具有肾毒性。其他禁忌证包括体格大小和不能耐受变时性药物或血管舒张剂。

● CAD-RADS 钙化系统将冠状动脉狭窄从 CAD-RADS 0（0% 狭窄）到 CAD-RADS 5（100% 狭窄）进行分级，使 CCTA 报告标准化。

- CCTA 具有很高的诊断精确性。对于排除无已知 CAD 病史、但有症状患者的 CAD 具有很高的阴性预测值。

- 几项研究（CT-STAT、ACRIN、ROMICAT I & II）表明，CCTA 是一种可靠的诊断成像工具，可以识别低风险个体，缩短住院时间，并减少未确诊胸痛患者在急诊科进行相关诊断的费用支出。

- 冠状动脉钙化与动脉粥样硬化斑块负荷的程度和冠状动脉事件的远期发生密切相关，但与血管造影狭窄是否存在和狭窄严重程度的相关性较弱，因为斑块破裂或 ACS 患者可能没有任何冠状动脉钙化。

- CAC 评分最适合具有中等风险（5% ～ 20%）的无症状患者，不适用于已知 CAD 病史或有症状的患者。特别是在决定停用、暂缓或启动他汀类药物治疗时，使用 CAC 评分是合理的。

（袁礼闯　译　王学东　审校）

第 9 章 超声心动图基础

Merilyn Susan Varghese，Jordan B. Strom

缩略语

AHA	American Heart Association	美国心脏协会
ASD	Atrial septal defect	房间隔缺损
AV	Aortic valve	主动脉瓣
CW	Continuous wave	连续波
ECG	Electrocardiogram	心电图
LA	Left atrium	左心房
LV	Left ventricle	左心室
ME	Mid-esophageal	食管中段
MV	Mitral valve	二尖瓣
PV	Pulmonic valve	肺动脉瓣
PW	Pulsed wave	脉冲波
RV	Right ventricle	右心室
TEE	Transesophageal echocardiography	经食管超声心动图
TTE	Transthoracic echocardiography	经胸超声心动图
TV	Tricuspid valve	三尖瓣
UEA	Ultrasound-enhancing agent	超声增强剂

一、概述

超声心动图利用超声波的反射来阐明心脏结构和功能，彻底改变了我们对心脏疾病的认识。超声心动图的两种主要亚型是经胸和经食管超声心动图。同时记录单导联心电图，以便将心动周期的各个时相与影像学检查结果联系起来。

（一）M 型

M（"运动"）模式显示单一超声扫描线随时间的反射。超声反射强度在 y 轴上显示为成像深度的函数，在 x 轴上显示为时间的函数，由于时间分辨率高，因此可以分析细微的心脏运动和腔室大小（图 9.1）。

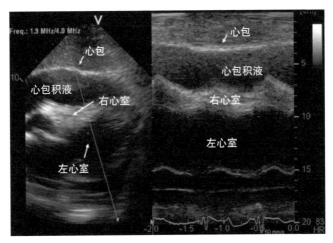

图 9.1 M 型模式记录（绿线）

穿过心包积液患者的右心室壁，同时存在与心电图导联相对应的右心室舒张功能衰竭的证据

（二）多普勒

1. 多普勒超声是基于多普勒原理，即移动结构（如血液）的频率变化取决于该结构是靠近还是远离超声源。血流速度可视并可以计算。

2. 按照彩色多普勒的惯例

（1）流向探头的血液呈红色。

（2）远离探头的血液呈蓝色。

3. 在连续波（CW）多普勒中，单个超声晶体可连续发送和接收信号。这样就可以计算出运动结构（如血液或心肌）的峰值速度。CW 信号的振幅显示在 y 轴，时间显示在 x 轴。向探头移动的信号显示在基线上方，而远离探头的信号则显示在基线下方。

4. 脉冲波（PW）多普勒可以测量特定位置的流速。它使用一个取样栅过滤接收到的速率，只显示来自给定位置和深度的速率，后者由接收到信号的时间所决定。

（三）声学造影

1. 超声造影剂（也称为超声增强剂）　是由惰性气体覆盖在脂质或蛋白质外壳上形成的微气泡。

（1）这些药物通过静脉给药，小到足以通过肺循环进入左心系统。

（2）当暴露于低频超声时，这些微气泡会发出谐振频率，与心肌组织形成对比。

（3）它们可以提高左心室造影剂充盈性，用于评估整体和局部室壁运动异常、心内包块和室壁瘤（图 9.2）。

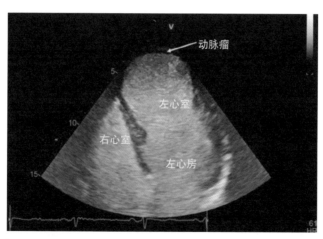

图 9.2　声学造影显示左心室心尖部有室壁瘤，可以观察到左心室（LV）壁在心尖处变薄，表明存在室壁瘤

2. 造影剂的禁忌证　包括对造影剂本身过敏。UEAs 通常是安全且符合成本效益的，发生需要治疗的过敏反应的风险为 1 ： 100 000。使用它们需要经过适当的培训并遵守实验室规程。

（四）超声心动图

1. 标准超声心动图　使用的扫描扇区是简单的二维，扫描扇区的深度可以忽略不计。使用多阵列换能器，可以在三维中获取扇区。通过几次心跳周期采集影像，使用心电门控重建图像。

2. 三维超声心动图　是一项不断发展的技术，其应用包括评估心室容积和射血分数。然而，并非所有医院都能够提供具有 3D 功能的探头。

3. 3D 超声心动图　空间和时间分辨率较低，并且需要 ECG 门控，这使得其在某些情况下（如具有明显不规则 RR 间期的心房颤动）的准确性较低。

（五）心腔内超声心动图

心腔内超声心动图是一种新技术，可以指导手术操作，如用于房间隔缺损（ASD）封堵术和心律失常消融术。

将换能器放置在导管上，导管通过股静脉内的鞘管推进。该导管被推进心脏，从而可以对涉及的结构进行直接成像，通常无须 TEE。

（六）伪影

假设超声波接收到的是沿着扫描线发射的信号，其深度与信号的传递时间成一定比例。当不满足这些假设时，可能会出现伪影，从而使图像模糊并与病理状态相混淆。

【临床要点】超声检查时，认为可能的病理学发现不常见或不是预期结果时，应对伪影进行全面评估，包括在两个独立的视图中观察病变。

可能的伪影包括混响、声影、镜像伪影、折射伪影、旁瓣伪影、波束宽度伪影和近场杂波。

例如，混响伪影是一种常见的引起阶梯状或彗星尾状外观的伪影，由高反射垂直结构之间的波反射造成。

二、经胸超声心动图

（一）适应证

1. 经胸超声心动图使用胸部表面探头，具有多种适应证，包括对下列情况进行评估：

（1）收缩和舒张功能。

（2）心脏瓣膜病。

（3）心包疾病。

（4）心脏肿物。

2. 美国超声心动图学会（American Society of Echocardiography）已经出版了经胸超声的使用标准，定义了恰当的 TTE 适应证。

（二）切面

1. 标准切面 包括：①胸骨旁长轴切面；②胸骨旁短轴切面；③心尖（二腔、三腔和四腔心切面）；④肋下切面；⑤胸骨上切面。

2. 胸骨旁长轴切面 取自左侧胸骨旁边界（图 9.3）。右心室（RV）流入道和流出道切面，分别用于评估三尖瓣（TV）和肺动脉瓣（PV），也可通过左侧胸骨旁边缘成角和倾斜获得评估图像。

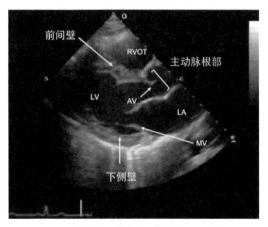

图 9.3 胸骨旁长轴切面

可以观察到右心室流出道（RVOT）、左心房（LA）、二尖瓣（MV）、左心室（前间隔和下侧壁）、主动脉瓣（AV）以及主动脉根部（黄色部分）。在一些患者中还可以看到升主动脉近段以及冠状静脉窦

3. 在与胸骨旁长轴切面垂直成像的胸骨旁短轴切面，提供了从主动脉瓣到心尖的心脏"面包状"切面。此切面可用于评估室壁运动异常和 RV 功能障碍（图 9.4）。

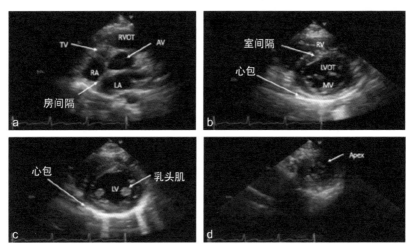

图 9.4　胸骨旁短轴切面

（a）主动脉瓣（AV）切面：AV 在中心。可见房间隔（IAS）、左心房（LA）、右心房（RA）、三尖瓣（TV）和右心室流出道（RVOT）。有时，可以在右心室流出道的右侧见到肺动脉瓣。（b）二尖瓣（MV）切面：MV 位于中心，可见左心室流出道（LVOT）、右心室（RV）和明亮的心包。（c）乳头肌切面：也可见左心室（LV）。（d）心尖切面：左心室心尖位于中央

4. 从左心室心尖部看，心尖部切面包括二腔、三腔、四腔切面。探头前侧成角，可以看到主动脉瓣（AV）和左心室流出道的心尖五腔切面（图 9.5）。

5. 从剑突下入路可获得肋下切面（图 9.6）。

6. 从胸骨上切迹获得胸骨上切面，可以对主动脉弓进行评估，以识别主动脉夹层、主动脉缩窄和动脉导管未闭等情况（图 9.7）。

（三）左心室功能

1. 心脏收缩功能可以通过定性和定量方法进行评价。

（1）定性评估依赖于超声医师的经验来评估心室壁增厚和向内运动。在心动过速和心动过缓的情况下，视觉评估更具挑战性，因

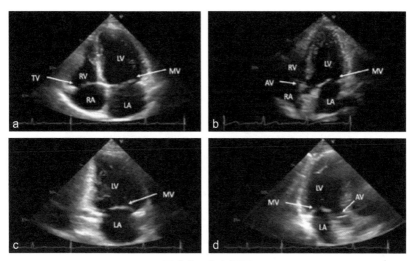

图 9.5 心尖切面

（a）心尖四腔心切面：可见到右心房（RA）、三尖瓣（TV）、右心室（RV）、左心房（LA）、二尖瓣（MV）、左心室（LV）。左室前侧壁和室间隔下壁也可见于此切面。（b）心尖五腔心切面：此切面也可见到主动脉瓣（AV）。（c）心尖二腔心切面：可见到左心室下壁（左侧）和前壁（右侧）。（d）心尖三腔心切面：可以见到主动脉瓣（AV）和二尖瓣（MV）以及左心室下侧壁和前间壁

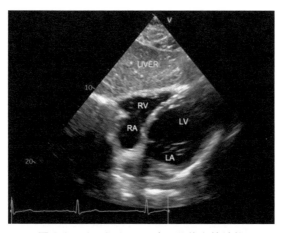

图 9.6 肋下切面：肝脏是最前方的结构

右心房（RA）、右心室（RV）、左心房（LA）和左心室（LV）四个腔体均可见

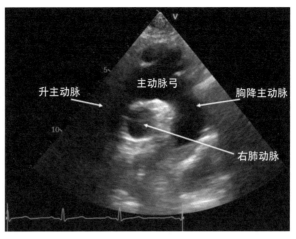

图 9.7　胸骨上切面

可见近端主动脉、主动脉弓、降主动脉和右肺动脉。左心房有时也可见于右肺动脉的下方和左侧

为可能会高估或低估心室功能。

（2）定量方法有很多，包括短轴缩短率、Simpson 双平面圆盘法和整体纵向应变。

短轴缩短率通过左室收缩末期内径和舒张末期内径的差值百分比计算。

Simpson 双平面圆盘法是将左心室细分为固定厚度的圆盘，并将这些圆盘的体积相加，产生容积测量值，从而用于计算射血分数。

整体纵向应变是一种利用"斑点"来评估组织形变的新兴技术，可能是收缩功能障碍的一个敏感标志物。

2. 节段性室壁运动异常可以通过心肌节段正常厚度（根据 AHA17 节段模型）的缺失来识别，是主观判定的。

（1）运动减弱定义为心肌厚度减少（30% ～ 50%）。

（2）运动消失定义为心肌无厚度存在（＞ 50%）。

（3）反常运动定义为收缩期心肌扩张（即心肌向外运动）。

（四）右心室功能

1. 右心室功能可以通过目测和定量进行评估。

【临床要点】由于 RV 的几何结构复杂，对其大小和功能的评估具有挑战性。

2. 已经开发出几种定量测量方法。① 三尖瓣环平面偏移；② 右心室面积变化分数；③ 3D 右心室射血分数；④ RV 游离壁应变。

（五）瓣膜性心脏病

1. 二尖瓣、三尖瓣、肺动脉瓣和主动脉瓣可以在多个切面上看到。瓣膜病变如肿物（赘生物、血栓等）、脱垂、狭窄或风湿畸形可通过目测和定量测量进行评估。

2. 多普勒超声心动图是评价瓣膜反流的重要手段。除了定性目测检查反流外，还有一些定量技术可以确定反流的存在和严重程度：

（1）射流颈缩指的是颜色在其最窄点（在接收血流的腔室血流分散之前）喷射的宽度。

（2）近端等容表面积（PISA）技术可以利用多普勒信息计算通过反流口的流量。

（3）其他因素，如多普勒分析反流束的形状和密度，可以支持明显反流的诊断（图 9.8）。

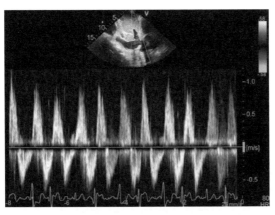

图 9.8　肋下切面经肝静脉的脉冲波多普勒

心电图描记QRS波群后可见肝静脉的收缩期血流逆转，沿 y 轴呈一个正向的峰值。肝静脉收缩期血流逆转可能是重度三尖瓣反流的标志

3. 多普勒超声心动图也是评估瓣膜狭窄的标准方法，但使用的技术取决于瓣膜和评估内容。

（1）例如，MV面积可以通过短轴面积的平面测量直接确定。

（2）相比之下，通过平面测量法（TTE）评估AV的面积效果很差。其他技术（如连续性方程）可用于确定狭窄的存在和程度。

（六）心包

1. 多个超声心动图切面可以观察和评估心包。

2. 心包穿刺术能否安全进行，取决于在肋下或心尖切面显示的心包积液的液体量。

3. TTE可显示心包肿物和心包缩窄。

（七）主动脉

1. TTE可评估：主动脉根部，窦管交界处，升主动脉近端，主动脉弓远端，以及部分降主动脉及腹主动脉。

2. 可能的发现包括：主动脉夹层，主动脉瘤，主动脉扩张，主动脉血栓或血管炎。

3. 虽然主动脉成像可能由于声影而存在一定困难，但仍可以进行解剖评估，尤其是对近端主动脉。

三、经食管超声心动图

（一）适应证

1. 需要对超声的视野深度和空间分辨率进行权衡。

2. 经胸探头使用较低的频率（4～5MHz）穿透胸腔以显示心脏结构，但不能对所有结构提供相同的空间分辨率，特别是后部结构。

3. 经食管超声探头放置在食管或胃中，直接靠近心脏，且使用较高的频率（7～9MHz）。

【临床要点】由于TEE位于食管中，因此是显示心脏后方结构（如左心房、MV、肺静脉和左心耳）的最佳成像模式。

4. 相反，由于 TTE 位于胸壁，可以（依赖于习惯等）更好地显示位于前方的结构（例如 RV、TV）。

5. 有些病变（例如 AV 置换术）可能需要同时进行 TTE 和 TEE，从不同角度观察病变的各个方面，以避免明显的伪影。

（二）操作规程

1. TEE 探头在患者镇静的状态下插入食管和胃。

2. 操作人员通过控制探头头部，可以使探头弯曲和伸展，以及左右成角。

3. 操作前 6～8 小时患者不应口服任何食物，以减少因镇静和插入探头而导致的误吸风险。镇静包括清醒麻醉、监测性麻醉或全身麻醉，后两种需由专业的麻醉医师实施。

4. 患有以下疾病的患者一般应避免 TEE。

（1）无法合作。

（2）无法镇静的呼吸困难。

（3）食管狭窄或活动性上消化道出血。

5. 镇静解除且咽反射正常后，非卧床患者通常可在数小时内出院回家。

（三）切面

在图像采集过程中，探头从食管上段至食管中段，然后通过胃食管连接处以获得深部经胃影像。从每个解剖位置都可以对多个平面进行评估（图 9.9）。

四、结论

1. 超声心动图是一项核心的影像学技术，可提供重要的解剖学和功能学信息。对检查结果的解读必须考虑到患者临床表现和影像学的局限性。

2. 如果对特定疾病的最佳成像方式或需要复查的异常发现有疑问，应咨询心脏专科医师。

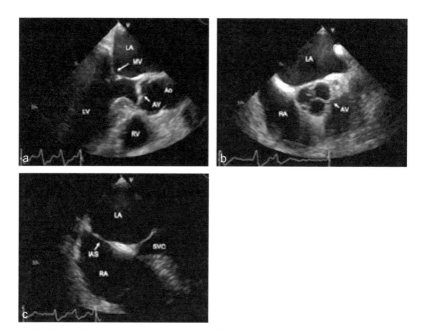

图 9.9　TEE 的切面，一个标准的 TEE 检查包含 28 个切面，以下是其中一些有代表性的图像

(a) 食管中段（ME）长轴切面：可见左心房（LA）、二尖瓣（MV）、左心室（LV）、主动脉瓣（AV）、右心室（RV）、主动脉（Ao）。（b）食管中段 AV 短轴切面：可见 LA、RA 和 AV。（c）ME 肺静脉双腔切面：可见 LA、房间隔、RA 和上腔静脉（SVC）

关键点

● 造影剂可以充盈左心室以显影，并可检测出局部室壁运动异常、心腔内肿物和动脉瘤。

● 当发现不常见或非预期病变时，应对伪影进行彻底评估。

● 根据适应证的不同，经食管超声心动图能或不能提供超出经胸超声心动图以外的额外信息。

（袁礼闯　译　姚计文　审校）

第三篇　心血管疾病风险管理

第10章　高 血 压

Akanksha Agrawal，M. Carolina Gongora Nieto

缩略语

ABPM	Ambulatory blood pressure monitoring	动态血压监测
ACE	Angiotensin-converting enzyme	血管紧张素转换酶
ARB	Angiotensin receptor blocker	血管紧张素受体阻滞剂
ASCVD	Atherosclerotic cardiovascular disease	动脉粥样硬化性心血管疾病
CAD	Coronary artery disease	冠状动脉疾病
CCB	Calcium channel blocker	钙通道阻滞剂
CKD	Chronic kidney disease	慢性肾脏疾病
DASH	Dietary Approaches to Stop Hypertension	控制高血压的饮食方法
DBP	Diastolic blood pressure	舒张压
HBPM	Home blood pressure monitoring	家庭血压监测
HELLP	Hemolysis，elevated liver enzymes，low plateletcount	溶血、肝酶升高、血小板计数减低
HFpEF	Heart failure with preserved ejection fraction	射血分数保留的心力衰竭
HFrEF	Heart failure with reduced ejection fraction	射血分数降低的心力衰竭
ICH	Intracranial hemorrhage	颅内出血
ICU	Intensive care unit	重症监护室
MRC	Medical Research Council	医学研究委员会
NHANES	National Health and Nutrition Examination Survey	国家健康与营养调查
PAD	Peripheral artery disease	外周动脉疾病

SAH	Subarachnoid hemorrhage	蛛网膜下腔出血
SBP	Systolic blood pressure	收缩压
SHEP	The Systolic Hypertension in the Elderly Program	老年人收缩期高血压项目
SPRINT	Systolic Pressure Intervention Trial	收缩压干预试验
Syst-EUR	Systolic Hypertension in Europe	欧洲收缩期高血压

一、流行病学

● 根据 2017—2018 年美国国家健康与营养调查（NHANES）的数据，美国成年人群的高血压患病率接近 45.4%，成为重要的公共卫生挑战。

● NHANES 2017—2018 年调查将高血压定义为收缩压（SBP）≥ 130mmHg 或舒张压（DBP）≥ 80mmHg，或目前正在服用降压药物。

● 男性高血压患病率（51.0%）高于女性（39.7%）。人群总体患病率从 1999—2000 年的 47.0% 下降到 2013—2014 年的 41.7%，然后于 2017—2018 年又上升至 45.4%。高血压患病率再次增加的部分原因可能是由于高血压阈值从 140/90 降低到 130/80。

● 高血压患病率随着年龄的增长而增加：22.4%（18 ~ 39 岁）、54.5%（40 ~ 59 岁）和 74.5%（60 岁及以上）。

● 不同种族的高血压患病率不同。非西班牙裔黑种人最高（57.1%），其次是非西班牙裔白种人（43.6%）以及西班牙裔（43.7%）。

二、定义和分类

2017 年 ACC/AHA 指南将高血压定义为 SBP ≥ 130mmHg 或 DBP ≥ 80mmHg。血压分为正常血压、血压升高、1 级或 2 级高血压（表 10.1）。血压读数是在 ≥ 2 个单独场所、采用合适的测量方法获得的 ≥ 2 次确切读数的平均值。

表 10.1　成人血压的分类

血压分类	正常	升高	高血压	
			阶段 1	阶段 2
SBP	< 120mmHg	120 ~ 129mmHg	130 ~ 139mmHg	≥ 140mmHg
	和	和	或	或
DBP	< 80mmHg	< 80mmHg	80 ~ 90mmH	≥ 90mmHg

1. 原发性高血压　原发性高血压以前被称为特发性高血压，当没有明确的解剖学及实验室检查来确定高血压的原因时即诊断为原发性高血压。约 90% 的高血压患者为原发性高血压。

2. 继发性高血压　在约 10% 的高血压患者中，可以确定具有一种特定的、可逆的高血压原因。表 10.2 列出了继发性高血压的病因及其诊断性筛查试验等。

表 10.2　继发性高血压的病因及其诊断性筛查试验和附加 / 验证性试验

病因	筛查试验	附加 / 验证性试验
肾脏实质疾病	肾脏超声检查	评估肾脏疾病的病因
肾血管性疾病	肾脏多普勒超声，MRA，腹部 CTA	双侧选择性肾动脉内血管造影检查
原发性醛固酮增多症	标准化条件下的血浆醛固酮 / 肾素比值	口服钠负荷试验（24 小时尿醛固酮）或静脉盐水输注、4 小时后的血浆醛固酮试验，肾上腺 CT 扫描，肾上腺静脉取样
阻塞性睡眠呼吸暂停	柏林问卷，Epworth 嗜睡量表，夜间血氧饱和度监测	多导睡眠图
药物或酒精引起	尿液药物筛查	停用可疑药物后的反应
嗜铬细胞瘤 / 副神经节瘤	标准条件下 24 小时尿液分离肾上腺素或血浆肾上腺素	腹部 / 骨盆的 CT 或 MRI 扫描

续表

病因	筛查试验	附加/验证性试验
库欣综合征	1mg 地塞米松抑制试验	24 小时尿游离皮质醇排泄（最好是多次）；午夜唾液皮质醇
甲状腺功能减退	促甲状腺激素；游离甲状腺素	无
甲状腺功能亢进	促甲状腺激素；游离甲状腺素	放射性碘的摄取和扫描
主动脉缩窄（未确诊或已修复）	超声心动图	胸、腹部 CT 血管造影或 MRA
原发性甲状旁腺功能亢进	血清钙	血清甲状旁腺激素
先天性肾上腺增生	伴有低或正常的醛固酮和肾素的高血压和低钾血症	11β- 羟基胺；脱氧皮质酮（DOC），11- 脱氧皮质醇和雄激素 17α-OH 升高；雄激素和雌激素降低
除原发性醛固酮增多症以外的盐皮质激素过量综合征	低醛固酮和肾素	脱氧皮质醇和皮质醇升高；尿皮质醇代谢产物，基因检测
肢端肥大症	口服葡萄糖耐量试验时血清生长激素 $\geqslant$ 1ng/ml	年龄和性别匹配的 IGF-1 水平升高；脑垂体 MRI 扫描

需要进行高血压继发性原因筛查的患者人群？

（1）成人高血压难以控制（$\geqslant$ 3 种药物）。

（2）新发或突然发病。

（3）年龄 < 30 岁。

（4）存在靶器官损伤，例如脑血管疾病、视网膜病变、左心室肥厚、射血分数保留的心力衰竭（HFpEF）、冠状动脉疾病（CAD）、慢性肾脏疾病（CKD）、外周动脉疾病（PAD）、蛋白尿。

（5）老年人发生舒张期高血压。

（6）无原因的或严重的低钾血症。

3. 白大衣高血压／孤立性诊室高血压／办公室高血压　白大衣高血压是指在诊室的平均血压读数 ≥ 130/80mmHg，而在诊室以外的、通过家庭测量或动态血压监测（ABPM）的血压读数 < 130/80mmHg。未经治疗的收缩压在 130 ~ 160mmHg 或舒张压在 80 ~ 100mmHg 的成年人，应使用日间动态血压监测或家庭血压监测（HBPM）来筛查是否存在白大衣高血压。

4. 隐匿性高血压　与白大衣高血压相反，隐匿性高血压的特点是诊室血压读数正常，但诊室外或动态血压监测血压读数持续升高。

诊室血压轻度升高（120 ~ 129/ < 80mmHg）但不符合高血压标准的成年人，应进行日间动态血压监测或家庭血压监测来筛查隐匿性高血压。

5. 顽固性高血压　顽固性高血压是指使用 ≥ 3 种不同类型的降压药且其中一种是利尿剂时，血压仍不能控制，或需使用 ≥ 3 种药物方可控制血压。

【临床要点】难治性高血压的定义：尽管使用了至少五种不同类别的抗高血压药物，包括长效噻嗪类利尿剂（如氯噻酮）和盐皮质激素受体拮抗剂（如螺内酯），但仍无法控制的血压。

三、治疗

（一）什么人群需要治疗？

建议对所有高血压患者进行非药物干预。开始药物治疗的节点由预测出的动脉粥样硬化性心血管疾病（ASCVD）的风险水平决定。推荐目标血压值 < 130/80mmHg。建议在以下情况使用降血压药物：

1. 患有心血管疾病、收缩压 ≥ 130mmHg 或舒张压 ≥ 80mmHg 的成年人。

2. 收缩压 ≥ 130mmHg 或舒张压 ≥ 80mmHg，预计 10 年 ASCVD

风险 > 10% 的成年人。

3. 收缩压 ≥ 140mmHg 或舒张压 ≥ 90mmHg，预计 10 年 ASCVD 风险 < 10% 的成年人。

（二）非药物治疗

1. 所有血压 > 120/80mmHg 的患者均应接受改变生活方式的建议。

2. 非药物性干预措施

（1）减肥。

（2）DASH 饮食（控制高血压的饮食方法）。

（3）减少钠摄入。

（4）补充钾。

（5）增加体育运动。

（6）戒烟。

（7）减少饮酒量。

3. 生活方式的改变可以使 SBP 降低 4 ~ 5mmHg，DBP 降低 2 ~ 4mmHg。低钠和饱和脂肪酸饮食，增加水果、蔬菜和谷物的摄入量可以使 SBP 减少约 11mmHg。

（三）药物治疗

1. 一线抗高血压药物包括：噻嗪类利尿剂、钙通道阻滞剂（CCBs）、血管紧张素转换酶（ACE）抑制剂或血管紧张素受体阻滞剂（ARBs）。根据患者的合并症情况，例如慢性肾病、糖尿病、心力衰竭（HF）、蛋白尿以及种族来选择其中哪一种药物较为合适。常用的药物、剂量和副作用见表 10.3。

2. 在一项大型头对头的比较研究中，作为初始用药，噻嗪类利尿剂氯噻酮要优于 CCB 氨氯地平和 ACE 抑制剂赖诺普利。对于非裔美国人，在预防心力衰竭和卒中的疗效方面，ACE 抑制剂劣于 CCBs。

3. 不推荐非二氢吡啶类 CCB 用于治疗 HFrEF 患者的高血压。

4. 对于患有 CKD3 期或更高阶段，或 CKD1 期和 2 期伴蛋白尿（≥ 300mg/d 或 ≥ 300mg/g 白蛋白 - 肌酐比值）的成年人，ACE 抑制剂可减缓肾脏疾病进展。当不能耐受 ACE 抑制剂时，应该使用 ARB 代替。

表 10.3 降压药物的初始选择及其剂量、作用机制和副作用

降压药类别	常规剂量	主要作用机制	适应证	副作用
噻嗪类利尿剂		抑制肾远曲小管近端对钠离子（Na^+）和氯离子（Cl^-）的重吸收	一线药物或作为二线/三线的补充用药	低钾血症、低钠血症、直立性低血压、低血容量
氯噻酮	12.5～25mg，每日 1 次			
氢氯噻嗪	12.5～50mg，每日 1 次			
引哚帕胺	1.25～2.5mg，每日 1 次			
ACEI		作用于肾素 - 血管紧张素 - 醛固酮系统（RAAS），通过抑制血管紧张素 II 的形成，引起血管扩张	一线药物或作为二线/三线药物的补充用药。强证据推荐用于 CKD 合并蛋白尿、充血性心力衰竭和心肌梗死后患者	高钾血症、肌酐升高（CKD 或双侧肾动脉狭窄的患者）、血管性水肿。不能与 ARB 或直接肾素抑制剂联合使用。妊娠期禁用
贝那普利	5～80mg，每日 1～2 次			
福辛普利	10～80mg，每日 1～2 次			
赖诺普利	5～40mg，每日 1 次			
莫西普利	7.5～30mg，每日 1～2 次			
培哚普利	4～16mg，每日 1～2 次			
奎那普利	10～80mg，每日 1～2 次			
雷米普利	2.5～20mg，每日 1～2 次			
群多普利	2～8mg，每日 1～2 次			
卡托普利	25～150mg，每 8～12 小时			
依那普利	10～40mg，每日 1～2 次			

续表

降压药类别	常规剂量	主要作用机制	适应证	副作用
ARBs				
阿齐沙坦	40~80mg，每日1次	选择性地阻断血管紧张素II类型1（AT1）受体，拮抗血管紧张素II诱导的血管收缩，以及醛固酮、儿茶酚胺和精氨酸加压素的释放，水摄入和肥大反应	一线药物或作为二线/三线药物的补充药。强力证据推荐用于CKD合并蛋白尿、充血性心力衰竭和心肌梗死后患者。ACE抑制剂相关性咳嗽患者的替代方案	高钾血症、肌酐升高（CKD或双侧肾动脉狭窄的患者）血管性水肿。不能与ACE抑制剂或肾素抑制剂直接联合使用。妊娠期禁用
坎地沙坦	8~32mg，每日1~2次			
依普罗沙坦	600mg，每日1~2次			
厄贝沙坦	150~300mg，每日1次			
氯沙坦	25~100mg，每日1或2次			
奥美沙坦	20~40mg，每日1次			
替米沙坦	20~80mg，每日1次			
缬沙坦	80~320mg，每日1次			
钙通道抑制剂				
二氢吡啶类				
氨氯地平	2.5~10mg，每日1次	通过与血管平滑肌中的L型"长效"电压门控钙通道结合，阻止钙的内向运动	一线药物或二线/三线药物的补充药	足部水肿，可加重蛋白尿，可使左心室流出道梗阻加重
非洛地平	2.5~10mg，每日1次			
伊拉地平	5~10mg，每日2次			
尼卡地平	5~20mg，每日1次			
硝苯地平	30~120mg，每日1~2次			
尼索地平	17~34mg，每日1次			

续表

降压药类别	常规剂量	主要作用机制	适应证	副作用
非二氢吡啶类				
地尔硫䓬	180～420mg/d（不同品牌地尔硫䓬的剂量略有不同）	对窦房（SA）和房室（AV）结有抑制作用，导致心脏传导和收缩减慢	心动过速、左心室流出道梗阻、高动力学、预防偏头痛	便秘，当与 β 受体阻滞剂联合使用时，可导致心脏传导阻滞
维拉帕米	常释剂型：80～320mg/12h 缓释剂型：180～360mg/d		心功能	

缩写：ACE. 血管紧张素转换酶；ARB. 血管紧张素受体阻滞剂；CKD. 慢性肾脏疾病

5. 对于患有高血压但无心力衰竭或 CKD 的非裔美国成年人，一线抗高血压药物应包括一种噻嗪类利尿剂或 CCB。

6. 对于 2 期高血压且平均血压高于目标血压 20/10mmHg 的成年人，建议选择两种不同类别的一线药物，无论是单药制剂或复方制剂均可。

【临床要点】采用药物和非药物联合干预的方式来实现靶目标血压＜ 130/80mmHg。

（四）特殊人群

1. 老年人

（1）包括 SHEP、SystEUR 和 MRC 在内的多项随机临床试验显示,治疗老年人的高血压包括80岁以上的老年高血压均能明显获益。这些试验的治疗目标是将 SBP 降低 20mmHg 或低于 160mmHg。

（2）在收缩压干预试验（SPRINT）中，随访至 3.1 年时，强化治疗组（目标血压＜ 120mmHg；平均达到的收缩压 123mmHg）与非强化治疗组（目标血压＜ 140mmHg；平均达到收缩压 135mmHg）相比较，前者的主要心血管终点事件和全因死亡率显著减低，收缩压下降得更为明显（分别为 2.6% vs. 3.8% 和 1.8% vs. 2.6%）。

（3）根据最新的 2017 年 ACC/AHA 指南，在非固定的流动社区成年人（≥ 65 岁）中，推荐目标血压收缩压＜ 130mmHg。

2. 女性和孕妇

（1）一项包括 31 项随机对照试验（RCTs）的大型荟萃分析结果表明，高血压患者男性和女性之间的心血管疾病结局没有显著差异。

（2）对于妊娠或计划妊娠的女性高血压患者，在妊娠期间应改用硝苯地平和（或）拉贝洛尔。肼屈嗪和甲基多巴亦可选择。

（3）对于伴有心力衰竭、冠心病或其他有 β 受体阻滞剂适应证的患者，应继续使用 β 受体阻滞剂。不建议使用阿替洛尔，因为它可以通过子宫胎盘屏障，与婴儿出生后低体重相关。

（4）ACE 抑制剂、ARBs 和直接肾素抑制剂在妊娠期不应使用（Ⅲ

类，有害）。

3. 肾移植术后

（1）肾移植患者由于原有的肾脏疾病、免疫抑制药物（钙调节神经磷酸酶抑制剂）使用以及存在同种异体移植病变，高血压的发病率很高。

（2）移植后，基于 GFR 的改善程度和肾脏存活率，建议使用 CCB 治疗高血压。

4. 脑血管疾病

（1）由于其病因和血流动力学后果各不相同，脑卒中患者的高血压管理复杂且具有挑战性。脑卒中的类型、降压的急迫性和治疗靶目标指导着脑卒中患者的血压管理。大多数急性脑卒中患者的高血压管理是在住院的环境下进行。

（2）脑卒中患者 72 小时后的血压管理：对既往诊断或治疗过的高血压患者，血压目标值仍然 < 130/80mmHg；既往没有高血压病史的患者，如果确定收缩压 ≥ 140mmHg 或舒张压 ≥ 90mmHg，则应启动降压治疗，血压靶目标值 < 130/80mmHg。如果收缩压 < 140mmHg 和舒张压 < 90mmHg，开始降压治疗的益处尚不确定（Ⅱb 类）。

5. 高血压危象

（1）高血压危象是指突然的、严重的血压升高、伴或不伴相关的靶器官功能损害。高血压危象需要住院进行治疗。因而，在门诊及时意识到这一现象至关重要，以便及时分诊和处理。

（2）高血压急症的特点是血压 > 180/110 mmHg，伴有靶器官功能损害。另外，高血压亚急症也有类似的血压升高，但无靶器官功能损害。

（3）靶器官功能损害包括神经系统，心血管系统（急性肺水肿、急性冠脉综合征），肾脏（急性肾损伤），肝脏 [妊娠期肝酶升高、溶血、血小板计数减少（HELLP 综合征），眼部（视网膜出血或渗出物）和血管病变（主动脉夹层、子痫）。

（4）高血压急症患者需要入住重症监护病房（ICU），并进行持续血压监测和静脉注射降压药。

【临床要点】高血压危象是一种突然的、严重的血压升高，伴或不伴相关的靶器官功能损害。高血压急症患者需要入住重症监护病房，进行持续血压监测和静脉注射抗高血压药物。

关键点

● 一线抗高血压药物包括噻嗪类利尿剂、钙通道阻滞剂（CCBs）、血管紧张素转换酶（ACE）抑制剂或血管紧张素受体阻滞剂（ARBs）。根据患者的情况来指导选择其中的一种，例如慢性肾脏疾病、糖尿病、心力衰竭（HF）、蛋白尿和种族等。

（黄琦惠　译　张宇晨　审校）

第11章 血脂异常

Aneesha Thobani, Nanette K. Wenger

缩略语

ApoB	Apolipoprotein B	载脂蛋白 B
ASCVD	Atherosclerotic cardiovascular disease	动脉粥样硬化性心血管疾病
CKD	Chronic kidney disease	慢性肾脏疾病
DLD	Dyslipidemia	血脂异常
FH	Familial hypercholesterolemia	家族性高胆固醇血症
HDL-C	High density lipoprotein cholesterol	高密度脂蛋白胆固醇
LDL-C	Low density lipoprotein cholesterol	低密度脂蛋白胆固醇
Lp（a）	Lipoprotein（a）	脂蛋白（a）
SAMS	Statin-associated muscle symptoms	他汀类药物相关的肌肉症状
TC	Total cholesterol	总胆固醇
TG	Triglycerides	甘油三酯

一、概述和定义

1. 血脂异常（DLD） 一种代谢紊乱，导致血浆胆固醇和（或）甘油三酯持续升高。血脂异常的三种类型是：①高胆固醇血症；②高甘油三酯血症；③混合性高脂血症。

2. DLD 的常见表现

（1）总胆固醇（TC）升高。

（2）甘油三酯（TG）升高。

（3）低密度脂蛋白胆固醇（LDL-C）升高。

（4）高密度脂蛋白胆固醇（HDL-C）降低。

（5）非高密度脂蛋白胆固醇（non-HDL-C）升高。

（6）脂蛋白组成改变，如载脂蛋白 B（apoB）和脂蛋白（a）升高。

3. 原发性脂质代谢紊乱包括：家族性高胆固醇血症（FH）、家族性混合性高脂血症和家族性异常 β 脂蛋白血症。

4. 最常见的原发性血脂紊乱是 FH，每 200 人中就有 1 人患病；大多数病例由杂合子突变引起。约 100 人中有 1 人为混合型高脂血症。

5. 具有 FH 表型（LDL-C > 190mg/dl）的患者罹患心血管疾病的风险增加了 20 倍，加速了动脉粥样硬化进展。

6. 继发性血脂异常可能是由于肥胖，1 型或 2 型糖尿病，甲状腺功能减退，阻塞性肝脏疾病，慢性肾脏疾病和某些药物（比如孕激素、雄激素、β 受体阻滞剂、合成代谢类固醇、类维生素 A、环孢素和吩噻嗪类）导致的。

表 11.1 列举了无动脉粥样硬化性心血管疾病（ASCVD）病史患者的 TG、LDL-C 和 HDL-C 水平的参考值。

表 11.1　低密度脂蛋白胆固醇（LDL-C）、高密度脂蛋白胆固醇（HDL-C）

空腹甘油三酯水平	正常：< 150mg/dl
	轻度高甘油三酯血症：150 ～ 175mg/dl
	中度高甘油三酯血症：175 ～ 499mg/dl
	重度高甘油三脂血症：> 500mg/dl
LDL-C 水平	最佳：< 100mg/dl
	接近最佳值：100 ～ 129mg/dl
	临界高值：130 ～ 159mg/dl
	高值：160 ～ 189mg/dl
	超高值：> 190mg/dl
HDL-C 水平	低值：< 40mg/dl
	高值：> 60mg/dl

二、血脂异常和心血管疾病

1. ASCVD 仍然是全球发病和死亡的首要原因。在美国，ASCVD 导致的花费每年大概超过 2000 亿。

2. 由于血脂异常是动脉粥样硬化和非动脉粥样硬化性心血管疾病的高风险因素，因此对普通人群血脂异常的筛查、诊断和治疗至关重要。

3. 血脂异常通过加速动脉粥样硬化进程增加了动脉粥样硬化和 ASCVD 的风险。

三、治疗药物

1. 事实证明，他汀类药物治疗对 ASCVD 的一级和二级预防大有裨益。最近的证据显示，这种获益远远超过其潜在的风险。

2. 其他降脂疗法

（1）降低 LDL-C 的药物：①依折麦布；②胆汁酸螯合剂；③前蛋白转化酶枯草溶菌素 9（PCSK9）抑制剂。

（2）降低甘油三酯的药物：①贝特类；②烟酸；③二十碳烯五酸乙酯（EPA 的纯 ω-3 脂肪酸衍生物）。

3. 他汀类药物仍然是治疗高脂血症的基石。表 11.2 概述了目前可用的他汀类药物及其治疗强度。

表 11.2　目前可用的他汀类药物及其治疗强度

	高强度	中强度	低强度
他汀类药物	阿托伐他汀 40mg，80mg 瑞舒伐他汀 20mg，40mg	阿托伐他汀 10～20mg 瑞舒伐他汀 5～10mg 辛伐他汀 20～40mg 普伐他汀 40～80mg 洛伐他汀 40mg 氟伐他汀 80mg 匹伐他汀 1～4mg	辛伐他汀 10mg 普伐他汀 10～20mg 洛伐他汀 20mg 氟伐他汀 20～40mg

4. 高强度他汀类药物可使 LDL-C 降低 ≥ 50%，中强度他汀类药物可使 LDL-C 降低 30% ~ 49%，低强度他汀类药物可使 LDL-C 降低 < 30%。

5. 他汀类药物可与几种药物产生相互作用。当与这些药物联合处方时，应采用减低风险策略（或限制剂量，或避免共同使用，或使用一种不与这些药物产生直接作用的他汀类替代药物），表 11.3 列出了常见药物。

表 11.3　需要使用减低风险策略的他汀类药物

胺碘酮	达芦那韦加利托那韦	奈法唑酮
氨氯地平	地尔硫䓬	奈非那韦
阿扎那韦加利托那韦	决奈达隆	烟酸
博塞泼维	红霉素	泊沙康唑
克拉霉素	非诺贝特 / 非诺贝特酸	雷诺嗪
含可比司他的制剂	氟康唑	利福平
秋水仙碱	福沙那韦	沙奎那韦加利托那韦
环孢素	吉非罗齐 [a]	特拉匹韦
达那唑	伊曲康唑	泰利霉素
	酮康唑	替普那韦加利托那韦
	洛美他派	维拉帕米
	洛匹那韦加利托那韦	伏立康唑
		华法林

[a] 绝对不能与任何他汀类药物一起使用

Adapted from 2019 cholesterol guidelines

四、指南

1. 美国心脏病学会 / 美国心脏协会（ACC/AHA）2019 年胆固醇联合指南强调了终身有益于心脏的健康生活方式的重要性。

2. 对于临床 ASCVD、高危 ASCVD、重度原发性高胆固醇血症患者以及糖尿病人群，推荐他汀类药物作为一线治疗用药。表 11.4 重点介绍一级预防策略，表 11.5 重点介绍了二级预防策略。

表 11.4 ACC/AHA 2019 年关于既往无 ASCVD 患者启动
他汀类药物治疗的一级预防指南

风险	建议
低风险（< 5%）	减少危险因素的生活方式（Ⅰ类）
临界风险（5% ～ 7.5%）	如果存在风险增加因素，考虑使用中强度的他汀类药物（Ⅱb 类）
中间风险（7.5% ～ 20%，含 7.5%）	如果风险评估＋风险增强因素存在，启动中强度的他汀类药物，使 LDL-C 降低 30% ～ 49%（Ⅰ类）。如果风险不确定，则进行钙化评分（CAC）。如果 CAC 为 0，则不用他汀类药物。如果 CAC 为 1 ～ 99，推荐他汀类药物。如果 CAC 为 100+，启动他汀类药物治疗
高风险（≥ 20%）	启动他汀类药物，将 LDL-C 降低 ≥ 50%（Ⅰ类）
LDL-C ≥ 190mg/dl	无须风险评估；高强度他汀类药物（Ⅰ类）
糖尿病（40 ～ 75 岁）	至少中强度他汀类药物（Ⅰ类），存在额外的风险增强因素需考虑高强度他汀类药物
年龄 > 75 岁	临床评估、风险讨论（共同决策）

LDL-C. 低密度脂蛋白胆固醇

表 11.5 根据 ACC/AHA 指南，临床患有 ASCVD 患者的二级预防，在强调健康生活方式后，他汀类药物作为首选药物

极高风险 [a] ASCVD	非极高风险 ASCVD
初始高强度或最大耐受剂量他汀类药物（Ⅰ类）	初始高强度他汀类药物以使 LDL-C 目标值降低 ≥ 50%（Ⅰ类）
	如果不耐受高强度他汀类药物，则使用中强度他汀类药物（Ⅰ类）
如果使用最大剂量他汀类药物且 LDL-C ≥ 70mg/dl，则加依折麦布（Ⅱa 类）	如果使用最大剂量他汀类药物，且 LDL-C ≥ 70mg/dl，则加依折麦布（Ⅱb 类）
如果服用最大剂量他汀类药物＋依折麦布且 LDL-C ≥ 70mg/dl，则加 PCSK9-I（Ⅱb 类）	

临床上，急性冠脉综合征、心肌梗死病史、稳定型或不稳定型心绞痛、冠状动脉或其他动脉血管重建、脑卒中、短暂性脑缺血发作或外周动脉疾病，均为动脉粥样硬化性心血管疾病。在 > 75 岁时，可以启动和（或）继续中等强度或高强度他汀类药物进行二级预防（Ⅱa 类）。

[a] 极高风险 ASCVD：指多个重大 ASCVD 事件或 1 个重大 ASCVD 事件和多种高危情况。低密度脂蛋白胆固醇（LDL-C）、前蛋白转化酶枯草溶菌素 9（PCSK9-I）抑制剂

【临床要点】对于既往无 ASCVD 病史的患者（年龄 40 ～ 75 岁），第一步是使用汇聚队列风险方程（PCE）计算器来计算个体的 ASCVD 风险。评分分为低风险（＜ 5%）、临界风险（5% ～ 7.5%）、中度风险（7.5% ～ 20%）和高风险（≥ 20%）。对于低、中风险类别的患者，应考虑风险增强因素（表 11.6）。

表 11.6　ACC/AHA 指南中列出的可增加 ASCVD 风险因素

风险增强因素

早发 ASCVD 家族史

LDL-C 持续升高 ≥ 160mg/dl

慢性肾脏疾病

代谢综合征

女性的特殊状态

－子痫前期

－过早绝经

炎症性疾病

－类风湿性关节炎

－银屑病

－艾滋病

种族

－南亚血统

脂质 / 生物标志物

－甘油三酯持续升高（≥ 175mg/dl）

在选定的个体中进行测量：

－ hs-CRP ≥ 2.0mg/L

－ Lp（a）＞ 50mg/dl

－ ApoB ≥ 130mg/dl

－踝臂指数（ABI）＜ 0.9

ApoB. 载脂蛋白 B；LDL-C. 低密度脂蛋白胆固醇；hs-CRP. 高敏 C 反应蛋白；Lp（a）. 脂蛋白（a）

五、监测

建议监测对降低 LDL-C 药物的反应，并应在开始使用或增加药物剂量后进行。

【临床要点】应在开始他汀类药物治疗或调整剂量 4～12 周后，通过监测空腹或非空腹血脂水平来评估效果。之后，根据评估依从性或安全性的考虑，每 3～12 个月检测一次。

六、特殊人群

1. 以下情况应予以特别考虑：

（1）老年患者（年龄 > 75 岁）。

（2）具有种族 / 民族背景。

（3）女性。

（4）成人 HIV 患者。

（5）成年 CKD 患者。

2. 关于这些人群的汇总情况见表 11.7。

表 11.7　**根据 ACC/AHA 2019 指南，需要考虑降脂治疗的特殊人群**

人群	建议
老年人（年龄 > 75 岁）	1. 如果 LDL-C 70～189 mg/dl，则合理开始中强度他汀类药物治疗 2. 如果功能衰减、身体虚弱或预期寿命缩短，则停止服用他汀类药物治疗 3. 76～80 岁的成年人，建议测量 CAC 以重新划分风险
特殊的民族 / 种族背景	1. 合理审查影响 ASCVD 风险的种族 / 民族特征 2. 南亚人患 ASCVD 的风险升高 3. 东亚人对他汀类药物的敏感度增加 4. 黑色人种的高血压患病率增加 5. 美洲原住民 / 阿拉斯加原住民患 ASCVD 的高危因素

人群	建议
女性	1. 考虑女性的特殊情况，如过早绝经（年龄＜ 40 岁）、妊娠相关疾病史（高血压、子痫前期、妊娠糖尿病、小于胎龄儿、早产） 2. 建议接受他汀类药物治疗的育龄妇女必须采取避孕措施 3. 计划妊娠并服用他汀类药物的女性应在尝试妊娠前 1 ～ 2 个月或在发现妊娠后立即停用他汀类药物
HIV 患者	1. 炎症疾病，特别是 HIV，会增加风险。如果 ASCVD 评分＞ 7.5%，则开始服用他汀类药物 2. 获得所有 HIV 患者的血脂基线水平
CKD 患者	1. 40 ～ 75 岁、LDL-C 70 ～ 189 mg/dl 且 ASCVD 评分＞ 7.5% 的成人，开始使用中强度他汀类药物治疗（如果无透析或肾移植） 2. 中强度他汀类药物可与依折麦布联合使用

　　LDL-C. 低密度脂蛋白胆固醇；CAC. 冠状动脉钙化；HIV. 人类免疫缺陷病毒；CKD. 慢性肾脏疾病

七、降低甘油三酯的治疗

　　1. 高甘油三酯血症（HTG）是一种独特的血脂异常，已经发现某些降低甘油三酯的药物可以降低 ASCVD 或胰腺炎的风险。这些包括处方剂量的 ω-3 脂肪酸和贝特类，如非诺贝特和吉非罗齐，是过氧化物酶体增殖物激活受体 -α（PPAR-α）激动剂。

　　2. 最近的试验表明，使用二十碳五烯酸乙酯（EPA 的一种纯 ω-3 脂肪酸衍生物）可以获益。REDUCE-IT 研究显示，在 ASCVD 或糖尿病空腹甘油三酯水平升高至 135 ～ 499 mg/dl 的高危患者中，使用 4g 二十碳五烯酸乙酯联合中高强度他汀类药物，可以使缺血性事件和 CVD 死亡的风险降低 25%。然而，指南尚未批准它的使用，应根据具体情况对个体病例加以考虑。

　　3. 他汀类药物仍然是降低 TG 的一线治疗。美国心脏协会的最新建议见表 11.8。

表 11.8 最新的 ACC/AHA 指南概述中强调了中
重度高甘油三酯血症的治疗指导方针

高甘油三酯血症的建议	
中度高甘油三酯血症（空腹或非空腹 TG 175 ～ 499mg/dl）	> 20 岁：解决生活方式因素（肥胖、代谢综合征）和次要因素 40 ～ 75 岁：如果 ASCVD 风险 > 7.5%，则推荐改变生活方式并开始使用他汀类药物治疗
重度高甘油三酯血症（空腹或非空腹 TG ≥ 500 mg/dl）	40 ～ 75 岁：如果 TG > 1000mg/dl，解决可逆的病因，并开始或强化他汀类药物治疗；实施低脂饮食，避免精制碳水化合物和摄入 ω-3 脂肪酸，可以考虑贝特类药物治疗

4. 贝特类衍生物（非诺贝特和吉非罗齐）通过肾脏排泄，需要考虑这些药物的安全性和剂量调整，特别是在那些他汀类药物治疗的患者中。

【临床要点】美国肾脏基金会和美国血脂协会建议根据估测的肾小球滤过率（eGFR）调整贝特类药物剂量。

5. 非诺贝特是与他汀类药物联合治疗首选的贝特类药物；吉非罗齐抑制他汀类药物的葡萄糖醛酸化，增加他汀类药物的血药浓度，从而增加肌病和横纹肌溶解的风险。吉非罗齐不应与他汀类药物联合使用。

八、副作用的处理

1. 他汀类药物治疗总体安全，而且通常耐受性良好。少数患者可能会出现他汀相关的副作用。

2. 他汀类药物相关的肌肉症状（SAMS）是最常见的副作用，包括肌痛（据观察发现，5% ～ 20% 的患者会出现肌痛）。

3. 比较罕见的 SAMS

（1）伴有肌酸激酶（CK）升高的肌炎 / 肌病。

（2）横纹肌溶解（CK > 10 倍的正常上限）。

（3）他汀类药物相关的自身免疫性肌病（仅见于个案报告）。

4. 他汀类药物与易感个体的新发糖尿病相关，如 BMI > 30、空腹血糖 > 100mg/dl（5.6mmol/L）、代谢综合征和糖尿病前期。

5. 观察性研究报告有转氨酶升高 > 3 × ULN 及罕见的肝衰竭，但这些很少发生。

6. 为了解决 SAMS，可考虑替换另外一种他汀类药物重新进行治疗，或减小剂量，服药频率可减少或不减少。

7. 在开具治疗处方前，就潜在的不良反应、药物间相互作用、ASCVD 风险降低获益以及患者的偏好进行临床医师 - 患者风险讨论（CPRD）是至关重要的，以便更好地促进共同决策（SDM）。

九、新型降脂药物

一些新型降脂药物即将问世。这些新疗法利用了多种不同机制来针对致动脉粥样硬化性的脂质 [LDL-C，Lp（a），非 HDL -C，脂质残余]。

表 11.9 重点介绍了这些新型药物。它们前景广阔，可能对患者有益。

表 11.9　新型降脂药物

治疗药物	对血脂 / 蛋白质的主要影响
他汀类药物	↓ LDL ↓ TC
贝特类	↓ TG
ω-3 脂肪酸	↓ TG
PCSK9 抑制剂	↓ LDL ↓ Lp（a）
贝培多酸	↓ LDL ↓ 非 HDL
英克西兰	↓ PCSK9
AKACEA-APO（a）-LRx	↓ Lp（a）

续表

治疗药物	对血脂 / 蛋白质的主要影响
依维苏单抗	↓ TG
载脂蛋白 C Ⅲ 抑制剂	↓ TG

LDL. 低密度脂蛋白；TC. 总胆固醇；TG. 甘油三酯；PCSK9. 前蛋白转化酶枯草溶菌素 9 抑制剂；Lp（a）. 脂蛋白（a）

关键点

● 血脂异常（DLD）是一种代谢紊乱，导致血浆胆固醇和（或）甘油三酯持续升高。血脂异常的三种类型分别是高胆固醇血症、高甘油三酯血症和混合性高脂血症。

● 鉴于血脂异常对心血管疾病的高归因风险，对普通人群进行血脂异常筛查、诊断和治疗至关重要。血脂异常通过加速动脉粥样硬化进程增加动脉粥样硬化和 ASCVD 风险。

● 他汀类药物治疗在 ASCVD 的一级和二级预防中均显著获益，最近的证据显示，这种获益远远超过了其潜在风险。

（黄琦惠 译 王学东 审校）

第 12 章 降糖治疗和降低心血管疾病风险

Inbar Raber，Eli V. Gelfand

缩略语

ADA	American Diabetes Association	美国糖尿病协会
ASCVD	Atherosclerotic cardiovascular diseas	动脉粥样硬化性心血管疾病
BMI	Body mass index	体质指数
CV	Cardiovascular	心血管疾病
DKA	Diabetic ketoacidosis	糖尿病酮症酸中毒
DPP-4	Dipeptidyl peptidase-4	二肽基肽酶
ESRD	End-stage renal disease	终末期肾病
FDA	Food and Drug Administration	美国食品药品监督管理局
GLP-1R	Glucagon-like peptide-1 receptor	胰高血糖素样肽 -1 受体
GFR	Glomerular filtration rate	肾小球滤过率
HF	Heart failure	心力衰竭
HFrEF	Heart failure with reduced ejection fraction	射血分数减低的心力衰竭
MACE	Major adverse cardiovascular events	主要不良心血管事件
MEN2	Multiple endocrine neoplasia type 2	多发性内分泌腺瘤 2 型
MI	Myocardial infarction	心肌梗死
NYHA	New York Heart Association	纽约心脏协会
SGLT2	Sodium glucose cotransporter 2	钠 - 葡萄糖协同转运蛋白 2
T2DM	Type 2 diabetes mellitus	2 型糖尿病
UKPDS	United Kingdom Prospective Diabetes Study	英国前瞻性糖尿病研究

一、概述

心血管疾病是 2 型糖尿病患者发病和死亡的主要原因。心血管预防策略应首先强调生活方式改变、控制血压和降脂治疗。此外，某些降血糖疗法对糖尿病患者具有心脏保护作用。目前已知二甲双胍、钠 - 葡萄糖协同转运蛋白 2（SGLT2）抑制剂和胰高血糖素样肽 -1 受体（GLP-1R）激动剂均可为糖尿病患者带来心血管益处（图 12.1）。最近，随机对照试验研究表明，无论是否患有糖尿病，SGLT2 抑制剂的心血管益处可以涵盖射血分数减低的心力衰竭（HFrEF）患者。

【临床要点】应考虑使用二甲双胍、SGLT2 抑制剂和 GLP-1R 激动剂，以降低 2 型糖尿病患者发生心血管事件的风险。

二、二甲双胍

二甲双胍通过减少肝脏葡萄糖的产生和肠道对葡萄糖的吸收来降低血糖。观察性研究和临床试验证据均表明，二甲双胍对糖尿病患者具有潜在的心血管益处。基于长期安全性和有效性的有力证据，目前，美国糖尿病协会（ADA）推荐二甲双胍作为所有 GFR > 30 的 2 型糖尿病（T2DM）患者的初始药物治疗。

然而，最新的欧洲心脏病学会（ESC）指南支持动脉粥样硬化心血管疾病（ASCVD）或高心血管（CV）风险患者在初始治疗时开始使用 SGLT2 抑制剂或 GLP-1R 激动剂进行单药治疗。对于无 ASCVD 或 CV 风险的患者，ESC 指南继续推荐将二甲双胍单药作为初始降血糖治疗药物。

1. 减少 2 型糖尿病患者的心血管事件　一项纳入英国前瞻性糖尿病研究（UKPDS）的患者分析发现，在超过中位随访 10 年期间，随机接受二甲双胍治疗而非常规饮食治疗的超重 T2DM 患者的心肌梗死发生率降低了 33%，全因死亡率降低了 10%。对纳入两项随机对照试验和三项观察性研究的系统回顾和 Meta 分析发现，与磺酰脲类药物相比，二甲双胍能更大幅度地降低心血管死亡率。

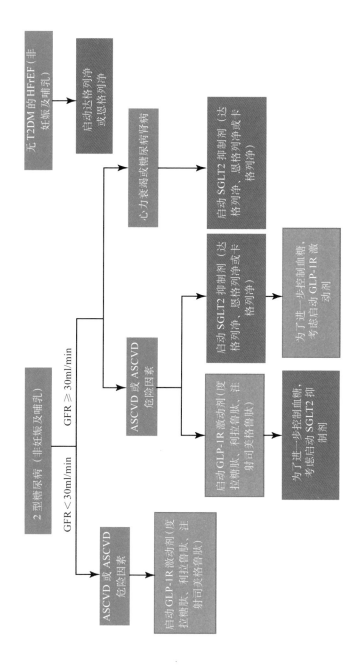

图 12.1 具有 CVD 或 CVD 危险因素患者的 GLP-1R 激动剂和 SGLT2 抑制剂的治疗流程

2. 禁忌证和注意事项　二甲双胍禁用于对该药物过敏、GFR < 30ml/min 和急性或慢性代谢性酸中毒的患者。长期使用二甲双胍可能与维生素 B_{12} 缺乏有关，因此对于使用二甲双胍的患者，应监测维生素 B_{12} 水平。二甲双胍属于妊娠期 B 类适应证药物，除非有强烈适应证，否则不得在妊娠期使用。二甲双胍最常见的不良反应是胃肠道反应，包括恶心、呕吐和腹泻。

三、钠－葡萄糖协同转运蛋白 2（SGLT2）抑制剂

SGLT2 抑制剂通过阻断近端肾小管对葡萄糖的重吸收、促进葡萄糖通过尿液排出进而发挥降糖作用。虽然 SGLT2 抑制剂的心脏保护机制尚未完全阐明，但已证实了 SGLT2 抑制剂某些有益的心血管作用，包括改善心室负荷状况、改变心肌代谢和减少心肌纤维化。

（一）减少 2 型糖尿病患者的心血管事件

多项随机对照试验表明，SGLT2 抑制剂可降低糖尿病患者的心血管疾病发病率（表 12.1）

表 12.1　SGLT2 抑制剂与心血管获益

	卡格列净	达格列净	恩格列净
心血管获益剂量	100mg/d	10mg/d	10mg/d
对心血疾病管的适应证（FDA）	1. 控制血糖 2. 降低成人 2 型糖尿病和心血管疾病发生心肌梗死、脑卒中、心血管死亡（CANVAS）率 3. 减少 2 型糖尿病和糖尿病肾病患者心力衰竭住院率、终末期肾病和肾功能恶化（CREDENCE）	1. 控制血糖 2. 降低 2 型糖尿病或心血管病或心血管危险因素的成人的心力衰竭住院（DECLARE）率 3. 降低成人 HFrEF 伴或不伴 2 型糖尿病患者的心血管死亡率和心力衰竭住院率（DAPA-HF）	1. 控制血糖 2. 降低成人 2 型糖尿病和心血管疾病患者的心血管死亡（EMPA- REG）率 3. 降低成人 HFrEF 伴或不伴 2 型糖尿病患者的心血管死亡率和心力衰竭住院率（EMPEROR- REDUCTION）

	卡格列净	达格列净	恩格列净
禁忌证	1. 过敏 2. 妊娠 / 哺乳 3. 透析中终末期肾病 4. GFR 低的患者不建议开始治疗（卡格列净 GFR < 30ml/min，恩格列净用于心力衰竭 GFR < 20ml/min，恩格列净用于血糖控制 GFR < 30ml/min，达格列净用于心血管获益 GFR < 25ml/min，达格列净用于血糖控制 GFR < 45ml/min）		
注意事项	血容量不足：考虑经验性减少利尿剂量 低血糖：考虑经验性降低胰岛素，减少或停用胰岛素促泌剂 DKA（包括血糖正常 DKA）：监测酮症酸中毒并在手术前 3 天停用，以防止术后酮症酸中毒 截肢风险：下肢截肢、PVD、软组织感染、神经病变和足部溃疡患者慎用 感染：监测生殖器真菌感染、尿路感染、软组织感染和下肢溃疡 骨折：监测骨折（卡格列净）		
正在研究的领域	射血分数降低或保留的心力衰竭（CHIEF-HF）	急性心肌梗死（DAPA-MI），射血分数保留的心力衰竭（DELIVER，PRESERVED-HF）	急性心肌梗死（EMPACT-MI）

1. 恩格列净 EMPA-REG OUTCOM（Empagliflozin CV Outcome Event Trial in T2D Patients）试验将 T2DM 患者随机分配到恩格列净组或安慰剂组。恩格列净组主要不良心血管事件的发生率降低了 15%，主要是由于心血管原因死亡率减少了 38%。恩格列净随后获得 FDA 批准，用于降低成人 T2DM 患者伴有 CV 疾病的 CV 死亡风险。

2. 达格列净 The DECLARE-TIMI 58（Multicenter Trial to Evaluate the Effect of Dapagliflozin on the Incidence of CV Events-Thrombolysis in Myocardial Infarction 58）试验表明，与安慰剂相比，接受达格列净治疗的患者 CV 死亡率或心力衰竭住院率减少 17%，主要是由于心力衰竭住院率减少了 27%。在本试验中，MACE 的总体发病率并未降低。达格列净被 FDA 批准用于降低患有 T2DM 和 ASCVD 或

ASCVD 危险因素患者的 HF 住院风险。

3. 卡格列净 在对 CANVAS (Canagliflozin Cardiovascular Assessment Study) 和 CANVAS-Renal 试验的综合分析发现,卡格列净可使糖尿病患者的主要不良心血管事件降低 14%。CREDENCE (Evaluation of the Effects of Canagliflozin on Renal and CV Outcomes in Participants With Diabetic Nephropathy) 试验显示,服用卡格列净的患者,其发生 ESRD、血清肌酐水平加倍,或因肾脏或心血管原因死亡的综合情况减少 30%。与安慰剂组相比,卡格列净组的心力衰竭住院风险同样减少了 39%。卡格列净获得 FDA 批准,用于降低 CVD 患者发生 MACE 的风险,以及降低糖尿病肾病患者发生 ESRD、肾功能恶化和心力衰竭住院的风险。

(二)减少 HFrEF 患者的心血管事件

新近公布的随机对照试验表明,无论是否存在 T2DM,HFrEF 患者使用 SGLT2 抑制剂均可心血管获益。

1. 达格列净 DAPA-HF (Dapagliflozin and Prevention of Adverse Outcomes in Heart Failure) 纳入了伴或不伴 T2DM 的 HFrEF 患者,发现达格列净可使 CV 死亡率和心力衰竭住院率降低 25%。FDA 批准达格列净可进一步用于减少 NYHAII-Ⅳ级 HFrEF 患者的 CV 死亡率和心力衰竭住院率,无论其是否患有 T2DM。

2. 恩格列净 EMPEROR-Reduced (Empagliflozin Outcome Trial in Patients with Chronic Heart Failure with Reduced Ejection Fraction) 同样纳入了伴或不伴 T2DM 的 HFrEF 患者,并证明恩格列净可使 CV 死亡率和 HF 住院率降低 25%。因此在 2021 年,恩格列净获得 FDA 批准用于 HFrEF 患者,无论其是否患有 T2DM。EMPEROR-Preserved (Empagliflozin outcome trial in Patients With chronic heart Failure With Preserved Ejection Fraction) 纳入了伴或不伴 T2DM 的 HFpEF 患者,结果显示随机分配到恩格列净组患者的 CV 死亡率和心力衰竭住院率降低了 21%。

(三)禁忌证和注意事项

所有 SGLT2 抑制剂的禁忌证包括:药物过敏,妊娠或哺乳及透析的 ESRD。SGLT2 抑制剂不适合治疗 1 型糖尿病（T1DM）或糖尿病酮症酸中毒（DKA），因此不应在这些患者中考虑应用。不建议 GFR < 30ml/min 的患者使用卡格列净。不建议恩格列净初始治疗 GFR < 20ml/min 的心力衰竭，以及用来控制 GFR < 30ml/min 患者的血糖。不建议 GFR < 25ml/min 的患者为了心血管获益而启用达格列净。同样对 GFR < 45ml/min 的患者，不推荐启用达格列净用于血糖控制。

与 SGLT2 抑制剂相关的不良事件包括已在随机对照试验中证明会增加生殖器真菌感染的风险，以及上市后报告中描述的尿路感染。使用 SGLT2 抑制剂的患者也有发生 DKA 的风险，包括血糖正常的 DKA。虽然早期随机对照试验提示卡格列净的下肢截肢率较高，但随后的临床试验数据表明截肢率低于之前报道的数据，因此 FDA 删除了关于截肢风险的黑盒子警告。在达格列净或恩格列净的临床试验中没有观察到较高的截肢率。此外在 CANVAS 试验中，观察到服用卡格列净的患者骨折发生率增加。专家共识建议，下肢截肢、外周血管疾病、软组织感染、神经病变和糖尿病足溃疡患者应谨慎使用 SGLT2 抑制剂，同时建议接受 SGLT2 抑制剂治疗的患者应定期进行足部检查，并注意会阴部卫生。

【临床要点】

● 对于开始使用 SGLT2 抑制剂的患者，特别是基线血糖正常的患者，可以考虑根据经验减少胰岛素剂量，以降低 CV 风险。

● SGLT2 抑制剂禁用于妊娠、哺乳期或透析的 ESRD 患者，不推荐用于 GFR 减低患者（卡格列净：GFR < 30ml/min 的患者；恩格列净：GFR < 20ml/min 的心力衰竭患者、GFR < 30ml/min 患者的血糖控制；达格列净：GFR < 25ml/min 用于心血管获益、GFR < 45ml/min 患者的血糖控制）。

由于 SGLT2 抑制剂具有中等强度的利尿作用和抗血糖作用，因此医师在启用 SGLT2 抑制剂治疗的患者中，可以考虑经验性地减少

利尿剂量和胰岛素 / 胰岛素促分泌剂的剂量，以防止容量不足和低血糖。

（四）胰高血糖素样肽 -1 受体激动剂（GLP-1R 激动剂）

GLP-1R 激动剂是一种肠促胰岛素模拟物，可刺激胰腺分泌胰岛素，抑制胰高血糖素的释放，减缓胃排空。目前，美国有三种 GLP-1R 激动剂：利拉鲁肽、司美格鲁肽和度拉鲁肽，研究已经证实这些药物可以降低患有 ASCVD 或 ASCVD 危险因素糖尿病患者的 MACE 事件（表 12.2）。

1. 心血管获益

（1）利拉鲁肽：TheLEADER（Liraglutide Effect and Action in Diabetes: Evaluation of CV Outcome Results）试验纳入了基线状态下，大多伴有心血管疾病（81.3%）或心血管危险因素的糖尿病患者。结果发现，与安慰剂组相比，糖尿病患者使用利拉鲁肽可使 MACE 事件减少 13%。The SCALE（Satiety and Clinical Adiposity-Liraglutide Evidence in Nondiabetic and Diabetic Individuals）试验将体重指数（BMI）升高的非糖尿病患者随机分为每天服用 3.0mg 利拉鲁肽组和安慰剂组。56 周时，服用利拉鲁肽的患者体重比安慰剂组减轻了 5.6kg。利拉鲁肽随后被 FDA 批准用于降低 T2DM 患者发生 MACE 事件的风险，以及用于减轻 BMI 升高的非糖尿病患者的体重。

（2）司美格鲁肽：SUSTAIN-6（Trial to Evaluate CV and Other Long term Outcomes With Semaglutide in Subjects With Type 2 Diabetes）同样招募了大部分基线患有心血管疾病的糖尿病患者（83.0%），结果发现皮下注射司美格鲁肽可使 MACE 事件发生率降低 26%，主要原因是非致死性脑卒中的减少。STEP 1（Semaglutide Treatment Effect in People with obesity）研究将 BMI 升高的非糖尿病患者随机分组，分别接受每周 2.4mg 司美格鲁肽和安慰剂治疗。68 周时，司美格鲁肽组患者的体重较安慰剂组减轻增加 12.7kg。因此，美国 FDA 批准皮下注射司美格鲁肽，以降低 T2DM 患者的 MACE 风险，并批准每周使用 2.4mg 的较高剂量的司美格鲁肽，以减轻肥胖或体重超标且至少有一种体重相关症状的成年人体重。

表12.2 GLP-1R 激动剂和心血管益处

	度拉鲁肽	利拉鲁肽	司美格鲁肽
初始剂量	每周0.75mg, 皮下注射	每天0.6 mg, 皮下注射	每周0.25mg, 皮下注射
CV获益的上调剂量和目标剂量	可增加目标剂量每周1.5mg, 皮下注射	每周增加0.6mg直到1.8mg, 皮下注射	每4周双倍剂量直到每周1mg, 目标剂量皮下注射
FDA心血管益处适应证	1. 控制血糖 2. 降低患有2型糖尿病合并ASCVD或有ASCVD危险因素的成人MACE (REWIND) 3. 每周3.0~4.5mg, 用于减轻T2DM患者的体重 (AWARD-11)	1. 控制血糖 2. 降低2型糖尿病合并ASCVD成人患者的心肌梗死、卒中或心血管死亡 (LEADER) 3. 每天3.0mg减轻体重 (SCALE)	1. 控制血糖 2. 减少2型糖尿病合并ASCVD成人患者的心肌梗死、卒中或心血管死亡 (SUSTAIN-6) 3. 每天2.4mg减轻体重 (STEP 1)
禁忌证	1. 药物过敏 2. 妊娠或哺乳 3. 甲状腺髓样癌或多发性内分泌肿瘤2型 (MEN2) 的个人或家族病史 4. 不建议严重胃肠道疾病患者使用		

续表

	度拉鲁肽	利拉鲁肽	司美格鲁肽
注意事项	恶心：监测恶心和呕吐，从低剂量开始，逐渐上调剂量 低血糖：考虑经验性降低胰岛素，减少或停用胰岛素促泌剂。在开始使用 GLP-4R 激动剂之前停用 DPP-1 抑制剂 　监测低血糖 胃排空：既往接受过胃部手术的患者慎用，不推荐胃轻瘫患者使用 糖尿病视网膜病变：(使用司美格鲁肽报告) 建议进行指南指导的眼科检查 胰腺炎：监测胰腺炎，如果确诊胰腺炎，则永久性停药		
正在研究的领域	非酒精性脂肪性肝炎 (REALIST)	超重/肥胖伴合并症 (REALIST)	外周动脉疾病 (STRIDE)

（3）度拉鲁肽：The REWIND（Researching Cardiovascular Events with a Weekly Incretin in Diabetes）研究与其他 GLP-1R 激动剂研究相比，样本中既往无 CVD 病史的患者比例最大，其中 31.5% 的参与者有基线 CVD 病史。与安慰剂相比，度拉鲁肽使 MACE 事件降低 12%，这主要是由非致命性卒中的减少所导致。The AWARD-11（Assessment of Weekly AdministRation of LY2189265 in Diabetes）试验将服用二甲双胍的 2 型糖尿病患者随机分为每周服用度拉鲁肽 3.0mg 或 4.5mg 和每周服用 1.5mg，结果发现随机分为 4.5 mg 剂量度拉鲁肽的患者在 36 周时比 1.5mg 剂量度拉鲁肽组患者体重减轻增加 1.6kg。度拉鲁肽已被 FDA 批准用于降低伴或不伴 ASCVD 糖尿病患者的 MACE 事件，3.0mg 或 4.5mg 剂量度拉鲁肽已被批准用于减轻 T2DM 患者的体重。

2.禁忌证和注意事项　　GLP-1R 激动剂的禁忌证包括对药物过敏，妊娠或哺乳，以及有甲状腺髓样癌或多发性内分泌肿瘤 2 型（MEN2）的个人史或家族史。与 SGLT2 抑制剂类似，GLP-1R 激动剂不适用于治疗 T1DM 或 DKA。

对于血糖控制合理的糖尿病患者，在开始使用 GLP-1R 激动剂时，专家共识建议经验性减少胰岛素剂量（作为基线用药），并减少或停用胰岛素促泌剂（如格列本脲、格列吡嗪、格列美脲）以避免诱发低血糖。在开始使用 GLP-1R 激动剂之前，应停用二肽基肽酶 -4（DPP-4）抑制剂。恶心和呕吐是 GLP-1R 激动剂开始使用时最常见的副作用，这些副作用可以通过低剂量开始并逐渐增加剂量来克服。GLP-1R 激动剂会导致胃排空延迟，因此应谨慎用于既往胃部手术的患者。不建议用于有症状的胃轻瘫或严重胃肠疾病的患者。已有司美格鲁肽引起糖尿病视网膜病变的报道，对于开始使用司美格鲁肽的患者，建议进行指南指导的眼科检查。GLP-1R 激动剂上市后报告中描述了胰腺炎，但在随机对照试验中并没有发现。既往有过胰腺炎发作的患者应无限期停用 GLP-1R 激动剂。

【临床要点】

• 对于开始使用 GLP-1R 激动剂以降低 CV 风险的患者，考虑经验性地减少胰岛素剂量，尤其是基线血糖正常的患者。

• GLP-1R 激动剂的禁忌证包括对药物过敏、妊娠或哺乳，以及有甲状腺髓样癌或多发性内分泌肿瘤 2 型（MEN2）的个人史或家族史。

• 在开始使用 GLP-1R 激动剂之前，应停用 DPP-4 抑制剂。

关键点

• 三种 GLP-1R 激动剂——度拉鲁肽、利拉鲁肽和司美格鲁肽注射剂，已被证明可减少 T2DM 合并 ASCVD 患者的 MACE 事件。度拉鲁肽也被证明可以降低伴有 T2DM 和 ASCVD 危险因素患者的 MACE 事件。GLP-1R 激动剂也被证明可以减少 BMI 升高患者的体重。

• 三种 SGLT2 抑制剂——卡格列净、达格列净和恩格列净，已被证明可以减少 T2DM 伴 ASCVD 或 ASCVD 危险因素患者的心力衰竭住院和 CV 死亡。此外，无论 T2DM 状态如何，达格列净和恩格列净已被证明可降低 HFrEF 患者的心力衰竭住院率和 CV 死亡率。

• 二甲双胍禁用于对该药物过敏、GFR＜30ml/min、急性或慢性代谢性酸中毒患者。

• 妊娠、哺乳和透析的 ESRD 是所有 SGLT2 抑制剂的禁忌证。对于低 GFR，不推荐开始使用 SLGT2 抑制剂（卡格列净：GFR＜30ml/min 禁用。恩格列净治疗心力衰竭：GFR＜20ml/min 禁用，用于血糖控制：GFR＜30ml/min 禁用。达格列净用于心血管获益：GFR＜25ml/min 禁用和用于血糖控制：GFR＜45ml/min 禁用）。

• GLP-1R 激动剂的禁忌证包括对药物过敏，妊娠或哺乳，以及有甲状腺髓样癌或多发性内分泌肿瘤 2 型（MEN2）的个人史或家族史。

- 在开始使用 SGLT2 抑制剂的患者中，报告的不良反应包括糖尿病酮症酸中毒（DKA，包括正常血糖 DKA）、生殖器真菌感染、尿路感染、软组织感染和下肢溃疡。
- 在开始使用 GLP-1R 激动剂的患者中，报告的不良反应包括恶心、呕吐胃排空延迟和胰腺炎。

（张艺楠　译　姚计文　审校）

第四篇 冠 心 病

第13章 稳定型缺血性心脏病

Daniel Katz，Michael C. Gavin

缩略语

ACS	Acute coronary syndrome	急性冠脉综合征
BMI	Body mass index	体重指数
BNP	Brain natriuretic peptide	脑钠肽
BP	Blood pressure	血压
CABG	Coronary artery bypass graft	冠状动脉旁路移植术
CAD	Coronary artery disease	冠状动脉疾病
CBC	Complete blood count	全血细胞计数
CCTA	Coronary computed tomography angiography	冠状动脉计算机断层扫描血管造影术
CK	Creatinine kinase	肌酸酐激酶
CMP	Complete metabolic panel	生化全项检查
CMR	Cardiac magnetic resonance imaging	心脏磁共振成像
CV	Cardiovascular	心血管疾病
ECG	Electrocardiogram	心电图
EF	Ejection fraction	射血分数
GDMT	Guideline directed medical therapy	指南指导的药物治疗
GI	Gastrointestinal	胃肠道
HbA1c	Hemoglobin A1c	血红蛋白 A1c
HMG-CoA	3-hydroxy-3-methyl-glutaryl-	3- 羟基 -3- 甲基戊二酰辅酶

	CoA reductase	A 还原酶
LDL-C	Low density lipoprotein cholesterol	低密度脂蛋白胆固醇
MI	Myocardial infarction	心肌梗死
NEJM	New England Journal of Medicine	新英格兰医学杂志
NNT	Number needed to treat	需要治疗的数量
PCI	Percutaneous coronary intervention	经皮冠状动脉介入治疗
PCSK9	Proprotein convertase subtilisin/ kexin type 9	前蛋白转化酶枯草溶菌素 9
PDE5	Phosphodiesterase type 5	磷酸二酯酶 5 型
SARS-Cov-2	Severe acute respiratory syndrome coronavirus 2	严重急性呼吸系统综合征冠状病毒 2
SGLT2	Sodium-glucose cotransporter 2	钠 - 葡萄糖协同转运蛋白 2
SIHD	Stable ischemic heart disease	稳定型缺血性心脏病
SPECT	Single photon emission computed tomography	单光子发射计算机断层成像
UA	Unstable angina	不稳定型心绞痛

一、诊断和临床评估

（一）关键定义

1. 冠状动脉疾病（CAD） 冠状动脉中有动脉粥样硬化斑块，无论其对血流的影响如何。

2. 稳定型缺血性心脏病（SIHD） 以症状稳定为特征的临床综合征，症状通常表现为心绞痛：因劳累或情绪激动引起的疼痛或压迫感，可通过休息或含服硝酸甘油缓解。

CAD 是导致 SIHD 的一个可能原因。

3. 不稳定型心绞痛（UA） 是急性冠脉综合征（ACS）的症状表现。

（1）这些症状（可能与 SIHD 类似）要么是在较少的刺激下出现，要么是在完全没有刺激的情况下出现，如在休息时出现。

（2）ACS 是由心肌供氧和需氧的急性失衡引起的，通常是由冠状动脉血流量的急剧减少所致。

1）ACS 的范围包括从单纯的不稳定型心绞痛（UA）到心肌梗死（MI）。

2）ACS 往往需要住院治疗。

【临床要点】不要将新诊断的 SIHD 与 ACS 混淆！
首次出现的"新发"心绞痛并不一定意味着病情不稳定。

（二）病史

1. SIHD 患者无论是首诊还是随访，都要明确其症状的详细信息。

（1）他们通常会出现哪些症状（典型的心绞痛、呼吸困难或其他非典型症状）？

（2）什么程度负荷会引发他们的症状？

（3）当他们出现这些症状时，他们会怎么做（休息、服用硝酸甘油等）？

（4）症状是否发生了变化或演变？症状的演变提示着应进一步检查和治疗。

2. 评估其他部位血管床的变化。

（1）间歇性跛行。

（2）一过性神经系统症状。

3. 警惕新出现的危险症状

（1）既往心绞痛或新出现心绞痛，均于静息时发作。

（2）晕厥 / 周期性头晕 / 心悸提示有心律失常存在。

（3）新出现的下肢水肿。

（三）体格检查

SIHD 患者的体检通常是正常或非特异性，但体检有利于发现其他的非冠状动脉粥样硬化性血管疾病。新发或恶化的症状提示应进行更详细的检查。

1. 晕厥 → 听诊新杂音。

2. 间歇性跛行 → 外周脉搏搏动 / 踝肱指数。

3. 神经系统症状 → 神经系统检查。

4. 下肢水肿→颈静脉搏动，颈静脉怒张，听诊 S3，听诊肺部啰音。

（四）SIHD 的常规检查

1. 实验室检查

（1）SIHD 的实验室检查着重于合并症相关检测内容：CBC，CMP，血脂检查，HbA1c，BNP 和基线 CK 特别是诊断 CAD 时。

（2）如果症状加重，可以考虑重复实验室检查。

2. 心电图

（1）所有疑似 SIHD 的患者在初步诊断、新发或症状不断变化时都应该完善静息心电图（ECG）。

（2）心电图可以是正常的；出现病理性 Q 波提示既往有心肌梗死。

（3）心电图异常还能指导负荷运动试验的选择（见下文和第 7 章）。

3. 静息超声心动图

（1）不需要常规检查。

（2）如果有下列情况应考虑完善静息超声心动图：

1）心力衰竭、心脏瓣膜疾病的体征、症状。

2）已知既往心肌梗死或 ECG 出现病理性 Q 波。

3）有室性心律失常的证据，提示潜在心肌病。

（五）进一步的非侵入性检查

1. 门诊非侵入性检查通常适用于以下两类人群：

（1）出现疑似 SIHD 新发症状的患者。

（2）已知有 SIHD 病史，出现新发症状或症状恶化的患者。

如上所述，新发 SIHD 和 ACS 是不同的临床综合征：新发 SIHD 可以通过门诊检查进行评估，而 ACS 则需要住院治疗。

2. 非侵入性检查可以识别 CAD 患者并评估预后。

3. 当新发胸痛的病因确实不明确时（即验前概率为 20% ～ 80%），非侵入性检查最有价值。

（1）当 CAD 的概率较低时（图 13.1 和表 13.1），通常不需要进行进一步检查，否则有假阳性风险。

（2）检查之前应考虑以下情况：① CAD 的验前概率；② 运动能力；③ ECG 异常（图 13.2 和图 13.3）。

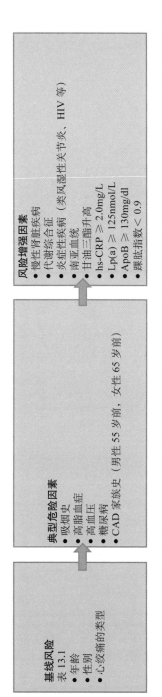

基线风险
表 13.1
● 年龄
● 性别
● 心绞痛的类型

典型危险因素
● 吸烟史
● 高脂血症
● 高血压
● 糖尿病
● CAD 家族史（男性 55 岁前，女性 65 岁前）

风险增强因素
● 慢性肾脏疾病
● 代谢综合征
● 炎症性疾病（类风湿性关节炎，HIV 等）
● 南亚血统
● 甘油三酯升高
● hs-CRP ≥ 2.0mg/L
● Lp(a) ≥ 125nmol/L
● ApoB ≥ 130mg/dl
● 踝肱指数 < 0.9

图 13.1 CAD 风险评估方法从基线风险开始，使用标准风险因素进行修改，利用在线可用的风险计算器。使用风险增强因素可以实现进一步的风险分层

无法解释的运动负荷心电图
● 伴有复极异常的左心室肥厚
● 左束支传导阻滞
● 心室起搏
● 洋地黄效应
● 预激综合征
● 静息时 ST 段压低 ≥ 1mm

图 13.2 无法解释的心电图特征

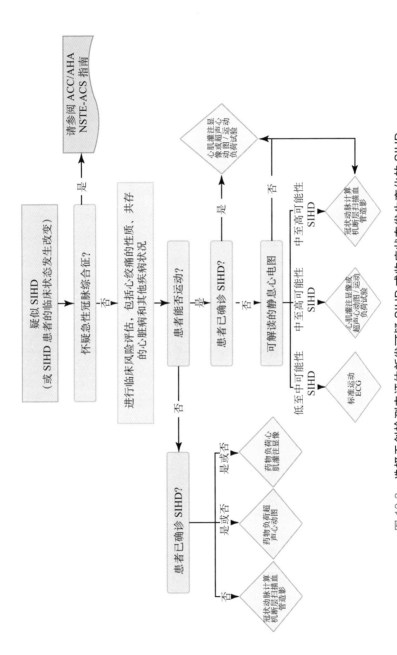

图 13.3　选择无创检测来评估新发可疑 SIHD 或临床状态发生变化的 SIHD

SIHD. 稳定缺血性心脏病；ACC/AHA NSTE-ACS. 美国心脏病学会 / 美国心脏协会非 ST 段抬高型急性冠脉综合征；ECG. 心电图

表 13.1　**根据年龄和性别，预测有症状的患者冠状动脉疾病 ≥ 70% 的可能性**

年龄 (岁)	非心绞痛性胸痛（%）		非典型心绞痛（%）		典型心绞痛（%）	
	男	女	男	女	男	女
40 ～ 49	0 (0.0 ～ 8.4)	—	5 (2.5 ～ 7.9)	—	10 (2.1 ～ 26.5)	—
50 ～ 59	5 (1.7 ～ 11.9)	2 (0.2 ～ 6.7)	7 (5.1 ～ 8.9)	3 (1.9 ～ 4.3)	9 (4.3 ～ 15.7)	0 (0.0 ～ 3.6)
60 ～ 69	6 (1.7 ～ 15.0)	3 (0.6 ～ 7.9)	11 (8.6 ～ 14.3)	4 (2.9 ～ 6.0)	19 (11.4 ～ 29.4)	1 (0.0 ～ 5.4)
≥ 70	5 (0.1 ～ 26.0)	8 (1.7 ～ 21.9)	13 (7.9 ～ 18.9)	6 (3.5 ～ 9.3)	40 (21.1 ～ 61.3)	8 (2.2 ～ 19.2)

（六）检查的类型

1. 负荷（功能）试验（表 13.2）。

（1）最常见的非侵入性检查形式。

（2）选择负荷方式：①运动；②药物。

（3）选择评估缺血的方式：① ECG；②超声心动图；③单光子发射计算机断层扫描；④较少情况下使用：正电子发射断层扫描或心脏 MRI。

2. 用于解剖学检查的冠状动脉计算机断层扫描血管造影（CCTA）

（1）越来越多地用于评估胸痛。

（2）欧洲心脏病学会和英国国家健康与护理优化研究所建议将 CCTA 作为评估无已知 CAD 患者胸痛的初始检查。

（3）主要优势

1）阴性预测值高（避免不必要的心导管检查）。

2）识别非阻塞性冠状动脉疾病和冠状动脉先天性畸形。

3）不需要运动。

（4）近期相关的重要临床试验

1）PROMISE，NEJM 2015：在中危症状性 SIHD 患者中，CCTA 与作为初始诊断检测的功能检查相比，在不良心血管事件方面没有差异。

2）SCOT-HEART，NEJM 2018：在 SIHD 患者中，CCTA+ 标准治疗 = 冠心病或非致死性心肌梗死死亡的主要复合终点事件发生率下降。

3. 侵入性冠状动脉造影检查

（1）通常不适用于 SIHD 的初始评估。

（2）对于患病可能性极高的患者（即 > 90%），无创检查提供的有用信息很少，因此在影响治疗决策时需进行血管造影检查。

表 13.2　CAD 检查项目总结

检查	首选压力模式	优点	缺点
心电图无影像学检查	运动	低成本	最低灵敏度（61%）受心电图适用性限制
负荷超声心动	运动 多巴酚丁胺	高灵敏度 同时获取瓣膜数据和充盈压力 无辐射	LBBB 或起搏心脏中不太容易解释 非常瘦或非常肥胖的人可能图像质量差
SPECT	运动 血管扩张剂（瑞加德松，双嘧达莫）	高灵敏度 在超重人群中效果很好	辐射 更贵
PET	运动 血管扩张剂（瑞加德松，双嘧达莫）	极其敏感 对超重个体效果很好 可以提供微血管功能障碍数据	辐射 更昂贵 不能广泛应用
MRI	血管扩张剂（瑞加德松，双嘧达莫）	极其敏感 适用于超重个体 可以提供生存能力数据	辐射 更昂贵 不能广泛应用
CCTA	不适用	无须运动 只需无创解剖检查，提供冠状动脉异常的数据 比 SPECT 辐射少	需要碘造影剂 某些辐射图像受限于不规则节律或快心率

LBBB. 左束支传导阻滞；CCTA. 冠状动脉计算机断层扫描血管造影；SPECT. 单光子发射计算机断层扫描；PET. 正极发射断层扫描；MRI. 磁共振成像

（七）检查选择的要点

1. 对于可以运动并有可解释心电图的中危患者（图 13.3），单纯运动试验心电图为 I A 类指征。

无成像的运动试验的灵敏度有限，仅为61%（即39%的假阴性率），对于女性结果更差。

【临床要点】在实践中，通常倾向在运动中加以成像以提高灵敏度。

影像学的使用在指南中被列为 II a 类适应证。

如果心电图无法判读，则必须辅助影像学检查。

2. 对于处于验前概率中度程度的患者，无论其运动能力如何，CCTA 都是评估胸痛的合适的一线检查方法。

3. 药物负荷影像学检查适用于：不能运动或不能进行足够强度运动以形成有效检查结果的患者。

（1）超声心动图和 MRI，采用多巴酚丁胺为药物负荷。

（2）SPECT 和 PET，则使用血管扩张剂为药物负荷（瑞加德松、双嘧达莫）。

4. 在选择影像学检查方式时，请考虑您所在机构的资源和技术专长。

5. 超声心动图没有电离辐射，可提供有关瓣膜功能和心脏腔室充盈压的信息。

【临床要点】对于左束支传导阻滞或心室起搏的患者，应避免负荷超声心动图检查。

心脏的异常电活动会影响对室间隔（LAD 区域）缺血状况的评估。

6. CCTA、SPECT 或 PET 成像不易受到与体型有关不良图像质量的影响。

7. 当有已知 CAD/SIHD 病史时，且抗心绞痛治疗时症状正在出现或症状进展，最好通过影像学功能检查来评估，通过确定缺血位置和量化缺血情况，为血运重建提供决策依据。

此种情况下，CCTA/ 非功能成像的价值较低。

（八）非阻塞性冠状动脉疾病的 SIHD

1. 约 30% 出现心绞痛的患者没有阻塞性冠状动脉疾病。

2. 无阻塞性冠状动脉疾病的心绞痛在女性中更为常见。

3. 缺血事件的风险仍然增加，药物治疗仍然适用！

4. CCTA 是诊断非阻塞性冠状动脉疾病的最佳检查方法。

5. 在有心绞痛的非阻塞性 CAD 患者中，50% ～ 65% 的患者被认为患有冠状动脉微血管功能障碍。可通过 CMR 和 PET 灌注评估微血管功能。

（九）何时转诊给心脏病专业医师

1. 当检查方法不明确时。

2. 非侵入性检查后诊断不确定，需要考虑冠状动脉造影时。

3. 疑似微血管功能障碍或变异型（Prinzmetal）心绞痛时。

二、治疗

（一）治疗目标

1. 预防缺血事件（脑血管、冠状动脉和外周血管）（图 13.4）。

2. 减轻心绞痛症状。

这些目标是独立的！

（二）改善生活方式

1. 戒烟　吸烟可使心血管疾病死亡率增加 50%。

2. 体育锻炼　目前的指南建议每周至少进行 150 分钟的中等强度活动或 75 分钟的高强度活动。SIHD 和心肌梗死后患者应参加心脏康复计划。

3. 饮食调整　强调蔬菜、水果、全谷物、豆类、健康蛋白质来源（低脂乳制品、低脂家禽、鱼等海鲜和坚果）和非热带植物油的摄入量。应限制甜食、含糖饮料和红肉的摄入。

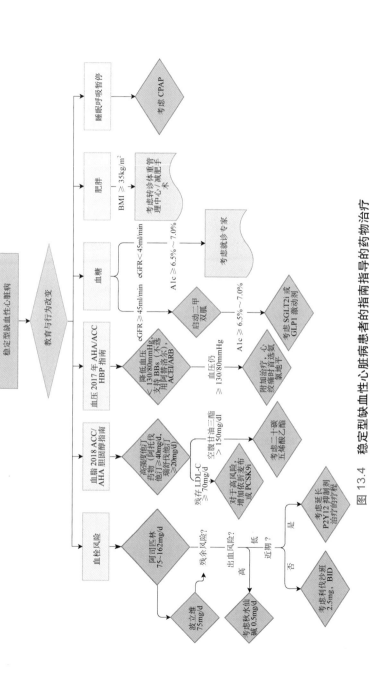

图 13.4 稳定型缺血性心脏病患者的指南指导的药物治疗

A1c. 血红蛋白A1c; ACC. 美国心脏学会; ACEI. 血管紧张素转换酶抑制剂; AHA. 美国心脏协会; ARB. 血管紧张素受体阻滞剂; BBs. β 受体阻滞剂; BID. 每日 2 次; BMI. 体重指数; CPAP. 持续气道正压通气; eGFR. 估计肾小球滤过率; GLP1. 胰高血糖素样肽 1; HBP. 高血压; LDL-C. 低密度脂蛋白胆固醇; SGLT2i. 钠 - 葡萄糖协同转运蛋白 2 抑制剂

141

4. 适量饮酒 每天一杯，没有害处，可能有益；每天两杯以上，没有益处，且可能有害。大量饮酒会加重高血压，并可能诱发 SIHD 缺血，应予避免。

5. 心理健康 减轻心理压力的干预措施可能会改善 SIHD 患者的临床结局。

（三）针对特殊危险因素 / 合并症的药物治疗

1. 血脂

（1）HMG-CoA 还原抑制剂（他汀类药物）是控制血脂的主要药物。

（2）对于 SIHD 患者：< 75 岁，推荐使用高强度他汀类药物（阿托伐他汀 80mg 或瑞舒伐他汀 20 ～ 40mg）；> 75 岁则适当降低药物强度。

（3）对于高风险患者，可依次增加依折麦布和 PCSK9 抑制剂，使 LDL-C 达到 < 70mg/dl 的靶目标值。

高风险 = 既往多个 CV 事件或 CV 事件 + 多个危险因素。

（4）不再推荐烟酸用于降低 LDL-C。

（5）鱼油：属于非处方制剂且尚未显示出一致的获益，但对于甘油三酯升高的 SIHD 患者，在大剂量他汀类药物和阿司匹林治疗基础上，二十碳五烯酸乙酯可使心血管事件减少 25%（REDUCE-IT，NEJM 2019）。

2. 高血压

（1）指南：SIHD 患者的血压目标值为 < 130/80mmHg。

最新试验：SPRINT，NEJM 2015——对于 50 岁以上的 SIHD 患者，降低血压（121 vs. 136mmHg）可使 CV 事件减少 31%，NNT = 44。

（2）药物的选择取决于合并症和其他指标（如心绞痛、充血性心力衰竭、慢性肾病或糖尿病）。

3. 糖尿病

（1）尽可能初始给予二甲双胍治疗。

（2）对于 HbA1c 仍 > 6.5% ～ 7% 的 SIHD 患者，应考虑使用 SGLT2 抑制剂（如恩格列净、卡格列净、达格列净）和（或）GLP-1

受体激动剂（如利拉鲁肽、司美格鲁肽）。两者均被证明可以减少心血管事件。

4. 肥胖　生活方式的改变至关重要。如果 BMI > 35，请考虑减肥手术。在 2 型糖尿病患者中，Roux-en-Y 胃旁路术可以减少 CV 事件。

（四）独立于危险因素的预防 SIHD 患者心肌梗死或死亡的药物治疗

1. 抗血小板治疗

（1）如果患有任何的动脉粥样硬化性心血管疾病（CAD、SIHD、外周动脉疾病等），推荐使用中等剂量的阿司匹林治疗，通常为 81mg。

（2）当阿司匹林有禁忌时（例如过敏），患者可每天服用 75mg 氯吡格雷治疗。

2. 抗凝　抗凝可以减少缺血性事件，但会增加出血事件！应与心脏病专业医师一起讨论风险 / 获益情况。

最新试验 COMPASS，NEJM 2017：2.5mg、每日 2 次的极低剂量利伐沙班可降低 SIHD 患者的心血管死亡率，但付出代价是出血风险增加。

3. 抗炎治疗　LoDoCo2 试验（NEJM 2020）表明，0.5mg/d 秋水仙碱可减少慢性冠状动脉疾病患者的心血管事件。

4. 其他治疗

（1）SIHD 患者应每年接种流感疫苗。

（2）SIHD 患者发生 SARS-CoV-2 并发症的风险增加，建议接种疫苗。

5. 治疗心绞痛的药物

（1）β 受体阻滞剂：长期缓解症状的初始治疗。通常从这里开始！

【临床要点】所有 β 受体阻滞剂均可减轻症状，即使对于外周动脉疾病患者，像卡维地洛或拉贝洛尔这样兼有 α 受体阻滞作用的药物，亦可防止未被抑制的 α 受体激动作用介导的血管收缩。

1）对于 EF 降低的患者，应根据指南优先选择卡维地洛、琥珀酸美托洛尔和比索洛尔。

2）禁用于严重的支气管痉挛性肺病。

（2）钙通道阻滞剂

1）氨氯地平：二氢吡啶类钙通道阻滞剂，为首选药物。

2）地尔硫䓬和维拉帕米：非二氢吡啶类钙通道阻滞剂在 β 受体阻滞剂产生副作用的情况下可以使用。

鉴于其负性肌力作用，射血分数降低的患者应避免使用。

（3）硝酸盐

1）短效硝酸盐：舌下含服硝酸甘油或使用硝酸甘油喷雾剂是立即缓解心绞痛的理想选择。患者可以每 5 分钟给药 1 次。最多给药 3 次。

2）长效硝酸盐

①每日 3 次硝酸异山梨酯。

②每日 1 次（有时 2 次）单硝酸异山梨酯。

3）经皮硝酸甘油软膏：提醒患者硝酸盐和 PDE5 抑制剂之间的相互作用可导致低血压。

（4）雷诺嗪是一种抗心绞痛药，它通过对晚期钠电流的影响来减少心绞痛

1）它会延长 QTc，如果患者正在服用其他延长 QT 的药物，则应谨慎使用。

2）副作用主要是胃肠道不适。

3）通常是四线抗心绞痛药物。

6. SIHD 的血运重建

（1）缺血症状进行性加重或最大程度药物治疗无效的患者推荐血运重建（PCI 或 CABG）（Ⅰ A 类推荐）。

（2）在 ISCHEMIA 试验中（NEJM 2020），血运重建并不能减少中度或重度缺血 SIHD 患者的缺血性心血管事件或死亡。但血运重建确实改善了症状。

（3）根据观察性数据，对于有症状的左前降支动脉近端病变或

多支血管病变的患者，可考虑血运重建加 GDMT 的初始治疗策略。

与心脏科专业医师一起讨论。

关键点

● 出现新发症状的患者：应鉴别新发 SIHD 和 ACS，并根据人口统计学和合并症考虑基线风险。

● 考虑对新发 SIHD 患者进行非侵入性检查（运动或药物负荷试验的心电图、超声或核素成像）或进行 CAD 解剖学评估（CCTA）。CCTA 越来越多地被推荐为一线检查方法。

● 治疗的目标是尽量减少心血管不良结局和死亡，并减轻症状。这些目标通常通过不同的药物治疗来实现。治疗策略的选择应以指南为基础。

● 考虑与心脏科专业医师联合进行血管造影、血运重建，特别是对于严重近端血管病变、尽管接受了 GDMT 治疗但仍有持续症状的患者。

（张艺楠　译　姚计文　审校）

第 14 章　心肌梗死后评估和管理

Mariem A. Sawan, Michael McDaniel

缩略语

ACEI	Angiotensin-converting enzyme inhibitor	血管紧张素转换酶抑制剂
ARB	Angiotensin receptor blocker	血管紧张素受体阻滞剂
ASA	Aspirin	阿司匹林
AV fistula	Arteriovenous fistula	动静脉瘘
BMS	Bare metal stent	金属裸支架
CABG	Coronary artery bypass graft	冠状动脉旁路移植术
CAD	Coronary artery disease	冠状动脉疾病
CKD	Chronic kidney disease	慢性肾脏疾病
DES	Drug-eluting stent	药物洗脱支架
DM	Diabetes mellitus	糖尿病
ICD	Implantable cardioverter defibrillator	植入型心脏转复除颤器
LV	Left ventricle	左心室
MI	Myocardial infarction	心肌梗死
NSTEMI	Non-ST-elevation myocardial infarction	非 ST 段抬高型心肌梗死
PCI	Percutaneous coronary intervention	经皮冠状动脉介入治疗
PHQ-2	Patient health questionnaire-2	患者健康问卷 -2
STEMI	ST-elevation myocardial infarction	ST 段抬高型心肌梗死
TTE	Transthoracic echocardiography	经胸超声心动图

　　患者初次就诊时，和其建立融洽的关系、评估患者对其当前治疗方案的理解程度及患者的整体健康档案，极为重要。衡量患者对当前医疗状况的理解及其整体健康素养是极其重要的。除抑郁筛查外，要向患者说明定期随访及治疗可及性方面存在的障碍。

一、评估

对患者住院情况进行彻底梳理：

1. 患者为非 ST 段抬高型心肌梗死（NSTEMI）还是 ST 段抬高型心肌梗死（STEMI）。

2. 是接受了保守治疗，溶栓治疗（STEMI），还是经皮冠状动脉介入治疗（PCI）抑或冠状动脉旁路移植术（CABG）。

3. 如果接受了 PCI，要了解球囊扩张血管成形术和（或）支架植入术，支架的类型（金属裸支架 vs. 药物洗脱支架），血运重建是否成功。

4. 还要了解血运重建前后的冠状动脉病变程度，院内经胸超声心动图（TTE）结果及患者是否有任何急性心肌梗死后并发症。

（一）病史

病史包括持续性缺血的相关症状、心肌梗死后期合并症、手术操作相关并发症以及药物治疗副作用在内的所有重要的阳性或阴性发现。

1. 冠状动脉疾病（CAD）的症状　心绞痛或心绞痛等危症，例如呼吸急促。PCI 成功和最佳药物治疗后，心绞痛程度仍逐渐加重，频率逐渐增加，需警惕支架内再狭窄的可能。

2. 心力衰竭的症状　劳力性呼吸困难，端坐呼吸，夜间阵发性呼吸困难，双下肢水肿，体重增加，早饱，腹胀。

3. 心包炎　尖锐的胸骨后胸痛，发热。

4. 心律失常　心悸常被描述为不规则搏动感、快速跳动、漏跳、停跳或紧缩感。

5. PCI 相关并发症　穿刺部位疼痛或血肿（动静脉瘘、假性动脉瘤、皮下血肿）。少尿、皮肤变化、餐后腹部疼痛（胆固醇栓塞综合征）。

6. CABG 相关并发症　发热，胸骨切开部位伤口开裂。静脉血管移植相关并发症 - 伤口开裂、溃疡、蜂窝织炎。

7. 溶栓治疗　新发局灶性神经功能障碍的症状。

8. 筛查所有出血倾向　尤其是老年患者和接受三联抗栓药物治疗的患者。

9. 药物副作用　鼻窦炎（阿司匹林过敏），刺激性干咳（ACEI 或 ARB）。

10. 药物依从性　尤其是需要每日服用 2 次的药物，例如替格瑞洛。

11. 个人史　违禁药物使用、酗酒或吸烟。

12. 抑郁症　使用患者健康问卷 -2（PHQ-2）筛查抑郁症。

（二）体格检查

应该进行全面体格检查和仔细的心血管系统查体，务必包括以下内容：

1. PCI 术后患者管理　尤其是经皮股动脉穿刺患者，检查穿刺部位和远端血管搏动。查看有无假性动脉瘤的征象：按压疼痛、扩展性包块、收缩期杂音。动静脉瘘的体征：穿刺部位附近连续性杂音。

2. CABG 术后患者管理　需对胸骨切开伤口和静脉血管移植部位进行评估。

3. 出血倾向　苍白，淤伤，瘀斑。

【临床要点】

● 有效的门诊访视应包括以下内容：症状的全面梳理，是否有活动限制，药物治疗方案调整，心血管风险评估以及抑郁症筛查。若患者尚未进行康复治疗，还应转诊至心脏康复门诊。

● 务必询问并检查与持续心肌缺血、心肌梗死后并发症、手术操作并发症及药物副反应相关的症状和体征。

● 成功 PCI 术后和最佳药物治疗后仍出现疼痛程度及频率逐渐增加的心绞痛时，需警惕支架内再狭窄。

（三）心电图

需留意以下情况：

1. 新发心律失常。

2. β 受体阻滞剂禁忌证　PR 间期＞ 0.24s，二度和三度房室传导阻滞。

3. 心包炎特征 除 aVR 导联外，其余导联弥漫性 ST 段抬高和 PR 段下移（aVR 导联表现为 ST 段下移和 PR 段抬高）。

4. 室壁瘤特征 持续性 ST 段抬高。

（四）经胸超声心动图（TTE）

如果患者出院前 TTE 显示左室射血分数（LVEF）减低，或者患者出现与心力衰竭、心肌梗死后并发症相关的新发症状和（或）体征，或新出现的杂音，需要复查 TTE。影响治疗方案调整的 TTE 检查结果如下：

1. 左室射血分数降低或改善。

2. 可能需要抗凝治疗的广泛前壁室壁运动障碍。

3. 左心室血栓。

4. 左心室动脉瘤或假性动脉瘤。

【临床要点】如果心肌梗死后患者出现新发或恶化的心力衰竭，出现心肌梗死后并发症的症状和（或）体征或新出现杂音，则需复查 TTE。单纯近期心肌梗死（住院时 TTE 结果正常）不是复查 TTE 的指征。

二、长期药物治疗（表14.1）

（一）概述

1. 阿司匹林 81mg/d，每日一次，长期口服，如果阿司匹林不耐受，则氯吡格雷 75mg/d，每日一次，口服。

2. P2Y12 抑制剂治疗 适应证和疗程见图 14.1，选用以下方法之一：

（1）氯吡格雷（波立维）：75mg，每日一次，口服（特殊的不良反应：上呼吸道感染，流感样综合征，关节痛）。

（2）替格瑞洛：90mg，每日 2 次口服（特殊的不良反应：呼吸困难）。

表 14.1　心肌梗死后药物使用及其不良反应

类别，起始剂量	靶目标剂量	常见不良反应	禁忌证
BB			
比索洛尔 1.25mg, QD	比索洛尔 10mg, QD	头晕，头痛，疲劳 低血压症，支气管哮喘	PR 间期≥ 0.24 秒，二度和三度房室传导阻滞，严重的窦性心动过缓（HR < 45 次/分），病态窦房结综合征（植入心脏起搏器者除外）心源性休克，显性心力衰竭，活动性哮喘
卡维地洛 3.125mg, BID	卡维地洛 25mg, BID		
美托洛尔 12.5mg, QD	美托洛尔 25mg, BID		
ACEI			
依那普利 2.5mg, BID	依那普利 10mg, BID	头晕，低血压症，咳嗽（干咳）	ACEI 诱发的血管性水肿，遗传性或特发性血管性水肿的病史，与脑啡肽酶抑制剂合用 糖尿病或肾功能损害 [GFR < 60ml/ (min·1.73m²)] 的患者合用阿利吉仑时；孕妇
赖诺普利 5mg, QD	赖诺普利 20 ～ 35mg, QD		
ARB			
坎地沙坦 4mg, QD	坎地沙坦 32mg, QD	头晕 低血压症 疲劳 咳嗽（干咳）	糖尿病或肾功能损害 [GFR < 60ml/ (min·1.73m²)] 的患者合用阿利吉仑时 严重肝损伤（坎地沙坦）孕妇
氯沙坦 50mg, QD	氯沙坦 150mg, QD		
缬沙坦 20mg, BID	缬沙坦 240mg, BID		

续表

类别，起始剂量	靶目标剂量	常见不良反应	禁忌证
醛固酮拮抗剂			
螺内酯 25mg，QD	螺内酯 50mg，QD	男性乳房发育，高	起始血清钾 > 5.5 mmol/L
依普利酮 25mg，QD	依普利酮 50mg，QD	钾血症、性欲减	肌酐清除率（CrCl）≤ 30ml/min
		退，胃炎	与强效 CYP3A4 抑制剂（如酮康唑）合用
			高钾血症相关性疾病（如艾迪生病）孕妇
			高血压患者伴有以下疾病者禁用：2 型糖尿
			病（非胰岛素依赖）伴微量白蛋白尿；男
			性血清肌酐 > 2.0 mg/dl 或女性 > 1.8 mg/
			dl；肌酐清除率（CrCl）< 50ml/min；与
			钾剂或保钾利尿剂合用

BB. β- 肾上腺素能阻滞剂；ACEI. 血管紧张素转换酶抑制剂；ARB. 血管紧张素受体阻滞剂；BID. 每日 2 次；GFR. 肾小球滤过率；HR. 心率；QD. 每日一次

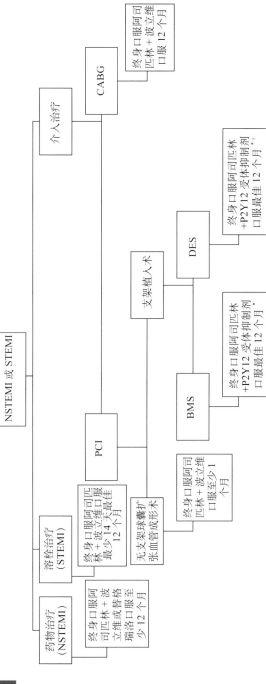

图 14.1 心肌梗死后 P2Y12 抑制剂的治疗流程及持续时间

* 对于植入 DES 或 BMS 的 PCI 患者，如果存在支架内血栓形成造成灾难性后果的风险（即左主干或 LAD 近端支架），建议波立维长期应用。

± 最近的试验推荐使用 3 个月的 DAPT，然后 9 个月的 P2Y12 抑制剂单药治疗（详见参考文献）；此建议未在同时期 AHA/ACC 指南中推荐。

BMS. 金属裸支架；CABG. 冠状动脉旁路移植术；DES. 药物洗脱支架；NSTEMI. 非 ST 段抬高型心肌梗死；PCI. 经皮冠状动脉介入治疗；STEMI. ST 段抬高型心肌梗死

（3）普拉格雷：10mg，每日一次，口服（TIA 或脑卒中病史者禁用。由于出血风险增高，对于年龄 ≥ 75 岁或体重 < 60kg 的患者，可减量至 5mg，每日一次）。

3. β - 肾上腺素能阻滞剂（BB）　如果左室射血分数（EF）≤ 40%，可使用琥珀酸美托洛尔缓释片、卡维地洛或比索洛尔。在密切监测心力衰竭症状和体征的情况下，逐渐增加用量（如每 2 周剂量加倍）至最大耐受剂量。

4. ACEI　所有心肌梗死后伴有 HF，EF ≤ 40%，高血压，糖尿病（DM），稳定 CKD 或前壁心肌梗死的患者，需终身服用 ACEI。ACEI 不能耐受者可使用 ARB。

5. 醛固酮　推荐用于已接受治疗剂量 BB 和 ACEI 的心肌梗死后，EF ≤ 0.4 且同时有症状的 HF 患者或 DM 患者。

6. 他汀类药物　需终身高强度他汀类药物治疗（阿托伐他汀 40 ～ 80mg，每日一次口服或瑞舒伐他汀 20 ～ 40mg，每日一次口服），不必考虑基线低密度脂蛋白胆固醇（LDL）水平。

（二）抗心绞痛药物

1. 钙通道阻滞剂（CCB）　β 受体阻滞剂治疗后仍有缺血症状、或为禁忌证或引起严重副反应时，如果无左心室功能障碍，则推荐使用非二氢吡啶类钙拮抗剂（如维拉帕米、地尔硫䓬）。

2. 舌下含服硝酸甘油　每片剂量为 0.3 ～ 0.4mg。建议患者每 5 分钟服用一片（当出现急性心绞痛发作时），最多服 3 片，如症状不缓解，尽快拨打急救中心电话以获得紧急医疗服务。

（1）硝酸甘油片剂对热和光敏感。应指导患者将瓶盖拧紧并冷藏，仅随身携带少量药品。12 个月后应丢弃已开封的药物。

（2）24 小时内服用西地那非或伐地那非和 48 小时内服用他达拉非的患者禁用硝酸甘油。

3. 雷诺嗪　500mg，每日 2 次口服，必要时可增加至 1000mg，每日 2 次口服。适用于治疗慢性心绞痛。

（三）三联抗栓治疗：华法林 +ASA+P2Y12 抑制剂治疗

1. 心房颤动、左心室血栓、机械瓣膜、深静脉血栓栓塞患者需要长期口服华法林抗凝，行冠脉支架植入术后，三联抗栓治疗 1 个月后停用 ASA。

2. 质子泵抑制剂（PPI）：如果患者有消化道出血史，则加用 PPI。对于有消化道出血风险的患者：如老年人、接受三联抗栓治疗的患者、长期使用类固醇或非甾体抗炎药、幽门螺杆菌感染者，应考虑加用 PPI。

（四）植入式心脏复律除颤器（ICD）

在心肌梗死后合并以下情况的患者，用于预防出现心源性猝死：

1. 缺血性心肌病伴 LVEF ≤ 35% 和心功能 NYHA Ⅱ～Ⅲ级患者。

2. 缺血性心肌病伴 LVEF ≤ 30% 和心功能 NYHA Ⅰ级患者。

符合上述两种情况，心肌梗死后 ≥ 40 天、血运重建后超过 3 个月，且接受了指南指导的药物治疗患者，为 ICD 的治疗指征。

（五）二级预防

综合管理危险因素可减少事件复发，提高生存率和改善生活质量。

1. 戒烟　鼓励完全戒烟。推荐患者加入戒烟计划。

2. 严格控制血糖　糖化血红蛋白目标值 ≤ 7%。如无禁忌证，二甲双胍是有效的一线药物。考虑到心血管疾病的获益应首选 SLGT2 抑制剂（恩格列净、达格列净）和利拉鲁肽。如果有 HF 则应避免使用罗格列酮。

3. 血压管理　根据 2017 年 ACC/AHA 指南，血压目标值 < 130/80mmHg。

4. 血脂管理　LDL 目标值 < 70mg/dl。使用高强度他汀类药物治疗。未达标者联合依折麦布治疗。

5. 体重管理　体重指数（BMI）目标值 $18.5 \sim 24.9 kg/m^2$。腰围男性 < 40 英寸（约 101.6cm），女性 < 35 英寸（约 88.9cm）。

6. 运动　每周 5～7 次、30～60 分钟中等强度的有氧运动。

7. 接种疫苗　流感疫苗和肺炎链球菌疫苗。

8. 心脏康复　所有一年内诊断为急性冠脉综合征、CABG 术后或 PCI 的符合条件的门诊患者都应转诊至心血管康复综合门诊进行康复治疗。

9. 饮食　鼓励地中海饮食。

10. 避免使用可卡因等非法药物。限制酒精摄入量：女性每天 1 杯，男性每天 1 ～ 2 杯。

11. 如患者运动强度能达到 4 ～ 5METs [在平路上持续行走速率 4mile/h（约 6.4km/h）]，则可以安全地恢复性生活；心肌梗死后患者应等待 3 ～ 4 周。

关键点

● 初次门诊就诊应包括对症状、活动限制情况、药物调整方案、心血管风险的全面评估。若未进行康复治疗，应转诊至心脏康复门诊。

● 要确保询问并检查与持续心肌缺血、心肌梗死晚期并发症、手术操作相关并发症和药物副作用相关的症状和体征。

● 成功的 PCI 术后和进行了最佳药物治疗的患者，仍出现疼痛程度或频率逐渐增加的心绞痛，应考虑支架内再狭窄。

● 如果心肌梗死后患者出现新发或恶化的心力衰竭、心肌梗死晚期并发症或新出现心脏杂音的症状和（或）体征，则要复查 TTE。仅为近期单纯的心肌梗死（入院时 TTE 结果正常）不是复查 TTE 的指征。

● 所有心肌梗死后患者应长期服用阿司匹林，如果阿司匹林不耐受则使用氯吡格雷。

● 若植入支架后因心房颤动、左心室血栓、机械瓣膜、深静脉血栓形成需要应用华法林抗凝时，考虑联用 ASA 1 个月。

● 评估每位患者的 ICD 指征。心肌梗死后 ≥ 40 天、血运重建后 3 个月以上，并在接受指南指导下的药物治疗后效果不佳，才有可能选择 ICD 治疗。

● 出院后优化二级预防治疗已被证明可以改善患者远期预后，因此每次随访时应对患者重新进行临床评估。

（史蓓蓓　译　张宇晨　审校）

第五篇　心力衰竭

第15章　射血分数减低的心力衰竭

Prashant Rao，Marwa A. Sabe

缩略语

ACE	Angiotensin-converting enzyme	血管紧张素转换酶
ARB	Angiotensin II receptor	血管紧张素 II 受体
ARNI	Angiotensin receptor- neprilysin inhibitor	血管紧张素受体 - 脑啡肽酶抑 制剂
BNP	Brain natriuretic peptide	脑钠肽
CRT	Cardiac resynchronization therapy	心脏再同步化治疗
eGFR	Estimated glomerular filtration rate	估算肾小球滤过率
FDG-PET	Fluorodeoxyglucose-positron emission tomography	氟脱氧葡萄糖 - 正电子发射断 层扫描
GDMT	Guideline-directed medical therapy	指南指导的药物治疗
HF	Heart failure	心力衰竭
HFpEF	Heart failure with preserved ejection fraction	射血分数保留的心力衰竭
HFrEF	Heart failure with reduced ejection fraction	射血分数减低的心力衰竭
ICD	Implantable cardiac defibrillator	植入式心脏复律除颤器
MRA	Mineralocorticoid receptor antagonist	盐皮质激素受体拮抗剂
NT-proBNP	N-terminal pro-brain natriuretic peptide	N- 末端脑钠肽前体
NYHA	New York Heart Association	纽约心脏协会
RAAS	Renin-angiotensin-aldosterone system	肾素 - 血管紧张素 - 醛固酮系统
SGLT2	Sodium-glucose cotransporter 2	钠 - 葡萄糖协同转运蛋白 2

一、背景和流行病学

心力衰竭（HF）患病率逐年上升，据估计目前美国有超过 600 万人患有 HF，预计到 2030 年将上升至超过 800 万人。

HF 的特征是呼吸困难或运动耐量减低，原因可能是心室充盈受限、射血减少，或两者同时存在。

【临床要点】北美指南将 HF 分为射血分数保留的心力衰竭（HFpEF）（左心室 EF ≥ 50%）、射血分数轻度减低的心力衰竭（左心室 EF41% ～ 49%）和射血分数减低的心力衰竭（HFrEF）（左心室 EF ≤ 40%）。射血分数改善的心力衰竭（HFrecovEF）是指过去有 EF 减低，但经过治疗现在左室射血分数 ≥ 50%。

二、体征和症状

【临床要点】HFrEF 患者的典型症状包括呼吸困难和疲劳，以及端坐呼吸、阵发性夜间呼吸困难、踝部 / 腹部肿胀和体重增加。俯身呼吸困难（身体倾斜时呼吸困难）也可能提示存在心力衰竭。纽约心脏协会（NYHA）分级是按功能等级划分心力衰竭的严重程度（表 15.1）。

表 15.1　纽约心脏协会心功能分级

Ⅰ级：日常体力活动不受限制
Ⅱ级：日常活动中出现轻度症状
Ⅲ级：日常活动中出现明显症状，休息时缓解
Ⅳ级：轻微活动甚至休息时即有明显症状

1. 体检中，患者可能有左心和（或）右心淤血的症状，包括双肺底湿啰音、颈静脉充盈、肝颈静脉反流征阳性、腹水和外周水肿。也可能出现 S3（提示心室壁僵硬度增加和心室舒张压升高），而四肢发凉则提示心排血量减低。

2. 通过瓣膜反流或狭窄所致杂音、心律失常或心尖异位搏动，体格检查可以为心力衰竭病因和病程提供线索。

三、诊断性评估

心力衰竭的诊断基于临床评估，初始检查包括脑钠肽（BNP）及其 N 末端利脑肽原前体（NT-proBNP）、心电图、胸部 X 线片和经胸超声心动图。

【临床要点】一旦确诊 HFrEF，应查找其病因。首先确定是否存有冠状动脉疾病。虽然受到年龄、并发症及是否合适血运重建的影响，冠状动脉造影检查仍适用于大多数患者。对于冠状动脉疾病验前概率较低的患者，冠状动脉 CT 造影检查也是一个合理的替代选择。其他可能有助于确定 HFrEF 病因的影像学方法包括心脏磁共振成像（例如心肌炎）、氟脱氧葡萄糖 - 正电子发射断层扫描（FDG-PET）（例如结节病）和 ^{99m}Tc 焦磷酸盐扫描（例如甲状腺素转运蛋白心脏淀粉样变）。

四、药物治疗

（一）概述

1. 过去十年中，HFrEF 的药物治疗取得了一些进展。这些治疗可以改善症状、降低死亡率或两者兼有。

2. 直到近年，肾素 - 血管紧张素 - 醛固酮系统（RAAS）抑制剂、β 受体阻滞剂和盐皮质激素受体拮抗剂（MRA）的联合奠定了 HFrEF 三联疗法的基础。以上三类药物均可降低 HFrEF 患者的发病率和死亡率，它们被统称为指南指导的药物治疗（GDMT）。

【临床要点】目前四联药物疗法能够显著改善 HFrEF 患者的预后。它们是血管紧张素受体 - 脑啡肽酶抑制剂（ARNI）、β 受体阻滞剂、MRAs 和钠 - 葡萄糖协同转运体 2（SGLT2）抑制剂。

3. 尽管获益已经得到证实，但许多符合条件的患者要么没有开具这些处方药物，要么处方剂量低于目标水平。

4. 尽管目前男性和女性的 GDMT 剂量相同，但近期数据表明女性可能需要使用较低剂量的 GDMT。

（二）血管紧张素转换酶（ACE）抑制剂、血管紧张素 II 受体阻滞剂（ARB）及血管紧张素受体 - 脑啡肽酶抑制剂（ARNI）

1. HFrEF 时 RAAS 激活，导致液体潴留和外周动脉收缩。RAAS 激活与心肌纤维化和病理性心脏重构亦密切相关。

2. 几项随机对照试验证实，ACEI 或 ARB 可以降低患者发病率和死亡率（SOLVD，NEJM 1992，CONSENSUS，NEJM 1987，CHARM，Lancet 2003）。

3. PARADIGM-HF（ARNI 和 ACEI 对全球心力衰竭患者死亡率和发病率影响的前瞻性比较）显示，血管紧张素受体 - 脑啡肽酶抑制剂——沙库巴曲 - 缬沙坦能够显著提高 HF 患者的生存率并减少其住院率，其获益超过了血管紧张素转换酶抑制剂——依那普利（PARADIGM-HF，NEJM 2014）。

4. ARNI 适用于 LVEF ≤ 40% 和 NYHA II～IV 级的患者（尽管涉及 NYHA IV 级患者的相关数据有限）；最近，ARNI 已经获批用于 LVEF < 60% 的有心力衰竭症状的患者。

5. 已经使用 ACEI 的患者，转换为 ARNI 之前需要 36 小时的药物洗脱期，以避免血管神经性水肿。最新数据表明，使用 ACEI/ARB 的患者可直接安全地转换为使用 ARNI。

6. 开始使用 ARNI 后，应监测患者有无症状性低血压、肾功能恶化、高钾血症和血管神经性水肿。

7. 如果患者 eGFR 下降 > 30% 或出现高钾血症，应考虑 ARNI 减量。此时亦应考虑 eGFR 降低可能是由于过度利尿（ARNI 具有利尿作用）所致，应减少利尿剂的剂量而非 ARNI。

8. 有数据表明，ARNI 也许能够安全应用于接受血液透析（HD）的 HFrEF 患者和终末期肾病（ESRD）患者。

（三）β 受体阻滞剂

1. β 受体阻滞剂可以降低 HFrEF 患者的全因死亡率、心血管死亡率、心源性猝死和 HFrEF 住院率（比索洛尔，CIBIS-Ⅱ，Lancet 1999；琥珀酸美托洛尔，MERIT-HF，JAMA 2000；卡维地洛，美国卡维地洛 HF 研究组，NEJM 1996）。

2. 以下几种情况应避免启用 β 受体阻滞剂：低心排血量状态患者（查体时发现四肢冰冷或通过肺动脉导管确认心排血量减低）；伴有急性心力衰竭症状或心力衰竭失代偿期患者；症状性心动过缓或高度房室传导阻滞患者（除非植入永久起搏器）。二度房室传导阻滞患者则应慎用 β 受体阻滞剂。

3. 容量负荷过重患者，不应在没有使用利尿剂的情况下开始使用 β 受体阻滞剂，应利尿至血容量正常后，开始启用 β 受体阻滞剂治疗。

4. 应定期监测患者有无症状性低血压、疲劳、心力衰竭恶化和液体潴留，以及心动过缓和心脏传导阻滞。

（四）盐皮质激素受体拮抗剂

1. 螺内酯和依普利酮通过阻断 RAAS 发挥作用，已在随机对照试验中证明可以降低全因死亡率和 HF 住院率（RALES，NEJM 1999；EMPHASIS-HF，NEJM 2010）。

2. LVEF ≤ 35% 和 NYHA Ⅱ～Ⅳ级的患者应开始启用 MRAs。

3. 对于慢性肾脏疾病且男性血清肌酐基线水平超过 2.5mg/dl，女性超过 2mg/dl（或 eGFR ＜ 30ml/min）或高血钾（K^+ ≥ 5mmol/L）的患者，应避免使用 MRAs。

4. 开始启用 MRAs 后，应监测患者是否出现肾功能恶化和高钾血症。

（五）SGLT2 抑制剂

1. 早期数据表明 SGLT2 抑制剂可用于预防 2 型糖尿病患者的心力衰竭事件。近期研究显示除了三联疗法外，SGLT2 抑制剂也可使慢性 HFrEF 患者明显获益（DAPA-HF，NEJM 2019 年，EMPEROR-REDUCED，NEJM 2020 年），且无论患者是否患有糖尿病，这些获益依然存在。因此，SGLT2 抑制剂已被纳入 ACC 专家共识优化心力衰竭治疗决策之中。

2. 对于 eGFR < 30ml/min 和 eGFR < 20ml/min 的患者，前者避免使用达格列净，后者避免使用恩格列净。此外重要的一点是，SGLT2 抑制剂的使用通常不受低血压的限制。在 DAPA-HF 研究中，尽管年龄较大的患者出现了更多的不良事件和药物不耐受，但这些事件的发生率在达格列净组和安慰剂组中相似。

（六）利尿剂

1. 袢利尿剂（呋塞米、布美他尼、托拉塞米）常用于防止 HFrEF 患者的液体潴留，但并不降低死亡率。噻嗪类利尿剂（口服美托拉宗）可用于发生利尿剂抵抗患者以辅助利尿。

2. HFrEF 患者应定期记录体重，如果干体重在 24 ~ 48 小时增加超过 3 磅（约 1.36kg）或 1 周内增加超过 5 磅（约 2.27kg），则可直接增加利尿剂剂量。

3. 应监测患者是否出现急性肾损伤、低血压和电解质异常。

4. 对疑似限制性生理学变化类似于右心房压和肺毛细血管楔压受限的患者，增加利尿剂剂量时应谨慎。

（七）其他药物治疗

1. HFrEF 和 NYHA 心功能 Ⅱ ~ Ⅲ 级的窦性心律患者在使用最大耐受剂量的 β 受体阻滞剂后，心室率仍 ≥ 70 次 / 分或更高，可考虑使用伊伐布雷定（SHIFT，Lancet 2010）。

2. 对患有 HFrEF 的非洲裔美国人，若在目标或最大耐受剂量下的其他指南指导性药物治疗后，仍表现为 NYHA 心功能 Ⅲ ~ Ⅳ 级症状，应考虑使用硝酸异山梨酯和肼屈嗪（A-HeFT，NEJM 2004）。虽然在除非洲裔外的 HFrEF 患者中，硝酸异山梨酯和肼屈嗪的联合用药并无令人信服的数据支持，但在已使用 ACE/ARB/ARNI 最大耐受剂量治疗的情况下，HFrEF 患者仍伴有高血压，硝酸异山梨酯和肼屈嗪的联合使用不失为另一种选择（表 15.2）。

表 15.2　GDMT 的主要治疗药物的启动和逐渐增加剂量的实用信息

药物	适应证	目标剂量	监测	禁忌证
ACEI/ARB/ARNI	LVEF ≤ 40% 和心功能 II ~ IV 级症状	ARNI 沙库巴曲缬沙坦 97/103mg，每日 2 次 ACEI 卡托普利 50mg，每日 3 次 依那普利 10 ~ 20mg，每日 2 次 赖诺普利 20 ~ 40mg，每日 1 次 雷米普利 10mg，每日 1 次 ARB 坎地沙坦 32mg，每日 1 次 氯沙坦 150mg，每日 1 次 缬沙坦 160mg，每日 2 次	症状性低血压 (ARNI > ACEI/ARB)、肾功能恶化、高钾血症、血管神经性水肿	妊娠、备孕、双侧肾动脉狭窄
β 受体阻滞剂	LVEF ≤ 40%	比索洛尔 10mg，每日 1 次 卡维地洛体重 < 85kg 的患者 25mg，每日 2 次，体重 ≥ 85kg 的患者 50mg，每日 2 次 琥珀酸美托洛 200mg，每日 1 次	液体潴留、心力衰竭症状恶化、心脏传导阻滞	低心排血量状态、高度房室传导阻滞、急性失代偿期心力衰竭

续表

药物	适应证	目标剂量	监测	禁忌证
MRAs	LVEF ≤ 35% 且心功能 II ~ IV 级	依普利酮 50mg, 每日 1 次 螺内酯 25 ~ 50mg, 每日 1 次	肾功能恶化 高钾血症	血清肌酐 > 2.5mg/dl 或 eGFR < 30ml/min 血清钾 > 5.0mmol/L
S G L T 2 - 抑制剂	LVEF ≤ 40% 且心功能 II ~ IV 级症状	达格列净 10mg, 每日 1 次 恩格列净 10mg, 每日 1 次	泌尿生殖系统感染（通常在治疗早期出现） 罕见情况下可能导致会阴部坏死性筋膜炎 糖尿病酮症酸中毒	eGFR < 30ml/min 和 eGFR < 20ml/min 的患者, 应避免使用达格列净和恩格列净别列净

五、器械治疗

(一) 植入式心律复律除颤器 (ICD)

1. ICD 的植入可降低心肌梗死相关和非心肌梗死相关 HFrEF 患者的全因死亡率 (SCD-HeFT, NEJM 2005)。

2. 对于心肌梗死相关心肌病患者，存在以下情况应考虑植入 ICD：LVEF ≤ 35%、NYHA 心功能 Ⅱ～Ⅲ级、预期存活时间超过 1 年，如未行血运重建植入 ICD 则至少应在心肌梗死后 40 天以后。若患者已接受血运重建，应至少在血运重建 90 天后再行 ICD 植入。

此外，对于无症状的心肌梗死相关 HF 患者，ICD 植入需满足以下条件：心肌梗死后至少 40 天、LVEF ≤ 30% 且接受 GDMT 治疗 (Ⅰ级对应 HF C 期，Ⅱa 级对应 HF B 期)。

3. 对于非心肌梗死相关的心肌病患者，LVEF ≤ 35%、NYHA 心功能 Ⅱ～Ⅲ级和预期 > 1 年生存，也应考虑一级预防 ICD 治疗。重要的是，ICD 治疗应在充分的 GDMT 后至少 3 个月才予以考虑。等待期间允许进行药物治疗的优化以改善心室重构和功能，此改善可降低 ICD 的必要性。

(二) 心脏再同步化治疗 (CRT)

1. CRT 涉及在右心房和右心室植入起搏导线，并通过冠状窦在左心室上方植入心外膜导线。CRT 的目标是以心室最大化同步的方式起搏心室。

2. 在有适应证的患者，CRT 可降低 HFrEF 的全因死亡率或心力衰竭住院率 (MADIT-CRT, NEJM 2009)。

3. 当患者 LVEF ≤ 35%，NYHA 心功能 Ⅱ～Ⅳ级，窦性心律伴左束支传导阻滞和 QRS 间期 ≥ 150ms 时，应考虑 CRT。

4. LVEF ≤ 50% 的患者，如需安装永久起搏器并且需要超过 40% 的起搏情况，也应考虑实行 CRT 治疗 (2012 ACCF/AHA/HRS 的重点更新 ACCF/AHA/HRS 2008 年心脏节律异常植入器械治疗指南：由美国心脏病学会基金会 / 美国心脏协会实践指南工作组和心脏节律学会与美国胸外科协会及胸外科医师学会合作编写的报告）。

（三）经导管二尖瓣修复术

1. 使用二尖瓣钳夹术（MitraClip）（Abbott Laboratories，Lake Park，IL）进行经导管二尖瓣修复，已成为治疗 HFrEF 合并继发性重度二尖瓣反流患者有前景的治疗选择。

2. COAPT 研究中，与安慰剂相比，MitraClip 降低了主要终点心力衰竭住院率和次要终点全因死亡率（COAPT，NEJM 2018）。

3. 与左心室重构程度不成比例的继发性重度二尖瓣反流患者，可能会从经导管二尖瓣修复术中获益最大。然而，这一观点尚存在争议。

（四）无线肺动脉压力监测装置

1. 置入 CardioMEMS 心脏传感器可实现无线肺动脉压力监测。

2. 这种装置可减少 NYHA 心功能Ⅲ级的症状性心力衰竭（HFrEF 和 HFpEF）患者心力衰竭住院次数（CHAMPION，JACC 2017）。

3. 对于死亡率的影响尚不清楚（GUIDE-HF）。

4. 该装置置入的禁忌证包括：胸围 > 165cm，复发性肺栓塞病史，机械性三尖瓣或肺动脉瓣置换术后，或具有任何右心导管术的禁忌。

六、心脏康复

1. 监护下的心脏康复既安全又有效。

2. 在该人群中，监护下的心脏康复可降低全因死亡率、心血管疾病死亡率和心力衰竭住院率（HF-ACTION，JAMA 2009）。此外，运动训练可改善功能能力、运动持续时间和生活质量。

3. 对于心肌梗死相关的心肌病患者，心脏康复应在急性冠状动脉事件出院后约 2 周开始，并在冠状动脉旁路手术后 6 周且无手术并发症的情况下开始。

关键点

- HFrEF 患者应接受指南指导的最大耐受剂量或目标剂量的药物治疗。

- 四联疗法（ARNI，β 受体阻滞剂，MRA，SGLT2 抑制剂）是心力衰竭治疗的基石。

- 若有合适的适应证，应考虑使用 ICD、CRT、经导管二尖瓣修复术和无线肺动脉压力监测设备等器械治疗。

- 生活方式和运动干预始终是心力衰竭管理的重要组成部分。

（史蓓蓓 译 张宇晨 审校）

第16章 射血分数保留的心力衰竭

Nicolas Isaza，Pablo A. Quintero

缩略语

ACC	American College of Cardiology	美国心脏病学会
AHA	American Heart Association	美国心脏协会
BNP	Serum brain natriuretic peptide	脑钠肽
ECG	Electrocardiogram	心电图
FDA	Food and Drug Administration	美国食品药品监督管理局
HF	Heart failure	心力衰竭
HFpEF	Heart failure with preserved ejection fraction	射血分数保留的心力衰竭
HFrEF	Heart failure with reduced ejection fraction	射血分数减低的心力衰竭
LV	Left ventricle	左心室
LVEDP	Left ventricular end-diastolic pressure	左心室舒张末期压力
LVEF	Left ventricular ejection fraction	左室射血分数
mPCWP	Mean pulmonary capillary wedge pressure	平均肺毛细血管楔压
NT-proBNP	N-terminal pro-brain natriuretic peptide	N-末端脑钠肽前体
PASP	Pulmonary artery systolic pressure	肺动脉收缩压

一、概述及流行病学

1. 基于人群研究估计，51% ～ 63% 的心力衰竭患者为射血分数保留的心力衰竭（HFpEF）。

2. 射血分数保留的心力衰竭约占所有心力衰竭的 50%。女性、高龄及黑种人群体中射血分数保留的心力衰竭比例较高。

二、定义

1. 体现左心室收缩功能的主要参数为左室射血分数（LVEF）。

2. 部分心力衰竭患者并没有显著的收缩功能下降，这就引出了舒张功能障碍的概念，进而演变为 HFpEF 概念。

3. 基于专业学会指南，HFpEF 的诊断包括心力衰竭症状和体征以及 LVEF ≥ 50%。其他亚分类方式包括射血分数轻度下降的心力衰竭（HFmrEF 或 HFpEF 临界值）（LVEF 41% ~ 49%）和射血分数恢复的心力衰竭（HFrecEF 或 HFpEF 改善）（患者之前存在心力衰竭且 EF < 40%）。

4. 确诊 HFpEF 较为复杂，H_2FPEF 评分、HFA-PEEF 诊断计算法就是为了协助诊断而被开发进入临床应用（图 16.1，图 16.2）。

	临床变量	数值	分值
H_2	体重	体重指数 > 30kg/m^2	2
	高血压	大于等于 2 种降压药物	1
F	心房颤动	阵发性或持续性	3
P	肺动脉高压	多普勒超声心动图估测肺动脉压 > 35mmHg	1
E	老年	年龄 > 60 岁	1
F	充盈压	多普勒超声心动图 E/e' > 9	1
	H_2FPEF 评分		总分 (0 ~ 9)

总分值	0	1	2	3	4	5	6	7	8	9
HFpEF 可能性			0.2	0.3	0.4	0.5	0.6	0.7	0.8	0.9	0.95

图 16.1　H_2FPEF 评分
改自 Reddy et al.

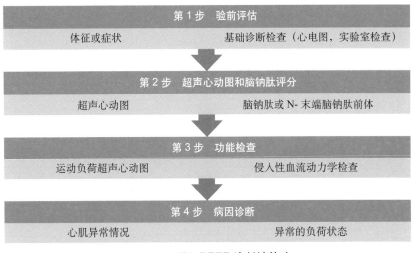

图 16.2　**HFA-PEFF 诊断计算法**

改自 Pieske et al.

三、病理生理学

1. HFpEF 的大多数异常是源于左心室（LV）舒张功能受损和左心室僵硬度增加。

2. 左心室心肌舒张功能下降与僵硬性增加之间的相互作用导致心室压力 - 容积环左移，影响左心室充盈，从而在不影响射血分数的情况下减少心排血量（图 16.3）。

3. 左心室舒张依赖于细胞能量代谢来分离肌动蛋白 - 肌球蛋白横桥，这是一个主动耗能的过程。在缺血情况下，心肌细胞能量储备耗尽，因此左心室舒张功能受损。

4. 左心室僵硬是一个被动过程，取决于由细胞内和细胞外成分决定的心肌顺应性。细胞外纤维化，胶原蛋白沉积（高血压性心脏病），淀粉样蛋白沉积和炎性机制引起的纤维化（心脏结节病、嗜酸性心内膜炎）及细胞内物质沉积（Fabry 病、血色素沉着病）是导致左心室僵硬度增加的原因。

5. 左心室舒张和僵硬度的改变造成左心室充盈压增加和器官灌注减少，从而导致心力衰竭的临床综合征。

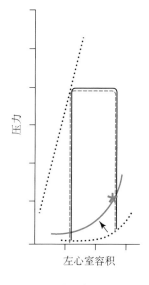

图 16.3　舒张功能障碍是射血分数保留的心力衰竭（HFpEF）的标志，正常的舒张期压力-容积曲线（黑色虚线）向左上移位（黑色箭头和红色实线），因此在左心房压力减低情况下充盈能力减弱。在 HFpEF 中，射血分数正常，舒张末期压力增高（蓝色星号）

四、临床表现和基础诊断检查

1. 临床症状　与其他心力衰竭的症状难以区分。

2. 症状　劳累或呼吸困难、端坐呼吸、夜间阵发性呼吸困难、周围性水肿。腹部胀满、厌食和早饱可能提示伴有右心衰竭的进展性 HFpEF。

3. 体征　颈静脉压升高，肝淤血，腹水，下肢水肿及（肺部）啰音。心脏听诊出现第四心音提示左心室壁僵硬度增加。

4. 复习病史　与 HFpEF 密切相关的合并疾病：如心房颤动、肥胖、糖尿病和代谢综合征等。

5. 心电图　对于 HFpEF 诊断价值很低。ECG 有助于发现与 HFpEF 相关的疾病，如高血压性心脏病（左心室肥厚）或心肌淀粉样变（低电压）。心电图可以提示缺血性疾病和检测到心房颤动，这对潜在性 HFpEF 具有预测价值。

6. 初步实验室检查　基础代谢功能检测，以评估电解质平衡及肾小球滤过率。

7. 其他相关实验室检查　肝功能、糖化血红蛋白、促甲状腺激素、全血细胞计数和血清铁状况。

五、超声心动图、脑钠肽和诊断评分

（一）超声心动图

1. 有助于排除 HFrEF 患者或者其他 EF 正常的心力衰竭患者，如瓣膜病或心包疾病。

2. 以左室射血分数 > 40% 为 HFpEF 的临界值（包括 HFmrEF 和 HFrecEF）。

3. 支持 HFpEF 最有力的证据包括 E/e 比值升高（代指左心室充盈压）和估测的肺动脉收缩压升高（继发于左心房压升高）。

4. HFpEF 没有单一的诊断标准。使用超声心动图评估时应考虑到形态和功能特征（表 16.1）。

表 16.1 射血分数保留的心力衰竭超声心动图诊断的标准

超声心动图参数	HFpEF 可能性	观察结果
左室射血分数（%）	≥ 50%	
左心室舒张内径（mm）	≤ 5.9	
室间隔二尖瓣环舒张早期峰值速度（e′）（cm/s）	< 7	≥ 75 岁人群该值 < 5
二尖瓣外侧环峰舒张早期速度（e′）（cm/s）	< 10	≥ 75 岁人群该值 < 7
平均室间隔 E/e′（比值）	≥ 15	在 HFA-PEFF 评分中，9～14，记作次要标准
三尖瓣反流峰值速度（m/s）	> 2.8	
肺动脉收缩压（mmHg）	> 35	
左心室整体纵向收缩压（%）	< − 16	
左心房容积指数（ml/m²）	窦性心律时 > 34 心房颤动时 > 40	窦性心律时数值在 29～34，心房颤动时在 34～40，在 HFA-PEFF 评分中记作次要标准
左心室质量指数（g/m²）	男性≥ 149 女性≥ 122	在 HFA-PEFF 评分中，男性 > 115 或女性 > 95 为次要标准
相对室壁厚度	> 0.42	

HFpEF. 射血分数保留的心力衰竭

（二）脑钠肽

1. 血清 BNP < 35ng/L 或 NT-proBNP < 125ng/L，对于排除心力衰竭具有良好的阴性预测值。

2. 在 HFpEF 患者中，LV 通常不扩张，而室壁张力通过心肌肥厚来代偿，高达 20% 的患者 BNP/ NT-proBNP 水平正常。

【临床要点】脑钠肽水平升高并不是诊断 HFpEF 的必要条件，但浓度升高会增加 HFpEF 的可能性。

（三）HFA-PEFF 评分

1. 通过三个不同维度进行评分：功能学、形态学和生物标志物（根据基础心律，即窦性心律或心房颤动，采用不同的界点）（表 16.2）。

2. 符合任意主要标准，计 2 分；如果不符合主要标准，但符合任意次要标准，计 1 分；同一个维度内符合多个主要标准仍然计 2 分。

3. 分值≥ 5 分可以诊断 HFpEF， 分值≤ 1 分则诊断的可能性极小；分数在 2 ～ 4 分时需要进一步的功能检测。

（四）H$_2$FPEF 评分

1. 评分为表 16.1 所列的所有变量分值之和。

2. 评分≥ 6 分时，HFpEF 的可能性很高，评分≤ 1 分则诊断的可能性极小，分值在 2 ～ 5 分，概率为中等，应进一步行功能性检测。

六、功能性检测

（一）运动负荷超声心动图

1. 在 HFpEF 患者中，舒张功能受损和僵硬性增加阻碍了用力时每搏量和心排血量的生理性增加。相反，则会引起充盈压和肺动脉压（PASP）升高。

2. 舒张早期通过二尖瓣的血流峰值速度（E）与室间隔和侧壁二尖瓣环舒张早期峰值速度的平均值（e′）之比≥ 15 提示升高，提示充盈压升高。这在 HFA-PEFF 评分中计 2 分。

表 16.2　心脏超声和脑尿肽与射血分数保留的心力衰竭的检查和评分体系

	功能性	形态学	生物标志物（窦性心律）	生物标志物（心房颤动）
主要标准	间隔 e' < 7cm/s 或侧面 e' < 10cm/s 或平均 E/e' ≥ 15 或 TR 峰值速度 ≥ 2.8m/s 或 PASP > 35mmHg	左心房容积指数 > 34ml/m² 或左心室质量指数 ≥ 149/122（男/女） 和 RWT > 0.42	NT-proBNP > 220ng/L 或 BNP > 80ng/L	NT-proBNP > 660ng/L 或 BNP > 240ng/L
次要标准	平均 E/e' 9 ~ 14 或 LV-GLS < 16%	左心房容积指数 29 ~ 34ml/m² 或左心室质量指数 ≥ 115/95（男/女） 或 RWT ≥ 0.42 或左心室壁厚度 ≥ 12mm	NT-proBNP 125 ~ 220ng/L 或 BNP 23 ~ 80ng/L	NT-proBNP 365 ~ 660ng/L 或 BNP 105 ~ 240ng/L

TR. 三尖瓣反流；PASP . 肺动脉收缩压；LV-GLS. 左心室整体纵向应变；RWT. 相对室壁厚度；BNP. 脑钠肽；NT-proBNP. N- 末端脑钠肽前体

3. 如果在 E/e′ ≥ 15 基础上,三尖瓣反流峰值速度增加至 ≥ 3.4m/s,则在 HFA-PEFF 评分基础上额外加 1 分。

(二)侵入性血流动力学评估

1. 左心室舒张末期压力(LVEDP)是诊断的金标准,可通过左心导管检查直接测量获得,或在右心导管检查中根据平均肺毛细血管楔压(mPCWP)推算而来。

2. LVEDP ≥ 16mmHg 或 mPCWP ≥ 15mmHg 可诊断为 HFpEF。

3. 静息状态下 LVEDP 或 mPCWP 正常并不能除外 HFpEF。运动负荷下诊断 HFpEF 的直接血流动力学测量截点为 LVEDP ≥ 25mmHg 或 PCWP 20 ~ 23mmHg。

4. 静息状态下充盈压正常但运动负荷异常增加时,死亡率可增加 2 倍。

七、特殊病因学检查

(一)心肌的异常情况

1. 缺血性 重要的是要识别冠状动脉疾病(如果存在),并应在可行的情况下尝试进行血运重建。心脏磁共振也可以帮助识别瘢痕区域。

2. 中毒性 娱乐物品(酒精和合成代谢类胆固醇),重金属(铁和铜),药物(氯喹)及辐射。

3. 免疫/炎症性 感染性和非感染性心肌炎的病因,包括自身免疫性疾病,如系统性红斑狼疮和其他结缔组织病。

4. 浸润性 心肌淀粉样变、肉瘤,其他罕见病因包括血色素沉着病和代谢储积症(Fabry 和 Pompe)。

5. 代谢性 最常见的是甲状腺疾病,也可见于肢端肥大症、营养缺乏综合征(维生素 B_1 或硒)。

6. 遗传性 肥厚型心肌病、限制型心肌病、心肌致密化不全和其他肌肉萎缩症。

【临床要点 2】12% ～ 19% 的 HFpEF 患者中可能存在野生型转甲状腺素蛋白淀粉样变（ATTRwt）。此外 3% ～ 4% 非洲裔美国人也具有转甲状腺素蛋白淀粉样变突变（V122I）。Tafamidis 和 Patisiran 作为新型治疗药物已经在这种疾病的治疗中显示出疗效，这一点是至关重要的。Tafamidis（转甲状腺素蛋白稳定剂）已于 2019 年 5 月被 FDA 批准用于治疗转甲状腺素蛋白淀粉样变心肌病。

（二）负荷异常情况

1. 高血压病　通常长期存在并导致左心室肥大。
2. 瓣膜和结构缺陷　先天性和获得性。
3. 心包疾病　缩窄性心包炎。
4. 高心排状态　严重贫血、败血症、妊娠和甲状腺毒症。
5. 容量过载　包括肾脏 / 肝脏衰竭的各种原因。
6. 心律失常　心房 / 心室心律失常和右心室起搏。

八、治疗

目前 ACC/AHA 关于 HFpEF 治疗的指南建议总结见表 16.3。

表 16.3　关于射血分数保留的心力衰竭的指南建议

推荐级别	推荐内容
Ⅰ 类推荐	
控制血压	根据已经公布的临床指南，HFpEF 患者收缩压和舒张压均需控制，以减少发病率
利尿剂	在 HFpEF 伴有容量负荷过重的患者中，使用利尿剂缓解症状
Ⅱa 类推荐	
冠状动脉血运重建	CAD 患者有症状（心绞痛）或明显的心肌缺血存在，可判定为对于症状性 HFpEF 具有不利影响，即使应用指南推荐的药物治疗（GDMT），血运重建也是合理的

推荐级别	推荐内容
心房颤动管理	在 HFpEF 已公布的临床指南中，心房颤动管理可能改善心力衰竭（HF）的症状
降压用药	在 HFpEF 合并高血压的患者中，建议应用 β 受体阻滞剂、ACEI 和 ARB 类药物控制血压
Ⅱb 类推荐	
醛固酮受体拮抗剂	在适宜的 HFpEF 患者中（EF+45%，BNP 升高或 1 年内因心力衰竭住院，估算肾小球滤过率 > 30ml/min，肌酐 < 2.5mg/dl，血钾 < 5.0mmol/L），可以考虑使用醛固酮受体拮抗剂以减少住院率
血管紧张素受体阻滞剂	可以考虑使用 ARB 类药物以减少 HFpEF 患者住院次数
Ⅲ类推荐（建议反对）	
硝酸盐或磷酸二酯酶 -5 抑制剂	常规使用硝酸盐或磷酸二酯酶 -5 抑制剂来增加 HFpEF 患者的活动耐力或生活质量是无效的
营养补充剂	HFpEF 患者不建议常规使用营养补充剂

HFpEF. 射血分数保留的心力衰竭；CAD. 冠状动脉疾病；GDMT. 指南推荐的药物治疗；HF. 心力衰竭；ACEI. 血管紧张素转换酶抑制剂；ARB. 血管紧张素受体阻滞剂；EF. 射血分数；BNP. 脑钠肽

（一）生活方式干预

1. 通过结构化运动训练提高心肺功能和生活质量。

2. SECRET 试验显示，结构化运动训练和通过限制热量实现的减重均改善有氧能力，而且两者的干预效果是叠加的。

3. 通过终止高血压膳食疗法 / 限钠饮食（DASH/SRD）可以使舒张功能有所改善，但没有公布临床试验结果。

（二）利尿剂

1. 利尿剂用于缓解水肿和肺淤血症状。

2. 包括呋塞米和托拉塞米的袢利尿剂是一线用药。

3. 在利尿剂抵抗的情况下，可以使用噻嗪类或保钾利尿剂来增强利尿效果。

（三）肾素 - 血管紧张素 - 醛固酮系统拮抗剂

1. 没有大型随机临床试验显示肾素 - 血管紧张素 - 醛固酮系统拮

抗剂可以减少 HFpEF 的死亡率。

2. CHARM-Preserved 试验将患者随机分为坎地沙坦组或安慰剂组，两组患者心血管死亡或心力衰竭住院的主要复合终点相似。二次分析表明，在减少心力衰竭住院方面坎地沙坦组有潜在获益。

3. PRESERVE 试验将患者随机分为厄贝沙坦组或安慰剂组，两组患者全因死亡率或心血管住院的主要复合终点相似。在 CHARM-Preserved 中得到的心力衰竭住院的可能获益并没有被证实。

4. PEP-CHF 试验将患者随机分为培哚普利组或安慰剂组，两组患者全因死亡率或心血管住院的主要复合终点相似。

5. TOPCAT 试验将患者随机分为螺内酯组或安慰剂组，两组患者心血管死亡、心力衰竭住院或心脏骤停减少的主要复合终点相似。然而，在分析美裔患者时，达到主要终点要求，并显示出主要终点事件降低了 18%。

6. PARAGON-HF 试验将患者随机分为沙库巴曲缬沙坦组或安慰剂组，两组的主要复合终点即因心力衰竭住院和心血管死亡的总人数相似，但都出现了获益的迹象（RR：0.87，95% CI：0.75 ~ 1.01；$P=0.06$）。基于该试验和亚组分析，美国 FDA 批准了沙库巴曲缬沙坦治疗 HFpEF 的扩大适应证。

（四）β 受体阻滞剂

1. 日本舒张性心力衰竭研究将患者随机分为卡维地洛组或安慰剂组。在心力衰竭的心血管死亡和非计划住院的复合终点两组没有显著性差异。

2. ELANDD 试验结果试图验证 β 受体阻滞剂提高运动耐力的理论。患者随机分为奈比洛尔组或安慰剂组。两组主要终点即与基线相比 6 分钟步行试验（MWD）的变化或峰值摄氧量没有差异。

（五）设备治疗

CHAMPION 试验的辅助分析表明，使用 CardioMEMS 进行持续血流动力学监测来指导心力衰竭管理，可以减少失代偿性心力衰竭住院率。在 HFpEF 和 HFrEF 患者中均可见到类似的获益。

（六）其他治疗目标

1. 高血压应根据公布的治疗指南进行控制，达到收缩压

< 130mmHg 的目标值。

2. 如果有缺血性心脏病的症状，并判断出对症状性 HFpEF 有负面影响，则应尝试冠状动脉血运重建。

3. 优化心房颤动管理以改善症状性 HFpEF。

（七）正在进行的试验

1. EMPEROR-Preserved 试验招募了患有 HFpEF 的患者，并将他们随机分配到 SGLT-2 抑制剂恩格列净或安慰剂组。在这项研究中，恩格列净与心力衰竭住院和心血管死亡的低风险相关。主要终点降低了 21%，这主要是由于心力衰竭住院人数的减少。

2. 对于生活质量和运动耐力的研究也在进行中，包括硝酸盐、鸟苷酸环化酶激动剂、内皮素受体拮抗剂、钙处理分子和靶向线粒体功能障碍分子等。

九、预后

1. 与没有心力衰竭的人群相比，HFpEF 患者死亡率更高。

2. 一些人口研究显示，与 HFrEF 相比，HFpEF 的死亡率与之相似。然而，其他研究认为 HFpEF 的心血管死亡率相对较低，而非心血管死亡率较高。

3. 在心力衰竭住院率、住院时间和生活质量方面，HFrEF 和 HFpEF 相似。

关键点

● HFpEF 是一种 LVEF 正常而心室舒张功能受损、左心室僵硬性增加的临床综合征。

● HFpEF 的诊断是一个多步骤的过程，包括临床评估、实验室检查、心脏超声和病因学检查。

● FDA 扩大了沙库巴曲缬沙坦的适应证（2021 年 2 月），以降低成年慢性心力衰竭患者（包括 HFpEF 患者）心血管死亡和心力衰竭住院的风险。恩格列净有望在这一人群中获得批准。

（刘　静　译　王学东　审校）

第六篇 瓣膜性心脏病

第 17 章

主动脉瓣疾病

Nikoloz Shekiladze，Joe X. Xie

缩略语

ACEI	Angiotensin-converting enzyme inhibitor	血管紧张素转换酶抑制剂
AR	Aortic regurgitation	主动脉瓣反流
ARB	Angiotensin receptor blocker	血管紧张素受体阻滞剂
AS	Aortic stenosis	主动脉瓣狭窄
AVA	Aortic valve area	主动脉瓣口面积
AVR	Aortic valve replacement	主动脉瓣置换术
AU	Agatston unit	Agatston 单位
BAV	Bicuspid aortic valve	二叶主动脉瓣
CMR	Cardiac magnetic resonance imaging	心脏磁共振成像
CT	Cardiac tomography	心脏断层扫描
DSE	Dobutamine stress echo	多巴酚丁胺负荷超声
EF	Ejection fraction	射血分数
ESD	End-systolic diameter	收缩末期直径
GI	Gastrointestinal	胃肠道
IE	Infective endocarditis	感染性心内膜炎
LDL	Low density lipoprotein	低密度脂蛋白
LGE	Late gadolinium enhancement	晚期钆增强
LVEDP	Left ventricular end-diastolic pressure	左心室舒张末期压力
LVEF	Left ventricular ejection fraction	左室射血分数
LV	Left ventricle，left ventricular	左心室，左心室的
LVESD	Left ventricular end-systolic diameter	左心室收缩末期直径

MI	Myocardial infarction	心肌梗死
MRI	Magnetic resonance imaging	磁共振成像
SAVR	Surgical aortic valve replacement	外科主动脉瓣置换术
SLE	Systemic lupus erythematosus	系统性红斑狼疮
STS	Society of Thoracic Surgeons	胸外科医师学会
TAVR	Transcatheter aortic valve replacement	经导管主动脉瓣置换术
TEE	Transesophageal echocardiogram	经食管超声心动图
TTE	Transthoracic echocardiogram	经胸超声心动图
VKA	Vitamin K antagonist	维生素 K 拮抗剂

一、主动脉瓣狭窄

（一）流行病学

1. 主动脉瓣狭窄（AS）通常在症状出现前有较长的潜伏期，病程缓慢，随后病情迅速恶化（图 17.1）。

2. AS 患病率随年龄增长（以年为单位）而增加：18 ～ 44 岁为 0.3%，45 ～ 75 岁为 2% ～ 7%，> 75 岁为 11.7%。

3. 重度 AS 患者出现症状后的平均生存期为 1 ～ 3 年。

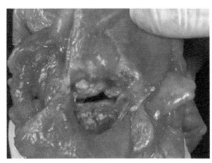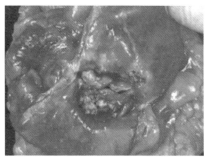

图 17.1 严重主动脉瓣狭窄患者钙化二叶主动脉瓣的术中图像

（二）解剖和病理

1. 主动脉瓣构成了左心室和升主动脉之间的桥梁。主动脉瓣环是一个纤维环，是左心室流出道与主动脉瓣叶基底的过渡点。主动脉瓣的三个瓣叶分别被称为左冠窦、右冠窦和位于 Valsalva 窦内的无冠窦。冠状动脉的开口也来自主动脉窦。在上部，主动脉窦和升主动脉的交点是窦管交界处。

2. 根据主动脉瓣叶的数量，先天性主动脉瓣疾病有几种形式存在，包括单叶瓣（图 17.2）、二叶瓣和四叶瓣主动脉瓣疾病。

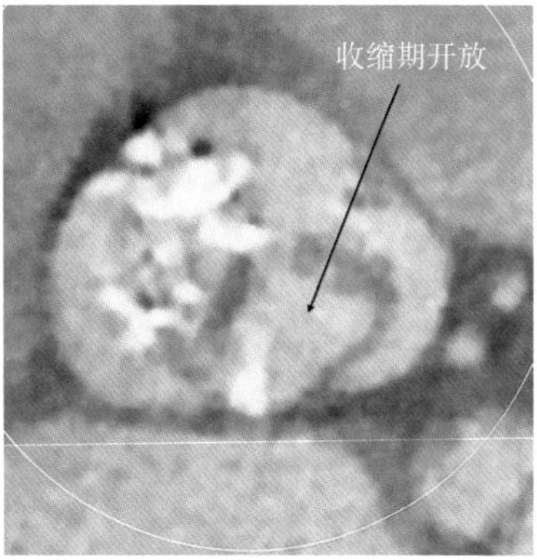

（三）主动脉瓣狭窄（AS）的常见病因

1. 钙化 AS（"退行性"）是导致成年人 AS 的最常见病因。

图 17.2　**多层螺旋 CT 示严重钙化的单叶瓣**

（1）主动脉硬化 - 初始阶段：出现瓣膜钙化，但没有无血流动力学上的明显狭窄。

（2）主动脉瓣钙化与心血管危险因素之间存在关联，包括高血压、糖尿病、血脂异常和吸烟。

2. 风湿性主动脉瓣狭窄

（1）发达国家的发病率较低。

（2）与风湿性二尖瓣狭窄相似，风湿性 AS 的主要特征是主动脉瓣粘连、融合，主动脉瓣口随后缩小为一个小的三角形开口。

（3）主动脉瓣狭窄和反流可同时存在。

3. 先天性主动脉瓣狭窄

（1）单叶瓣（图 17.2）：通常在比较年轻时就出现严重的 AS。

（2）二叶瓣（稍后讨论，见图 17.1）。

（3）四叶瓣：最常见的表现为进展性主动脉瓣反流。

4. 慢性主动脉瓣狭窄的后遗症

（1）左心室肥厚。

（2）左心室收缩和舒张功能障碍。

（3）心肌纤维化。

（4）肺动脉高压。

（5）心内膜下心肌缺血。

（四）临床表现与诊断

鉴于 AS 的病程缓慢，许多患者在症状出现前于体格检查时发现收缩期喷射性杂音而被诊断，随后通过超声心动图确诊。

1. 临床症状

（1）晕厥（心排血量减少导致脑灌注减少）。

（2）心绞痛（由于冠状动脉血流储备减少，导致氧需求增加）。

（3）心力衰竭：劳力性呼吸困难，阵发性夜间呼吸困难，端坐呼吸，下肢水肿，疲劳。

（4）Heyde 综合征（血管发育不良引起的消化道出血）。

2. 体格检查

（1）严重主动脉瓣狭窄的杂音

1）胸骨右上缘收缩期喷射样杂音。

2）二叶主动脉瓣（BAV）喷射样喀喇音。

3）杂音的响亮程度不一定与狭窄程度相关。

4）杂音的持续时间和时期与狭窄的严重程度相关。随着主动脉瓣狭窄的恶化，血液通过瓣膜喷射的时间更长。因此，轻度 AS 的杂音会在早期达到峰值，而严重 AS 的杂音在收缩期后期达到峰值。

5）柔和的 S2。

（2）颈动脉搏动：细迟脉（微弱和延迟）：颈动脉脉冲上升缓慢，峰值延后，低振幅。

（3）心力衰竭：下肢水肿，颈静脉怒张，肺部听诊啰音。

3. 诊断

（1）AS 的分期（图 17.3）如下：

1）风险期（A 期）瓣叶运动正常，无症状，主动脉硬化，无血流动力学异常。

2）进展期 AS（B 期）存在瓣叶钙化，按照平均压力阶差和最大主动脉瓣速度分为轻度至中度主动脉瓣狭窄。无症状，左室射血分数（LVEF）正常。

3）典型的重度 AS：无症状患者为 C1 期，有症状患者为 D1 期。

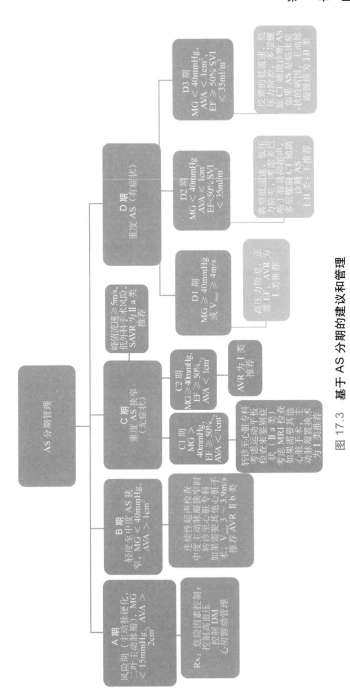

图 17.3　基于 AS 分期的建议和管理

4）严重低血流、低压力阶差伴 LVEF 值下降（＜ 50%）的主动脉狭窄（无症状患者为 C2 期，有症状患者为 D2 期）。多巴酚丁胺负荷超声（DSE）可以帮助鉴别假性严重 AS 和真性严重 AS（Ⅱa）。

5）严重低血流、低压力阶差伴 LVEF 保留（≥ 50%）的主动脉狭窄患者（"反常的"D3 期）。通过超声评估每搏量指数和 CT 对主动脉瓣钙化的评价有助于判断主动脉瓣狭窄的真实程度。

（2）超声心动图：是诊断 AS 的金标准。

1）可以评估瓣膜解剖结构和狭窄严重程度。

2）评估左心室收缩 / 舒张功能。

3）描述 AS 严重程度的标准超声报告应包括：主动脉瓣最大流速（V_{max}）、横跨主动脉瓣的压力阶差和主动脉瓣口面积（AVA）的多普勒数据，这些数据已被充分验证可以预测临床结局（表17.1）。

表 17.1　心脏超声对 AS 严重程度分级

AS 分级及严重程度	主动脉瓣硬化	轻度	中度	重度
峰值流速（m/s）	≤ 2.5	2.6 ～ 2.9	3.0 ～ 4.0	≥ 4.0
平均压力阶差（mmHg）		＜ 20	20 ～ 40	≥ 40
主动脉瓣口面积（cm^2）		＞ 1.5	1.0 ～ 1.5	＜ 1.0

Baumgartner H et al. JASE, 2017, 3 0(4): 372-392

（五）心脏计算机断层扫描（CT）（图 17.4）

1. CT 用于测量瓣膜尺寸，以制订经导管瓣膜置换计划。

2. 在 D2 和 D3 期，通过 CT 成像测量主动脉瓣钙化程度，以确定 AS 的严重程度（Ⅱa）。

3. 目前重度 AS 的主动脉瓣钙化积分阈值为女性＞ 1300，男性＞ 2000（图 17.5）。

4. 明确经导管介入入路的外周血管解剖。

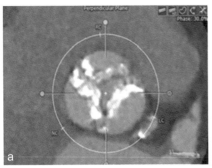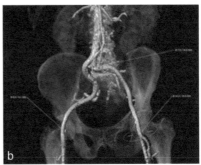

图 17.4　（a）多层螺旋 CT（MDCT）显示重度主动脉瓣狭窄患者钙化瓣叶的收缩期表现；（b）CT 血管造影显示周围血管管径

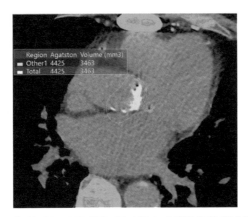

图 17.5　多层螺旋 CT（MDCT）显示的主动脉瓣钙化积分提示重度 AS

（六）心导管检查

当非侵入性检查不能确诊时推荐使用。

外科手术评估前的冠状动脉评估。

（七）运动负荷试验

用于无症状患者的症状诱发。

可以在谨慎的心电监护下对特定的患者进行此项检查。

（八）心脏 MRI

晚期钆增强提示心肌纤维化，可用于患者的危险分层。

（九）治疗

1. 定期影像学监测对无症状患者很重要：轻度 AS 患者需要每 3 ～ 5 年评估一次，中度 AS 需要 1 ～ 2 年，重度 AS 则需要 6 ～ 12 个月。

2. 早期主动脉瓣置换术（AVR）在无症状患者中的价值尚不清楚。

3. 对于严重 AS 患者，一旦出现症状，AVR 优于药物治疗。

4. 药物治疗：通常同时用于治疗常规心血管危险因素。

（1）高血压（对药物类别选择没有特别的偏好，但利尿剂应谨慎使用，以防止前负荷突然下降）。

（2）冠状动脉疾病，包括一级预防和二级预防。

（3）他汀类药物单独治疗主动脉狭窄尚未证明有益（Ⅲ类）。

（4）心房颤动等快速型心律失常可导致心排血量进一步下降并诱发症状。

5. 推荐对有症状的 AS 患者进行 AVR，可以通过外科手术（SAVR）或经导管（TAVR）方式进行瓣膜置换。

（1）手术禁忌或手术高风险：STS ＞ 8%，虚弱指标≥ 2，或≤ 2 器官系统——建议 TAVR（Ⅰ类推荐，如果可接受的生活质量＞ 1 年），如果有质量的生活＜ 1 年，建议姑息治疗（Ⅰ类）。

（2）当外科手术风险不高或无禁忌时：选择机械性 AVR（如果可以接受 VKA 抗凝治疗，并且年龄较轻，Ⅱa 类）或如果 VKA 抗凝禁忌或不接受 VKA 的患者可以选择生物性 AVR（SAVR 或 TAVR）（Ⅰ类）。

（3）症状性或 LVEF ＜ 50% 的重度 AS（D1 ～ D3 期）、瓣膜和血管解剖结构适合经导管主动脉介入治疗的情况。

1）推荐＞ 80 岁成年患者使用 TAVR（Ⅰ类）。

2）对于 65 ～ 80 岁成年患者，SAVR 和 TAVR 都是有效的治疗方法（Ⅰ类）。

3）推荐 65 岁以下人群选用 SAVR（Ⅰ类）。

（4）建议由多学科心脏瓣膜团队来决定选择 SAVR 还是 TAVR。

【临床要点】AVR（SAVR 或 TAVT）应该由多学科团队根据最新指南进行讨论，并且要考虑患者年龄及生存 1 年的预后情况。

二、主动脉瓣反流

（一）流行病学

1. 在 Framingham 研究中，主动脉瓣反流（AR）的患病率约为 4.9%。

2. 与 AS 相似，AR 的发病率和严重程度随年龄增长而增加。

（二）病因

1. 原发性（瓣叶病变）

（1）钙化、退行性主动脉瓣疾病，影响瓣叶接合。

（2）感染性心内膜炎（瓣叶穿孔和破坏）。

（3）风湿热（图 17.6）。

（4）先天性主动脉瓣疾病。

（5）累及主动脉瓣叶的自身免疫性疾病：如系统性红斑狼疮、Takayasu 动脉炎、强直性脊柱炎和 Crohn 病。

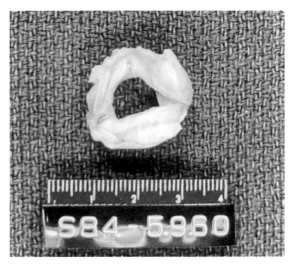

图 17.6　重度 AR 患者切除的风湿性瓣膜的大体解剖图像

2. 继发性（主动脉根部疾病）　①主动脉扩张；②主动脉夹层；③梅毒性大动脉炎；④反应性关节炎；⑤巨细胞动脉炎；⑥白塞病；⑦银屑病性关节炎；⑧复发性多软骨炎。

【临床要点】慢性重度 AR 患者，由于左心室容积和压力负荷过重而出现左心室偏心性肥厚和心腔扩张。随着 AR 的进展，由于代偿性左心室肥厚无法匹配血流动力学负荷的增加，故而左心室收缩功能下降。

（三）症状和分类

1. 慢性主动脉瓣反流（AR）分期

（1）A 期：有风险，无症状。

（2）B 期：轻度至中度 AR，左心室功能正常，左心室容积正常或轻度扩张，无症状。

（3）C 期：重度 AR，无症状。

C1：EF 正常（≥ 55%），左心室扩张（左心室收缩末期直径 LVESD ≤ 50mm）。

C2：EF 降低（< 55%），左心室扩张（LVESD > 50mm）。

（4）D 期：重度 AR，有症状；EF 可正常或降低。

2. 慢性重度主动脉瓣反流　多数患者无症状，直到晚期出现心力衰竭症状：呼吸困难、端坐呼吸等。

3. 急性重度主动脉瓣反流　由于左心室不能适应反流容量而导致左心室舒张末期压急剧升高，致使二尖瓣提前关闭，搏出量减少，心排血量减少。

患者急性起病，可出现心源性休克，并伴有严重低血压、肺淤血和缺氧。

最常见的原因为感染性心内膜炎、主动脉夹层或外伤。

（四）体格检查

1. 脉压增大。

2. 心尖搏动向外侧移位。

3. 在胸骨上缘水平可听到 A2 后立即出现的舒张期递减型吹风样杂音。杂音的持续时间长短与 AR 的严重程度相关。

4. Austin-Flint 杂音（舒张中晚期杂音）是由反流血流冲击二尖瓣前叶所致。

5. 第一心音（S1）可因二尖瓣过早关闭而减弱；也可以出现 S3 和 S4。

6. 慢性重度 AR 的典型外周体征

（1）De Musset 征：点头征，头部随着心跳起伏。

（2）Muller 征：心脏收缩期悬雍垂搏动。

（3）Quincke 征：毛细血管搏动征，透过患者指尖或轻压指尖时出现的毛细血管搏动。

（4）Traube 征：在股动脉听诊区听到的收缩期和舒张期的"枪击"样声音。

（5）Corrigan 征：水冲脉，脉搏骤起骤落。

（五）诊断

1. 超声心动图　经胸超声心动图（TTE）是首选检查方式，可结合彩色血流和多普勒超声心动图来评估 AR 的严重程度。

2. 经食管超声心动图　当 TTE 图像不理想时，可使用经食管超声心动图（TEE），以帮助确定 AR 的病因（感染性心内膜炎，脓肿，主动脉夹层）。

3. 心脏磁共振成像（CMR，图 17.7）　对于超声心动图结果不明确的患者，有助于评估 AR 的严重程度。

（六）治疗

1. 急性重度主动脉瓣反流

（1）因为可能导致非常迅速的左心室衰竭和循环衰竭，因此通常需要紧急手术干预。

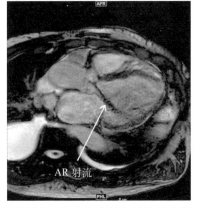

图 17.7　**重度主动脉瓣反流的心脏磁共振图像**

（2）在手术干预前，支持治疗包括使用正性肌力药物和血管扩张剂等药物治疗，以增加前向血流。

（3）如果患者病情稳定，手术可能会推迟几天，活动性感染性心内膜炎需要抗生素治疗。

2. 慢性重度主动脉瓣反流（AR）

（1）药物治疗：对于无症状患者，应每年进行 TTE 检查，以评估是否存在收缩功能障碍和（或）左心室扩张。

对于重度 AR 不推荐特定的药物治疗。

治疗未控制的高血压：可以使用血管扩张剂，如二氢吡啶类钙通道阻滞剂，血管紧张素转换酶抑制剂或血管紧张素 II 受体阻滞剂均可以使用。没有明确的随机临床试验表明，血管扩张剂在改变无症状性左心室收缩功能正常的慢性严重 AR 患者的自然病程方面获益。

对于有症状但不能手术的患者，可采取积极的心力衰竭治疗方案。

（2）手术治疗：有症状的患者无论其左心室收缩功能如何均应接受 AVR 治疗。

AVR 也适用于重度 AR 伴 LVEF ≤ 55% 或收缩末期直径 > 50mm（指数 LVESD > 25mm/m^2）的无症状患者。

AVR 适用于重度 AR。如果因其他适应证而接受心脏手术，对中度 AR 合理选择。

目前不推荐经导管瓣膜介入治疗重度 AR，但也有关于非适应证使用经导管瓣膜介入治疗的报道，以及正在进行专门用于 AR 的新型经导管瓣膜介入的研究开发。

三、二叶主动脉瓣疾病（图 17.8）

1. 先天性二叶主动脉瓣在一般人群中占 0.5% ~ 2%，男女比例为 3 : 1。

2. 最常见的类型是左冠窦、右冠窦瓣尖端融合，占 70%。

3. 20% ~ 40% 的患者伴有主动脉病变。

4. 可通过超声心动图诊断、CT 或 MRI 进一步确诊并描述主动脉根部的大小和形态。

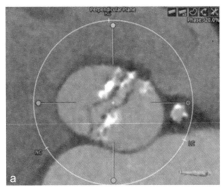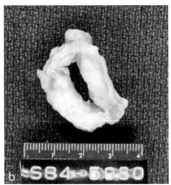

图 17.8　（a）多层螺旋 CT 显示的二叶瓣 Sievers0 型；（b）切除的二叶主动脉瓣大体解剖图

5. 二叶主动脉瓣的处理因瓣膜功能障碍（AS 或 AR）的血流动力学结果而异。

关键点

- 主动脉瓣疾病（AVD）诊断治疗的重要内容包括明确诊断病因和严重程度。
- 监测症状的发生，及时发现和治疗相关心脏疾病，如高血压、冠状动脉疾病、主动脉扩张和心房颤动。
- 通过心脏影像定期跟踪随访。
- 手术或经导管治疗的适应证和时机。

（刘　静　译　王学东　审校）

第18章　二尖瓣、三尖瓣和肺动脉瓣疾病

John C. Lisko，Vasilis C. Babaliaros

缩略语

MR	Mitral regurgitation	二尖瓣反流
MS	Mitral stenosis	二尖瓣狭窄
PBMC	Percutaneous balloon mitral commissurotomy	经皮球囊二尖瓣成形术
RF	Regurgitant fraction	反流分数
RHF	Rheumatic fever	风湿热
TEE	Transesophageal echocardiography	经食管超声心动图

　　瓣膜性心脏病仍然是与心力衰竭发病和死亡相关的主要原因。二尖瓣、三尖瓣和肺动脉瓣的复杂解剖结构，可能是造成患者心肌功能障碍和症状的主要原因，至少很大程度上如此。多模态成像和心脏专业团队能够对患者的瓣膜性心脏病做到全面评估，进而选择最佳治疗方案，如药物保守治疗、介入治疗或外科治疗等。近年来随着介入治疗的发展，接受介入治疗的患者数量有明显的增加。

一、二尖瓣狭窄

（一）概述

　　1. 相对而言，二尖瓣狭窄在美国并不常见。常与风湿性瓣膜病变（图 18.1）或严重的二尖瓣环钙化有关（图 18.2 和表 18.1）。病史应包括对以下情况的详细评估：既往风湿热（RHF）、胸部辐射或严重的肾脏疾病。

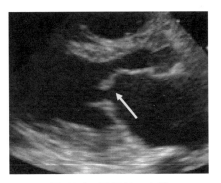

图 18.1　风湿性二尖瓣

风湿性二尖瓣的胸骨长轴切面，注意"曲棍球"的外观（黄色箭头）

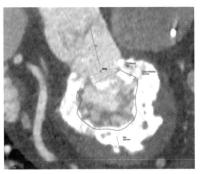

图 18.2　二尖瓣环钙化

二尖瓣环钙化的计算机断层扫描重建图，注意边缘的钙化（白色）

表 18.1　诊断严重右侧瓣膜性心脏病的可供选择标准

部位	严重狭窄的标准	严重反流的标准	I 类手术指征
三尖瓣	平均跨瓣压 > 5mmHg 跨瓣压达到峰值一半的时间 ≥ 190ms 瓣膜口面积 ≤ 1cm²	RA / RV： 通常扩大 下腔静脉直径：> 2.5cm 彩色血流：向中央大量喷射 肝静脉逆向收缩血流 EROA（cm²）≥ 0.40	**狭窄** 左侧外科手术时右侧严重狭窄，孤立的有症状的严重狭窄 **反流** 左侧瓣膜外科手术时右侧严重的功能性反流
肺动脉瓣	峰值速度：> 4m/s 峰值跨瓣压：> 64mmHg	RV 大小：扩张 减速时间 < 260ms 跨瓣压达到峰值一半的时间 < 100ms 肺动脉存在显著的舒张期逆向血流，反流分数 > 40%	**狭窄** 中至重度狭窄和不明原因的心力衰竭、发绀或运动不耐受→瓣膜球囊成形术，如果瓣膜成形术失败，则行外科手术修复

2. 病理生理学：二尖瓣狭窄→左心房压力负荷过重和左心房扩大→肺动脉高压。

【临床要点】经胸超声心动图是一种简单、无创、无辐射的评估原发瓣膜疾病的方法。

3. 诊断主要依据超声心动图。

（1）二尖瓣切口面积≤1.5cm²。

（2）张期压力达到一半的时间≥150ms（瓣口狭窄→延迟充盈→充盈压升高时间延长）。

（3）跨瓣压差：跨二尖瓣压差与患者的心率有直接关系，是超声心动图报告中常见的、表示严重右侧瓣膜性心脏病的选择标准。

1）轻度二尖瓣狭窄：平均跨瓣压<5mmHg。

2）中度二尖瓣狭窄：平均跨瓣压5～10mmHg。

3）严重二尖瓣狭窄：平均跨瓣压>10mmHg。

4. 预后风湿性二尖瓣狭窄是一种进展性疾病。一旦患者出现症状，其预后就会恶化。未对二尖瓣进行机械矫正的患者5年生存率仅为44%。

（二）症状和管理

1. 症状

（1）运动耐量下降。

（2）劳力性呼吸困难/充血性心力衰竭。

2. 体格检查　听诊可闻及典型的"开瓣音"和舒张期"隆隆样杂音"，但经常难以听清楚。出现较早的开瓣音提示严重的二尖瓣狭窄，出现较晚的开瓣音提示轻度二尖瓣狭窄。

3. 治疗

（1）定期监测二尖瓣变化

1）如果二尖瓣面积>1.5cm²，每3～5年复查一次。

2）如果二尖瓣区域1.0～1.5cm²，每1～2年复查一次。

3）如果二尖瓣面积<1.0cm²，每年复查一次。

（2）药物治疗：室率控制，需将心率降至患者可耐受的最低水平，包括以下情况：①心房颤动伴快速心室率；②正常窦性心律但有症状或运动时诱发症状。

1）合并心房颤动时需抗凝治疗。

【临床要点】直接口服抗凝剂未被批准用于严重风湿性二尖瓣狭窄的患者。维生素 K 拮抗剂——华法林是此类患者首选抗凝药物。

2）抗生素：用于风湿热二级预防。

①青霉素 G 苄星（120 万 U，肌内注射，每 4 周 1 次）。

②青霉素 V 钾（200mg，口服，每日 2 次）。

③磺胺嘧啶（1g，口服，每日 1 次）。

④对青霉素和磺胺嘧啶过敏的患者使用大环内酯类抗生素或阿奇霉素（随病情变化调整剂量）。

3）风湿热二级预防的持续时间

①患有心肌炎和残余心脏损害的 RHF（10 年或到 40 岁）。

②有心肌炎但无残余心脏损害的 RHF（10 年或到 21 岁）。

③无心肌炎的 RHF（5 年或到 21 岁）。

（3）机械矫正术

1）经皮二尖瓣球囊扩张成形术（PBMC）适用于解剖结构适合的、有症状的患者。

2）如果是在综合瓣膜疾病治疗中心，对于肺动脉收缩压＞50mmHg 且无症状患者也可以考虑 PBMC。

3）患者的解剖结构是否适合瓣膜成形术，必须经食管超声心动图检查进行评估。

①评估左心房是否有血栓。

②患者不能有中度及以上的二尖瓣反流。

③可通过 Wilkins 评分判断患者是否适合瓣膜成形术。

④适合瓣膜成形术的解剖特征包括：a. 瓣叶活动性高；b. 瓣叶厚度接近正常；c. 瓣叶轻度钙化；d. 二尖瓣瓣叶下部轻度增厚。

4）对于不适合 PBMC 的伴严重症状的患者，推荐二尖瓣外科手术。

二、二尖瓣反流

（一）概述

正确判定二尖瓣反流（MR）的病因是优化治疗的关键。

若 MR 由二尖瓣问题引起，MR 为原发性（退行性）。

若 MR 由心肌疾病引起，MR 为继发性（功能性）。

（二）病理生理学

MR 导致慢性左心室容量负荷过重→代偿性左心室扩张→充血性心力衰竭。

（三）诊断

超声心动图是诊断二尖瓣反流的主要影像学检查。严重 MR 定义为 4-5-6-7 法则：

1. 有效反流口面积（effective regurgitant orifice area，EROA）≥ 0.40cm。

2. 反流容积分数≥ 50%。

3. 反流容积≥ 60ml。

4. 缩流颈宽度≥ 0.7cm。

经食管超声心动图通常有助于更好地确定 MR 的严重程度和病因。

心脏 MRI 对于精确量化二尖瓣反流的程度和超声心动图检查不理想的患者很有帮助。

（四）预后

1. 原发性 MR　66% 的无症状患者因左心室功能障碍、肺动脉高压或心房颤动需要在 5 年内行外科治疗。

2. 继发性 MR　COAPT 试验中，24 个月的死亡率为 23.5%。

（五）临床表现和治疗

1. 症状

（1）患者症状的严重程度与下列因素有关：MR 的严重程度、与之相关的肺动脉压力和心律失常（MR →心房扩张→心房颤动）。

（2）患者通常表现为心排血量不足（疲劳）和劳力时呼吸困难的症状。

【临床要点】患者出现心室大小或功能的变化应及时到心内科就诊。

（3）急性 MR 可能表现为突然发生的呼吸困难、急性肺水肿和明显的血流动力学障碍，此时应考虑乳头肌断裂、腱索断裂或心内膜炎引起的瓣叶破裂。

【临床要点】对 MR 和症状不明的患者应考虑行运动试验。

2. 体格检查　心尖部可闻及全收缩期杂音。在二尖瓣脱垂的情况下，常可闻及收缩中期喀喇音。

3. 监测　对于无症状的原发性严重 MR 患者、需要每 6 ～ 12 个月重复一次经胸超声心动图检查。

4. 治疗　针对二尖瓣的复杂结构和可及的治疗措施，需要专业的心脏团队进行管理。

（1）通常需要多模态心脏影像技术来评估二尖瓣的解剖结构状况。

（2）对二尖瓣进行机械矫正已显示出 MR 患者的生存获益。

5. 原发性二尖瓣反流的治疗

（1）外科手术仍然是治疗的金标准。

（2）在以下情况下，二尖瓣修复术优于二尖瓣置换术：

1）MR 只限于后叶。

2）MR 累及前叶或前后叶，可进行永久修复。

（3）对于下述患有慢性、严重和原发性 MR 的患者，外科手术为 I 类推荐：

1）有症状的严重原发性 MR。

2）无症状患者，左室射血分数 < 60% 或左心室舒张末期内径 > 40mm →二尖瓣手术。

（4）二尖瓣钳夹术 MitraClip（Abbott Vascular）是一种完全经

皮缘对缘瓣叶修复系统，已经证明对外科手术禁忌的严重原发性 MR 患者有效（图 18.3）。

【临床要点】继发性 MR 与心肌功能不全有关。

6. 继发性二尖瓣反流的治疗

（1）继发性二尖瓣反流的治疗靶点是基础心脏疾病。

（2）在考虑对继发 MR 进行任何机械矫正之前，必须要注意以下几点：

1）评估是否存在可逆性心肌缺血，若有，应尽可能进行血运重建。

2）优化指南指导下的充血性心力衰竭药物治疗。

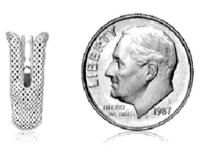

图 18.3　MitraClip（Abbott）是一种经导管的缘对缘修复，适用于严重二尖瓣反流患者。注意与美国一角硬币相比的尺寸

3）考虑心脏再同步化治疗，通常适用于有潜在的左束支传导阻滞和 QRS 持续时间 > 150ms 的患者。对心力衰竭加强诊治。

（3）对继发性 MR、NYHA Ⅱ ～ Ⅳ 级有症状的患者进行经导管缘对缘修复的推荐级别为 Ⅱ A。

（4）已经对 MitraClip 在继发 MR 患者中的应用进行了研究。

（5）两项最大的研究结果相互矛盾。

1）COAPT 试验表明，与单独 GDMT 相比，接受 MitraClip+GMDT 的患者在 24 个月内心力衰竭住院和全因死亡显著减少。至

36 个月时，MR 持续减少、死亡率和心力衰竭住院率持续下降。

2）MITRA-FR 试验为阴性结果，接受 MitraClip + GMDT 的患者与单独接受 GDMT 的患者相比，终点事件未见差别。

以上结果不一致的可能原因：①选择的患者不同；与 COAPT 相比，MITRA-FR 纳入的患者 MR 程度较轻、LV 扩张比较严重；②术者经验差别；③药物滴定治疗不同。

继发性二尖瓣反流患者接受 MitraClip 治疗之前，应在心力衰竭治疗中心由有经验的医师对患者进行评估。

三、右心瓣膜疾病

（一）概述

1. 右侧瓣膜性心脏病较左侧少见。

2. 轻微瓣膜病变是一种常见的超声检查附带发现。

（二）三尖瓣疾病的常见病因

1. 狭窄　风湿性心脏病，类癌综合征，先天性异常，起搏器心内膜炎，起搏器导致的粘连，狼疮，继发于肿瘤的机械性梗阻。

2. 反流　最常见的原因是瓣环扩大。最常见的主要病因是黏液瘤变性。

（三）肺动脉瓣病变的常见病因

1. 狭窄　先天性原因大于后天性原因。

2. 反流　最可能的原因是先天性疾病或经皮瓣膜成形术后。

3. 后天性疾病　发生于 < 1% 的患者。

（汪　钰　译　王学东　审校）

Ankit A. Bhargava，Allen Dollar

缩略语

ASA	Aspirin	阿司匹林
AVR	Aortic valve replacement	主动脉瓣置换术
CBC	Complete blood count	全血细胞计数
CMR	Cardiac magnetic resonance imaging	心脏磁共振成像
CT	Computed tomography	计算机断层扫描
ECG	Electrocardiogram	心电图
EGD	Esophagogastroduodenoscopy	食管胃十二指肠镜检查
FFP	Fresh frozen plasma	新鲜冷冻血浆
INR	International normalized ratio	国际标准化比值
LDH	Lactate dehydrogenase	乳酸脱氢酶
LMWH	Low molecular weight heparin	低分子肝素
MVR	Mitral valve replacement	二尖瓣置换术
PCC	Prothrombin complex concentrate	浓缩凝血酶原复合物
PPM	Patient prosthesis mismatch	患者假体不匹配
PVL	Paravalvular leak	瓣膜旁漏
TAVR	Transcatheter aortic valve replacement	经导管主动脉瓣置换术
TEE	Transesophageal echocardiogram	经食管超声心动图
TTE	Transthoracic echocardiogram	经胸超声心动图
UFH	Unfractionated heparin	普通肝素
VKA	Vitamin K antagonist	维生素 K 拮抗剂
VTE	Venothromboembolism	血栓栓塞症

一、瓣膜类型

人工心脏瓣膜有两种类型：机械瓣和生物瓣。

1. 机械瓣　以前的设计包括笼球型和单侧倾盘型。当前所有的机械瓣膜基本上都采用了双叶侧倾盘型的设计。

（1）增强了耐久性（它们基本上不会磨损）。

（2）增强了致栓性（需要终身抗凝）。

2. 生物瓣　通常为异种移植（由动物组织构成，如牛心包或猪主动脉瓣，图 19.1）。自体移植和同种移植（来源于人体瓣膜组织）在成人中很少使用。

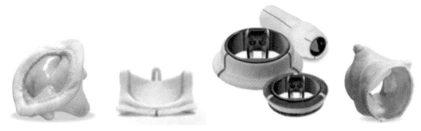

图 19.1　外科人工心脏瓣膜的示例（从左到右）：有支架的猪主动脉瓣、有支架的牛心包瓣、双叶机械瓣和无支架的猪瓣膜

引自 Iaizzo et al. Heart Valves: From Design to Clinical Implantation: 287, reprinted by permission from Springer

（1）特点：①耐久性差；②致栓性低。

（2）经导管瓣膜：所有可用的形式都是由生物组织构成，见图 19.2。

为了实现血管内输送，瓣膜被卷曲并通过支架输送，一旦进入适当的位置就会膨胀。这些支架可以经由球囊扩张，也可以自行扩张。

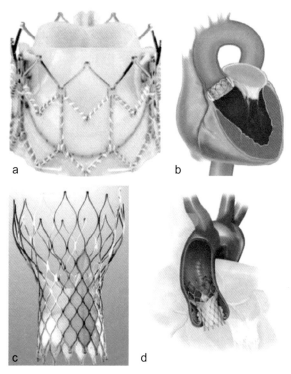

图 19.2　**经导管输送系统部署的人工心脏瓣膜**

（a，b）Edwards Sapien XT（Edwards Lifesciences，Irvine，CA，USA）瓣膜和在主动脉中的植入；（c，d）第三代 CoreValve 假体（Medtronic Inc.，Minneapolis，MN，USA）（引自 Reimers et al. Percutaneous Interventions for Structural Heart Disease：47，reprinted by permission from Springer）

二、人工瓣膜的选择

1. 选择植入机械瓣还是生物瓣取决于表 19.1 中总结的几个因素。

2. 影响机械瓣和生物瓣选择的其他因素：

（1）患者衰弱。

（2）心脏和非心脏的合并症。

（3）瓣膜解剖结构。

（4）外科风险。

（5）患者意愿。

表 19.1　适用机械瓣与生物瓣的情况

		机械瓣	生物瓣
年龄	＜ 50 岁 [a]	✓（主动脉和二尖瓣）	
	50～65 岁	✓（主动脉和二尖瓣位置）	✓（仅限主动脉位置）
	＞ 65 岁		✓（主动脉和二尖瓣位置）
预期寿命较短			✓
因其他原因（心房颤动、VTE）抗凝治疗		✓	
高出血风险 / 抗凝治疗禁忌			✓
将来再手术时，发病率 / 死亡率更高（例如，主动脉瓷性钙化，既往辐射暴露病史）		✓	

[a] 在不常见的情况下，对于年龄小于 50 岁的患者，可以利用肺部自体移植来代替主动脉瓣位置的机械瓣（Ross 手术）

三、初始随访、监测和临床评估

第一次术后就诊一般应在瓣膜置换术后 3 ～ 4 周进行。 在第一次就诊时，应收集以下信息：

（一）病史

1. 身体康复和伤口愈合的情况。

2. 药物调整，特别是抗血小板 / 抗凝方案调整。

3. 神经认知功能评估。

4. 心力衰竭症状。

5. 与心律失常有关的症状。

6. 识别任何的出血线索。

7. 感染的症状。

8. 评估潜在的血栓栓塞。

（二）心血管方面的体格检查

1. 伤口愈合状况。

2. 人工瓣膜的听诊特点。

3. 容量负荷过重的征象。

4. 检测各种心律失常。

5. 是否有感染迹象。

（三）诊断需要的基本检查

1. 胸部 X 线。

2. 心电图。

3. 常规实验室检查：INR（如果使用 VKA），CBC，LDH，结合珠蛋白和间接胆红素。

4. 基础 TTE 检查：最好是在瓣膜植入术后 1 ~ 3 个月，以建立血流动力学基线。延迟该项检查有助于解决贫血和术后即刻异常状况。有时为了方便患者，可在住院时完成 TTE 检查。

（四）监测

1. 一般通过 TTE 进行定期监测。

2. 影像检查频率根据人工瓣膜的类型和植入后的时间长短而定。表 19.2 概述了影像检查频率的一般建议。

表 19.2　基于瓣膜干预类型的影像检查频率

瓣膜干预类型	影像检查的最低频率
机械瓣（外科手术）	基线检查一次，待出现新问题或心脏功能障碍时再行检查
生物瓣（外科手术）	基线检查一次，手术后 5 年和 10 年各一次，然后每年一次
生物瓣（经导管手术）	基线检查一次，然后每年一次

3. 其他决定频繁或重复影像检查的必须因素包括体征、症状出现变化，监测心脏功能不全及妊娠期。

【临床要点】以下情况可能提示潜在的瓣膜并发症，应及时进行影像学检查：

- 人工瓣膜听诊特征的变化（新出现的或原有杂音加重，机械瓣喀喇声减弱或消失）。
- 临床状态的变化（心力衰竭症状出现，疑似栓塞事件，疑似菌血症）。
- 如果 TTE 质量较差（如机械瓣的阴影），应采用替代成像模式→ TEE，CT，CMR 或透视。

四、抗凝和抗血小板治疗

（一）机械瓣

1. 需终身抗凝，以防止瓣膜血栓形成和血栓栓塞。

2. 易栓瓣膜材料，异常血流状况和高剪切力，构成了促进血小板活化的环境基础——非抗凝状态下血栓形成的高发生率。

3. 抗凝剂的选择仍然是 VKA，如华法林。肝素（普通肝素或低分子量肝素）作为桥接剂，直到 INR 达到指定的靶目标值。

4. 对于机械瓣患者，直接口服抗凝药物是禁忌证，可导致出血和血栓栓塞事件增加。

（二）生物瓣

1. 仅需单用阿司匹林长期治疗。

2. 瓣膜置换术后的前 3 ～ 6 个月，需要使用 VKA 进行抗凝治疗。

人工瓣膜的 INR 目标值取决于瓣膜的类型（生物瓣与机械瓣）、瓣膜的位置（主动脉瓣与二尖瓣）以及是否存在其他血栓栓塞的危险因素。

抗血小板和抗凝治疗的 INR 目标值总结于表 19.3。

表 19.3 基于瓣膜类型的抗血小板和抗凝治疗目标值

类型	位置		抗血小板 / 抗凝目标值
机械瓣	主动脉瓣	无危险因素 [a]	VKA（INR：2.5） +/ - ASA 75 ～ 100mg，一日一次
		有危险因素 [a]	VKA（INR：3.0） +/ - ASA 75 ～ 100mg，一日一次
		On-X 品牌瓣膜 [b]	VKA（INR：1.5 ～ 2.0） ASA 75 ～ 100mg，一日一次
	二尖瓣		VKA（INR：3.0）ASA 75 ～ 100mg，一日一次
生物瓣	主动脉瓣		前 3 ～ 6 个月 VKA（INR：2.5） ASA 75 ～ 100mg，一日一次
	二尖瓣		前 3 ～ 6 个月 VKA（INR：2.5） ASA 75 ～ 100mg，一日一次
	TAVR		前 3 ～ 6 个月，氯吡格雷 75mg，一日一次 ASA 75 ～ 100mg，一日一次，终身服用， 或植入后前 3 个月使用 VKA，随后终身服用 ASA 75 ～ 100mg，一日一次

[a] 风险因素：心房颤动 / 扑动、血栓栓塞史、严重的左心室功能障碍（射血分数＜35%）、老一代瓣膜或高凝状态

[b] 对于无危险因素接受 On -X 品牌机械主动脉瓣的患者，在植入后的前 3 个月维持更低的 INR 值 1.5 ～ 2.0 似乎合理

【临床要点】机械二尖瓣比机械主动脉瓣具有更高的血栓形成潜力，因为通过二尖瓣的血流与主动脉瓣相比相对缓慢。因此，机械性二尖瓣的抗凝目标是 INR 值 2.5 ～ 3.5，而非 2.0 ～ 3.0。

五、门诊患者有创操作时的桥接治疗

处理策略取决于瓣膜和手术的类型，汇总见表 19.4。

表 19.4　与瓣膜和操作种类相关的桥接策略

桥接策略	瓣膜和操作种类
继续使用 VKA，保持治疗范围 INR	机械瓣 + 容易控制出血的微操作（白内障手术、拔牙）
暂时中断 VKA 而不进行桥接	双叶式机械主动脉瓣置换，无血栓栓塞危险因素，非侵入性操作
桥接可能是合理策略	机械式 AVR 伴任何血栓栓塞的危险因素 老一代机械式 AVR 机械式 MVR 因心房颤动接受抗凝治疗的人工生物瓣→取决于 CHA2DS2-VASc

六、妊娠期的抗凝管理

（一）妊娠期的生理变化可导致人工瓣膜出现问题

1. 血浆容量增加（高于基线近 50%），如果存在基础的心室或人工瓣膜功能障碍，可导致心力衰竭。

2. 妊娠期的易栓状态增加了瓣膜血栓形成的风险。

人工瓣膜置换的女性如果计划怀孕，应当由擅长管理妊娠期瓣膜性心脏病患者的心脏病专家进行孕前评估。

3. 机械瓣置换的孕妇为极高危者。

（1）孕产妇死亡率 > 1%。

（2）超过 1/3 的机械瓣置换女性在妊娠期会出现严重的母体或胎儿并发症。

（3）不存在对母亲和婴儿均持久安全的抗凝策略。

表 19.5 总结了机械瓣置换后妊娠期母亲和胎儿容易出现的并发症。

表 19.5　使用人工机械瓣的母体和胎儿并发症

母体并发症	胎儿并发症
瓣膜血栓形成	自然流产
血栓栓塞	与 VKA 相关的畸形
出血	胎儿出血
死亡	胎儿死亡

【临床要点】妊娠期服用 VKA 虽可使产妇发生并发症的可能性降到最低，但流产、胎儿死亡和先天性畸形发生的可能性最高。在妊娠前 3 个月服用和华法林剂量大于 5mg/d 尤其值得注意。

（二）人工机械瓣置换孕妇的抗凝策略

1. 整个妊娠期均需要进行治疗性抗凝，并需要经常监测。

2. 如果华法林 ≤ 5mg/d 可维持 INR 在靶目标值，则可在妊娠期所有三个周期继续使用华法林。

3. 如果华法林 > 5mg/d 才能维持 INR 在靶目标值，则在第一个 3 个月使用 LMWH（每日 2 次，如果没有 LMWH，则连续静脉注射普通肝素），随后在第二和第三个 3 个月使用华法林。如果需要 > 5mg/d 的华法林，也可在所有三个 3 个月周期均使用 LMWH。

（三）接近分娩时的抗凝策略

1. 分娩前 1 周，停用 VKA，开始静脉注射 UFH 或 LMWH。

2. 分娩前 36 小时，改用静脉注射 UFH。

3. 计划分娩前 4 ～ 6 小时，停止静脉注射肝素。

七、人工心脏瓣膜置换患者的抗生素预防治疗

（一）瓣膜置换患者是感染性心内膜炎的高危人群。牙科手术中感染性心内膜炎的风险最高，在涉及以下牙科手术前可进行抗生素预防治疗

1. 对牙龈组织的操作。

2. 牙齿根尖区域的操作。

3. 口腔黏膜的溃疡。

【临床要点】在没有活动性感染的情况下，不建议在非牙科手术中使用抗生素预防性治疗，包括 TEE、食管胃十二指肠镜检查（EGD）、结肠镜或膀胱镜检查。

（二）牙科手术的抗生素预防策略

1. 牙科手术可导致短暂的草绿色链球菌性菌血症，因此需要预防。

2. 抗生素应在手术前一次性给药。

3. 阿莫西林是口服治疗的首选（在胃肠道内吸收良好，能达到较高和持续的血清药物浓度）。

4. 对青霉素 / 阿莫西林过敏的患者，可选择其他口服药物，包括头孢菌素、克林霉素、阿奇霉素和克拉霉素等。

5. 对不能口服药物的患者，可使用静脉注射或肌内注射氨苄西林、头孢曲松或头孢唑林等药物。

八、人工瓣膜并发症

人工瓣膜并发症的发生频率和类型取决于人工瓣膜的类型。表19.6 对并发症相关情况进行了总结。

表 19.6　人工瓣膜并发症、诊断方法和治疗

并发症	诊断方法	治疗
出血或超目标值 INR	CBC，INR	如果 INR 5 ～ 10，不伴出血→保留 VKA
		如果 INR > 10 无出血→保留 VKA 并给予维生素 K 口服，1 ～ 2.5mg
		如果需要紧急止血→保留 VKA 并给予 PCC 或 FFP 和维生素 K 口服
血栓栓塞症	TTE，TEE	调整抗凝治疗方案：
		机械瓣：将 INR 目标值提高 0.5
		生物瓣：在 ASA 基础上加用 VKA

续表

并发症	诊断方法	治疗
瓣膜血栓形成 / 血管翳形成	TTE，TEE，X 线透视， CT	机械瓣：外科手术（血管翳 / 血栓） 　　　vs. 溶栓治疗（仅血栓） 生物瓣：UFH 桥接 VKA 治疗
患者人工瓣膜 不匹配	TTE，TEE	外科会诊
人工瓣膜狭窄	TTE，TEE，+/ – 血培养	再次手术 如果是人工生物瓣膜，则采用瓣中 　瓣治疗
人工瓣膜反流	TTE，TEE，+/ – 血培 养，如果考虑有溶血， 则需检测 LDH	再次手术 经皮瓣周介入治疗
溶血	TTE，TEE，LDH，结 合珠蛋白，间接胆 红素，网织红细胞 计数，外周血涂片	通常由瓣膜旁反流所致，需要再次 　手术或通过导管封闭缺损
感染性心内膜炎	TTE，TEE，血培养	针对微生物种类选择合适的抗生素 　静脉注射或外科干预

以上并发症通常在住院期间进行评估和处理，这里仅作为参考。

关键点

● 与生物瓣相比，机械瓣更耐用，但更容易产生血栓。因此，机械瓣需要终身使用 VKA 抗凝，而生物瓣通常只需要终身使用阿司匹林。

● 机械瓣在手术前是否需要桥接抗凝治疗，取决于瓣膜的类型和手术的类型。

● 机械瓣置换的孕妇为极高危患者，需要专业医师进行管理。目前尚无任何一种抗凝策略被证明对母亲和胎儿均属安全。

● 建议所有人工心脏瓣膜患者在牙科手术前进行抗生素预防治疗。

（汪　钰　译　王学东　审校）

第七篇 血管疾病

第20章 外周动脉疾病

Dandan Chen，Bryan J. Wells

缩略语

ABI	Ankle-brachial index	踝肱指数
ALI	Acute limb ischemia	急性肢体缺血
CEA	Carotid endarterectomy	颈动脉内膜切除术
CLI	Chronic limb ischemia	慢性肢体缺血
CTA	Computed tomography angiography	计算机断层扫描血管造影
DM	Diabetes mellitus	糖尿病
DUS	Duplex ultrasound	多普勒超声
FMD	Fibromuscular dysplasia	纤维肌发育不良
HLD	Hyperlipidemia	高脂血症
IC	Intermittent claudication	间歇性跛行
ICA	Internal carotid artery	颈内动脉
MRA	Magnetic resonance angiography	磁共振血管成像
PAD	Peripheral arterial disease	外周动脉疾病
TBI	Toe-brachial index	趾肱指数
TIA	Transient ischemic attack	短暂性脑缺血发作
TSPG	Translesional systolic pressure gradient	跨病变收缩压梯度

一、概述与危险因素

1. 外周动脉疾病（PAD） 定义为除冠状动脉与脑血管之外的动脉狭窄和血流动力学阻塞。最常见的病因是动脉粥样硬化；此外，动脉炎（例如大动脉炎与巨细胞动脉炎）、退行性疾病、纤维肌发育不良、血栓形成和血栓栓塞也是常见病因。

2.危险因素 年龄 ≥ 65 岁，吸烟，高血压，高脂血症，糖尿病（DM），肥胖，既往其他血管床有动脉粥样硬化性疾病，血管疾病家族史，电离辐射和重复性损伤（通常与上肢的外周动脉疾病相关）。吸烟和糖尿病是发病和死亡的最强预测因子。

二、临床表现

（一）下肢外周动脉疾病

1.无症状外周动脉疾病 占 50% 以上的患者。

2.间歇性跛行（IC） 指通常发生在小腿和（或）臀部的运动性疼痛，休息时缓解（表 20.1）。

3.慢性肢体缺血（CLI） 静息痛，伤口不愈合，伴或不伴组织坏死（坏疽）的溃疡。需要早期外科手术咨询和血管造影术。

4.急性肢体缺血（ALI） "六个 P 征"：疼痛（pain）、苍白（pallor）、瘫痪（paralysis）、无脉搏（pulselessness）、体温过低（poikilothermia）和感觉异常（paranesthesia）。急性肢体缺血是一种临床急症，需要及时进行血运重建。

表 20.1　下肢跛行的 Rutherford-Becker 分级

Rutherford-Becker 分级	定义
0	无症状
1	轻度跛行
2	中度跛行
3	严重跛行
4	静息痛
5	足趾的缺血性溃疡（最小组织丢失）
6	严重的缺血性溃疡或坏疽（大的组织丢失）

（二）上肢外周动脉疾病

指手臂和手部的跛行，是手指溃疡和由椎 - 锁骨下动脉窃血引起的神经系统症状。

三、体格检查

1. 下肢外周动脉疾病 皮肤外观（Burger 试验），温度，所有外周脉搏的触诊（肱动脉、桡动脉、股动脉、腘动脉、足背动脉、足动脉和胫骨后动脉），听诊杂音（主动脉、肾动脉、股动脉），以及四肢神经系统检查。

2. 上肢外周动脉疾病 除了上述查体结果外，最简单和适当的筛查是测量双上肢血压。肱动脉血压差 > 15 ～ 20mmHg 为异常，提示锁骨下动脉（或无名动脉）狭窄。

四、诊断

1. 踝肱指数（ABI） 用于诊断和评估外周动脉疾病严重程度及监测现有疾病进展和治疗效果。ABI ≤ 0.9 提示外周动脉疾病；ABI > 1.4 提示动脉弹性差，这可能是由终末期肾病和长期糖尿病所导致。趾肱指数（TBI）是评估这些患者的一种替代方法。当静息 ABI 正常或临界时，运动 ABI 测试更有价值。

2. 多普勒超声（DUS） 计算机体层摄影血管成像（CTA）与磁共振血管成像（MRA）是非侵袭性检查方法，可用来评估解剖与血运重建后的效果。然而，这些检查方法不适用于无症状外周动脉疾病患者的解剖学评估。

五、治疗

减少心血管事件的方法：

1. 积极控制危险因素 改变生活习惯，包括戒烟、减重与饮食干预。对高血压、糖尿病及高脂血症的积极管理。

2. 抗血小板治疗 单独使用阿司匹林（75 ～ 325mg/d）或单独使用氯吡格雷(75mg/d)。对于症状性外周动脉疾病患者在血运重建后，双联抗血小板治疗（阿司匹林与氯吡格雷）可以有效减少肢体相关事件发生的风险。

3. 抗凝 低剂量利伐沙班 2.5mg，每日 2 次，与阿司匹林联合使用，可显著降低主要肢体不良事件的发生率，减少心血管事件及其相关并发症的发生概率，但同时会增加出血风险（COMPASS 试验）。

4. 缓解症状的治疗方法

（1）监督下的运动疗法（supervised exercise therapy，SET）：已经证明可以改善跛行的症状和增加步行距离，是治疗跛行的一线疗法（CLEVAR 试验）。

（2）西洛他唑：100mg，每日 2 次，口服，是一种磷酸二酯酶 -3 酶抑制剂，可提高跛行患者的步行距离。如果症状在 3 个月后仍未改善，则应停止使用。西洛他唑禁用于所有严重的充血性心力衰竭。

（3）血运重建：生活方式受限的跛行患者如果对药物治疗和运动反应不佳，应考虑进行血运重建。植入或不植入支架的经皮血管成形术是首选方案。对于急性肢体缺血和慢性肢体缺血应需要紧急的血管外科会诊和血运重建。

六、颈动脉疾病

1. 概述 动脉粥样硬化性颈动脉疾病通常发生在分叉处和弯曲处，尤其是在颈总动脉分叉处和颈内动脉（ICA）的开口处。颈动脉斑块的进展导致颈动脉狭窄、阻塞或斑块破裂，这些可能导致缺血性脑卒中或血栓栓塞及血流动力学损害引起的短暂性脑缺血发作。随着狭窄程度增加到 > 70%，卒中风险呈线性增加。

2. 危险因素 吸烟，老年，性别（在 75 岁以下，男性 > 女性；在 75 岁以上，女性 > 男性），高血压，高脂血症，糖尿病及其他血管疾病（如 CAD、PAD）。

3. 临床表现 无症状颈动脉粥样硬化是缺血性脑卒中、心肌梗死和血管性死亡风险增加的标志。

症状性颈动脉疾病被定义为由颈动脉严重狭窄所导致的局灶性神经症状（例如，黑矇、对侧无力或麻木、构音障碍或失语症、空间知觉消失、模糊性视觉缺失）。所有近期有脑卒中或短暂性脑缺血发作（TIA）的患者都应评估颈动脉疾病。

4. 诊断 不建议对无症状患者进行筛查。然而，对于伴有颈动脉杂音的无症状患者，其他血管床患有症状性动脉粥样硬化性疾病（即 PAD、CAD 或主动脉瘤），或有两个及以上动脉粥样硬化性疾病危险因素的患者应进行 DUS 检查。

5. 非侵入性检查　① DUS：一线检查方法。② CTA：不但具有高敏感度、可重复性并可以涵盖整个颈动脉的能力，包括颅外和颅内部分；还能够提供相邻骨骼和软组织结构的信息。③造影剂增强 MRA：同 CTA 相比，具有图像质量高、伪影少的优点。④血管造影：是颈动脉粥样硬化诊断的金标准，尤其是在诊断不清或需要介入治疗时。

6. 治疗

（1）积极纠正心血管危险因素：详见 PAD 部分所述。

（2）抗血小板治疗

1）阿司匹林（75 ～ 325mg）：用于所有颅外段颈动脉粥样硬化或椎动脉粥样硬化患者，以减少缺血性心血管事件发生。

2）氯吡格雷（75mg）：当患者有阿司匹林治疗禁忌、阿司匹林过敏或阿司匹林耐药的情况下，可作为替代品使用而不增加出血风险（CAPRIE 试验）。

3）在预防心肌梗死、脑卒中或血管源性死亡方面，小剂量阿司匹林（25mg，每日 2 次）加双嘧达莫（200mg，每日 2 次）可能优于单用阿司匹林或单用双嘧达莫。

4）在没有血管内介入选择指征（如冠状动脉支架植入术）的情况下，DAPT 不常用于颈动脉粥样硬化患者。

（3）抗凝：除非有其他抗凝适应证（如机械瓣、心房颤动），否则不推荐使用。

（4）侵入性介入治疗：颈动脉内膜切除术（carotid endarterectomy，CEA）和带栓子保护装置（embolic protection device，EPD）的颈动脉支架植入术（carotid artery stent，CAS）具有相似的安全性和疗效。

侵入性介入治疗指征：有症状、手术风险低或中等、无创影像检查提示同侧 ICA 狭窄程度＞ 50%、同时围手术期脑卒中或死亡率的预期发生率＜6%，应在2～4周进行手术。如果围手术期脑卒中、心肌梗死和死亡的风险较低，对于ICA狭窄＞70%的无症状患者可采用CEA。手术前应对合并症和预期寿命进行全面评估，并对手术的风险和获益进行彻底讨论。对于经过严格筛选的无症状颈动脉狭窄（导管造影术显示狭窄至少60%，通过DUS显示狭窄70%）患者可考虑预防性CAS。但它的疗效可能并不优于单独的药物治疗（表20.2）。

表20.2　颈动脉疾病的介入治疗

指征	CEA	CAS
症状性颈动脉狭窄50%～69%	考虑：老龄（＞75岁）对于支架植入术解剖学困难（Ⅱa级B级推荐）	考虑：外科解剖困难、既往颈部放射治疗、CEA后再狭窄或高手术风险（Ⅱb级B级推荐）
症状性颈动脉狭窄70%～99%	推荐CEA（Ⅰ级A级推荐）	考虑是否CEA高风险（Ⅱa级B级推荐）
无症状性颈动脉狭窄60%～99%	可以考虑CEA或CAS，如果预期寿命＞5年、解剖条件允许并且单独药物治疗有较高的脑卒中风险（Ⅱ级推荐）	

七、肾动脉疾病

1. 概述　肾动脉狭窄（RAS）最常见的原因是动脉粥样硬化和纤维肌发育不良（FMD）。动脉粥样硬化占肾动脉狭窄的90%，主要发生在45岁以上的人群，通常涉及肾动脉开口或主干近端。这种疾病尤其常见于弥漫性动脉粥样硬化患者。FMD所占比例＜10%，多见于50岁以下的女性，通常累及肾动脉主干远端或次级分支。

2. 临床表现及体格检查结果

（1）高血压：高血压突然发作（年龄＜30岁，通常继发于

FMD；年龄＞55岁，通常是由动脉粥样硬化疾病所致）或先前控制良好的慢性高血压对药物治疗产生耐药性（包括利尿剂在内的三种药物方案）。

（2）氮质血症：不明原因或服用 ACEI 或 ARB 后出现血清肌酐急性升高。

（3）反复发作迅速出现的肺水肿，常伴有正常的左心室功能。

（4）上腹部杂音，其他血管床动脉粥样硬化的证据（如颈动脉或股动脉杂音和足部动脉搏动减弱）。

（5）可能会发现单侧肾脏萎缩或两侧肾脏大小不一。如果是双侧肾动脉狭窄，可能会看到双侧肾脏萎缩，但两侧肾脏大小无差异（表20.3）。

表 20.3　提示肾动脉疾病的临床表现

高血压的突然发作或先前控制良好的高血压持续恶化

ACEI 或 ARBs 治疗后新发氮质血症或肾功能恶化

高血压危象（即突发性肺水肿但左心室功能正常或高血压性脑病）

不明原因的肾脏萎缩或肾脏大小差异，或原因不明的肾衰竭

腹部杂音，其他血管床动脉粥样硬化的证据

3. 诊断

（1）实验室检查：肌酐急性升高，估测肾小球滤过率（eGFR）与测量的 GFR 快速下降。

（2）影像学检查：①多普勒超声：对支架植入后肾动脉的监测非常有用；② MRA：无创，具有 3D 重建功能；③ CTA：因其无明显的金属夹或支架的伪影，可用于发现支架内再狭窄。

（3）肾动脉造影：诊断肾动脉狭窄的金标准。

4. 治疗

（1）药物治疗：高血压的管理，对于单侧肾动脉狭窄，推荐使用 ACE 和 ARBs。值得注意的是，ACE 和 ARBs 不应用于双侧肾动脉狭窄或患有肾动脉狭窄的孤立肾。

（2）经皮血运重建术：早期恢复肾动脉通畅可以改善高血压并

最大限度地减少进行性肾功能障碍。对于高血压病程少于5年的患者，最有可能在血运重建术后治愈高血压。

适应证：严重肾动脉狭窄（＞70%狭窄或50%～70%狭窄、峰值压力梯度＞20mmHg或平均压力梯度＞10mmHg）加上进行性肾功能障碍，或高血压控制不佳，或反复发作的不稳定型心绞痛，或反复发作不明原因的突发性肺水肿。

（3）外科血运重建：包括外科旁路搭桥（主动脉肾、腹腔肾或肠系膜肾）和动脉内膜切除术。

适应证：①肾动脉狭窄和主动脉疾病患者（动脉瘤或闭塞）；②具有明显动脉粥样硬化肾动脉狭窄和多支肾动脉或主肾动脉早期分支的需要临床干预的患者；③FMD患者伴有微动脉瘤或涉及节段性肾动脉的复杂疾病。

【临床要点】

● 外周动脉疾病在早期阶段通常被低估。踝肱指数是初步诊断的首选检查方法。对风险因素和生活方式的积极调整是预防心血管事件的一线治疗方法。

● 所有近期脑卒中或短暂性脑缺血发作的患者都应评估颈动脉疾病。

● ACEI和ARBs不能用于双侧肾动脉狭窄或伴有肾动脉狭窄的孤立肾患者。

● 血运重建术后高血压的治愈最有可能发生在高血压不到5年的患者。

关键点
● 外周血管疾病的诊断模式。
● 指南推荐的医疗管理。
● 侵入性干预的适应证。

（韩晓峰　译　郭　曦　审校）

第 21 章　主动脉瘤和主动脉疾病

Dustin Staloch，Joe X. Xie

缩略语

AAA	Abdominal aortic aneurysm	腹主动脉瘤
AAS	Acute aortic syndrome	急性主动脉综合征
ACEI	Angiotensin-converting enzyme inhibitor	血管紧张素转换酶抑制剂
ARB	Angiotensin receptor blocker	血管紧张素受体阻滞剂
CTA	Computed tomography angiography	计算机断层扫描血管造影
GCA	Giant cell arteritis	巨细胞动脉炎
MRA	Magnetic resonance angiogram	磁共振血管成像
MRI	Magnetic resonance imaging	磁共振成像
TA	Takayasu arteritis	大动脉炎
TAA	Thoracic aortic aneurysm	胸主动脉瘤
TEE	Transesophageal echocardiogram	经食管超声心动图
TTE	Transthoracic echocardiogram	经胸超声心动图

一、概述

1. 急性主动脉综合征通常是一种需要紧急手术处理的急症。

2. 主动脉疾病引发的严重并发症包括主动脉夹层 / 破裂、主动脉反流，或者内脏器官缺血。

3. 动脉瘤和主动脉疾病的门诊管理主要以监测为核心，以此来识别高风险人群，同时采取药物治疗和风险因素调整的措施，以减缓疾病的进展和并发症的发生。

4. 尽管动脉瘤通常与较为常见的风险因素，如高血压或吸烟密切相关，但动脉瘤可能在遗传性疾病或全身性疾病发现之前已存在。

二、定义

1. 主动脉夹层　主动脉内膜层撕裂，呈纵向扩展，并形成充满血液的假腔，可按照位置进行分类。

2. 主动脉壁内血肿　主动脉中层内的血液积聚，不伴内膜撕裂或假腔形成。

3. 主动脉穿透性溃疡　位于动脉粥样硬化斑块处的穿透内膜的局部穿孔，但没有形成假腔。

4. 主动脉瘤　主动脉异常的局部扩张，超过正常管腔直径的1.5 倍。

（1）真性动脉瘤：具有正常壁层组织结构的动脉瘤（涉及三层壁层）。

（2）伪动脉瘤（假性动脉瘤）：主动脉壁的限制性破裂，其中某一节段的血液不是以主动脉壁为边界，而是以周围动脉结缔组织的纤维性薄层为边界。

（3）扩张：主动脉轻至中度扩大（＜正常管径的150%）。

【临床要点】主动脉破裂是主动脉疾病和夹层的最常见死亡原因，其次是急性、严重的主动脉反流。

三、急性主动脉综合征

由于主动脉疾病常是在因其他原因进行经胸超声心动图（TTE）、计算机断层扫描（CT）或计算机断层扫描血管造影（CTA）时偶然被发现，因此在首次识别时要排除急性过程的偶然认识，以便继续门诊管理，这一点非常重要。

1. 识别

（1）急性主动脉综合征（AAS）是一个通用术语，包括急性主动脉夹层、主动脉壁内血肿和穿透性溃疡。

（2）AAS 的主要风险因素包括长期高血压（高达72% 的患者）和先前的主动脉瘤史。其他风险因素包括吸烟、吸毒和高血脂。

（3）绝大多数患者会出现胸痛或背痛（＞90％的患者），通常为突发的剧烈疼痛。

（4）出现急性主动脉反流的舒张期杂音，晕厥、血压或脉搏不等（由于外部压迫或内膜片限制血管真腔导致的脉搏减弱或消失），或出现终末器官缺血的证据（与临床情况不成比例的腹痛、无力/截瘫或肾功能恶化），亦应怀疑急性主动脉综合征的存在。

【临床要点】急性主动脉反流的杂音出现时间可能很短，这是因为主动脉和心室压力能迅速达到平衡状态。

2. 治疗

（1）主动脉夹层根据累及主动脉的部位进行分类（表 21.1）。

（2）累及升主动脉（Stanford A 型或 DeBakey Ⅰ 型和 Ⅱ 型）或具有高风险特征的夹层，需要紧急外科手术处理。这些情况存在，是紧急转诊外科手术治疗的适应证。

（3）在无须手术的情况下，药物治疗旨在降低心率和血压，以最大限度减少夹层扩展和出现并发症的风险。对于这些人群，必须进行影像学监测，未来是否择期或紧急外科手术干预与慢性动脉瘤的处理相似。

表 21.1　主动脉夹层按夹层位置分类

	Stanford 分类	DeBakey 分类
A 型	升主动脉 ± 降主动脉	Ⅰ 型：升主动脉 ± 降主动脉
		Ⅱ 型：升主动脉
B 型	降主动脉	Ⅲ 型：降主动脉

四、胸主动脉瘤

1. 背景

（1）胸主动脉瘤（TAA）通常是指主动脉中层的退行性疾病。

（2）由于大多数情况下无症状，因此胸主动脉瘤的诊断通常是偶然发现的。较少情况下，TAA 可能会伴随胸痛、主动脉反流杂音或压迫症状同时出现。

（3）最常累及的部位是主动脉根部（特别是马方综合征）和升主动脉。

（4）较少累及的 TAA 部位包括弓部（10%）、降主动脉（位于左锁骨下动脉的远端）以及胸腹主动脉（涉及胸部和腹部两部分）。

（5）与其他退行性疾病相似，TAA 的发病率随年龄增长而增加，平均诊断年龄为 69 岁，女性发病的平均年龄要更大。

2. 病因和危险因素

（1）影响 TAA 进展的最大可能调控危险因素为高血压和吸烟。

（2）静脉注射药物或先天性异常如主动脉缩窄，会大大增加真菌性动脉瘤的风险。

（3）尽管梅毒在现代少见，但其晚期表现如梅毒性主动脉炎和可能引起的动脉瘤，仍应予以重视。

（4）与主动脉中层退行性病变相关的遗传性疾病包括：

1）马方综合征。

2）二叶主动脉瓣。

3）Turner 综合征。

4）Ehlers-Danlos 综合征。

5）Loeys-Dietz 综合征。

6）家族性主动脉瘤。

（5）炎症性疾病如 Takayasu 动脉炎、巨细胞动脉炎和强直性脊柱炎可能会伴随主动脉瘤出现。

3. 诊断

（1）诊断要求病变血管扩张大于正常直径的 150%，这取决于性别、年龄、解剖位置和成像方式等因素。

（2）在 TTE 中，通常使用内径，并根据年龄和体型调整的诺莫图来判断其是否超出预期直径。

（3）TTE 对 TAA 的诊断特异度较高，敏感度处于低中水平。尽管 TTE 能够对主动脉瓣、根部和弓部进行诊断性观察，但无法持续显示和准确测量升主动脉管腔部分。

（4）当采用 TTE 诊断 TAA 时，应在使用适量造影剂的基础上，通过计算机断层扫描血管造影（CTA）、磁共振成像（MRI）或磁共振血管成像（MRA）对主动脉进行全面成像。

（5）与 TTE 不同，除非经过适当的培训，否则 CT 可能难以明确定义主动脉根部情况。与 TTE 同样不同，在使用 CTA、MRI/MRA 测量动脉瘤体积时，是否应当包含血管壁，尚未达成共识。

4. 治疗

（1）决定进行手术治疗还是药物治疗取决于破裂的速度。

（2）总体而言，对于有扩张症状（胸痛或背痛）的患者，应考虑紧急手术治疗；对于无症状但升主动脉瘤迅速增大（＞0.5 厘米/年）或任何直径≥ 5.5cm 的患者，应择期进行手术。

（3）药物管理旨在降低动脉粥样硬化风险，包括戒烟和他汀类药物治疗，低密度脂蛋白胆固醇靶目标值 < 70mg/dl。

（4）β 受体阻滞剂通过降低心率和室壁剪切应力产生抗脉冲效果，是优选的降压药物，血压目标值为能够耐受的最低血压者根据患者的合并症情况决定。血管紧张素转换酶（ACE）抑制剂或血管紧张素受体阻滞剂（ARB）也是合理的降压选择。

（5）妊娠或准备妊娠的患者应听从专科医师的建议，因为对于进行性主动脉扩张或主动脉瓣反流，可能会考虑预防性手术治疗。

【临床要点】对于需要手术干预的病变大小的标准仅适用于无症状的动脉瘤。任何水平的症状性动脉瘤，无论其大小如何均应进行手术干预。

5. 监测

（1）监测的目标是跟踪动脉瘤的扩大情况，同时考虑肾功能、夹层位置和患者的年龄等各种因素。

（2）通常情况下，最好使用同一种成像方式，在同一机构内进行连续成像，以便进行比较。

（3）TTE 的主要作用是对病变仅限于主动脉根部的患者进行持续随访。虽然 CT 可提供更好的解剖细节，但需要付出重复辐射暴露的代价，这会对年轻人群产生影响。

（4）因为缺乏指导监测间隔的数据，影像学监测的频次并不完全清楚。然而，所有胸主动脉瘤的平均增长速率约为每年 1mm。

（5）如果动脉瘤大小保持稳定，谨慎的做法是每年进行一次影像学监测，对于老年、动脉瘤稳定且较小的患者，可每 2～3 年进行一次影像学监测。

五、腹主动脉瘤

1. 概述

（1）与胸主动脉瘤（TAA）类似，腹主动脉瘤（AAA）通常是与老龄化有关的退行性疾病，但也可能与炎症性疾病、感染过程或先天状况有关。

（2）与 TAA 一样，诊断 AAA 需要腹主动脉整体扩张，超过正常直径（依年龄、性别和体型而异）的 50% 以上（通常 ≥ 3cm）。

（3）如果 AAA 直径小于 5.5cm，则被认为是小型；超过此界限则被认为是大型 AAA。

（4）在超过 90% 的病例中，AAA 的近端缘位于肾下水平。

（5）少数患者可能会出现需要早期发现的症状。然而，未破裂的 AAA 可能是血尿、胃肠道出血或慢性腹部或腰背疼痛的原因。在破裂的情况下，AAA 可能会伴随突然发作的疼痛、晕厥或有搏动感的腹部肿块出现。

2. 病因和危险因素

（1）AAA 在吸烟者中的发病率是非吸烟者的 5 倍，89% 的发生动脉瘤破裂的患者为吸烟者。

（2）受 AAA 影响最大的是 > 65 岁的男性。其他较强的危险因素包括 AAA 家族病史、高血压和冠状动脉疾病。

（3）AAA 与 TAA 相同，与大多数先天性疾病和炎症性疾病相关。

3. 诊断

（1）对于无症状患者，腹部超声是诊断和监测的金标准。为了对一般人群进行具有成本效益比的筛查，美国预防服务工作组（USPSTF）建议对 65 ~ 75 岁的吸烟男性进行一次超声筛查。由于女性发生率较低，不建议对女性进行筛查。对于非吸烟男性，没有建议是否进行筛查。

（2）对于无症状但较大的 AAA，或者有症状 / 破裂的 AAA，通常进行 CTA 检查，因为它更适合术前评估和确定修复方法。

【临床要点】寻找最佳时机！对于曾经吸烟的 65 ~ 75 岁男性，建议进行一次腹部超声筛查以查找 AAA。不建议对其他一般人群进行筛查。

4. 治疗和监测

（1）对于在 6 个月内扩张超过 0.5cm 的动脉瘤或任何症状性动脉瘤，应立即进行手术修复。通常考虑对囊状动脉瘤、AAA ≥ 5.5cm 的男性和 AAA ≥ 5.0cm 的女性进行择期修复手术。

（2）建议所有患者戒烟，以减缓 AAA 的生长。

（3）AAA 药物管理的证据混杂，各个学会和协会的推荐亦不一致。虽然他汀类药物和 ACE 抑制剂可能会减少小型 AAA 患者的主动脉并发症，但证据不足。这些药物连同 ARB 和 β 受体阻滞剂在很大程度上并不适用于仅仅为减少 AAA 扩张或破裂的风险。

（4）无手术干预指征的 AAA 应根据动脉瘤大小定期进行腹部超声监测（表 21.2）。

表 21.2　腹主动脉瘤按动脉瘤大小的监测间隔

动脉瘤大小	监测间隔
3.0 ~ 3.4cm	每 3 年一次
3.5 ~ 4.4cm	每年一次
4.5 ~ 5.4cm	每 6 个月一次

六、遗传性主动脉病变

1. 马方综合征

（1）马方综合征的特点为四肢细长、晶状体异位、韧带多冗余。该病通常源自编码纤维连接蛋白-1（FBN1）的常染色体显性遗传的基因变异。

（2）典型的心血管表现包括主动脉根部的纺锤形扩张，涉及贯穿升主动脉近端的主动脉环的扩大（主动脉反流）。这导致了主动脉根部的"烧瓶状"形态，也是马方综合征和其他囊性中层坏死疾病的特点。

（3）尽管夹层最常见于胸主动脉，但异常可能累及整个主动脉。近50%的患者会有二尖瓣关闭不全。

（4）β受体阻滞剂和ARB可用来减缓动脉瘤和主动脉根部扩张的进展，但尚未证明其会影响临床结局。

（5）对于主动脉瘤直径≥5cm，严重的主动脉反流，或者≥4.5cm并有夹层家族病史，增长速率>0.3厘米/年的情况，建议进行主动脉瘤的手术修复。

（6）女性应被告知不要妊娠；对于计划怀孕的女性，推荐对4.1～4.5cm的动脉瘤进行修复。对于希望怀孕的女性，如果动脉瘤直径>4cm，也可以考虑修复手术。

2. Ehlers-Danlos 综合征

（1）Ehlers-Danlos 综合征（EDS）是一组罕见的胶原合成障碍性疾病，全球每5000人中有1人发病，其临床表现从轻微的皮肤过度伸展到危及生命的心血管并发症，各种各样。

（2）在血管型EDS中，常染色体显性遗传的 COL3A1 基因突变导致Ⅲ型胶原生成缺陷和中层退变。

（3）治疗策略通常与马方综合征相似。由于其愈合、出血和其他并发症具有挑战性，故应尽可能避免手术干预。

3. Loeys-Dietz 综合征

（1）Loeys-Dietz 综合征（LDS）分为五个亚型，LDS1型和LDS2型被归类为结缔组织疾病。尽管这些患者以前被认为是患有马方综合征的 EDS，但现在认识到 LDS 1 型和 LDS 2 型是由 *TGFBR1* 和 *TGFBR2* 基因突变引起。

（2）与血管型 EDS 有明显的表型重叠，患者容易出现与妊娠相关的并发症，以及迅速扩张的主动脉瘤，易于破裂，平均死亡年龄为 26 岁。

（3）LDS 1 型可能通过血管瘤、腭裂和（或）双裂腭、眼距过宽三联症来识别；LDS 2 型以类似于血管型 EDS 的皮肤表现为特点，如容易淤血、萎缩性瘢痕和绒毛质透明皮肤。

4. 二叶主动脉瓣

（1）升主动脉的结构异常使得那些出生时即患有二叶主动脉瓣的人易于发生动脉瘤和夹层。许多情况下，瘤样改变在诊断瓣膜功能障碍之前即已先行发生并被识别出来。

（2）与三叶瓣动脉瘤患者相比，二叶主动脉瓣患者的瘤体增长速度更快，经常需要同时进行主动脉瓣和主动脉的置换手术，这可能是源于基质金属蛋白酶活性过高。

（3）建议进行升主动脉或主动脉根部修复或置换手术的情况如下：

1）直径≥ 5.5cm（Ⅰ类推荐）。

2）直径> 5cm+ 夹层家族病史或增长速率≥ 0.5 厘米 / 年（Ⅱa 类）。

3）直径> 5cm + 低手术风险 + 经验丰富的外科团队和中心（Ⅱa 类）。

如果计划进行主动脉瓣手术，直径> 4.5cm 进行主动脉根部修复、置换或升主动脉修复（Ⅱa 类）。

5. Turner 综合征

（1）在女性表型，Turner 综合征是由于 X 染色体缺乏，导致成为 45XO 基因表型。

（2）心血管疾病很常见，包括二叶主动脉瓣（高达 25%）、主动脉缩窄（高达 10%）以及升主动脉扩张和动脉瘤。

（3）当发现异常时，建议进行定期监测（通常每年一次），在没有已知心血管并发症的情况下，每 5 ～ 10 年进行一次监测。

七、其他主动脉病变

1. Takayasu 动脉炎和巨细胞动脉炎

（1）Takayasu 动脉炎（TA）和巨细胞动脉炎（GCA）是主动脉及其分支的特发性血管炎，两者具有相当的表型重叠。

（2）两者主要在女性中发病，伴全身性症状如疲劳、体重减轻、发热以及非特异性的炎症标志物升高。

（3）两者的一个重要区别是年龄，TA 主要发生在年轻患者（＜40 岁），而 GCA 主要发生在老年患者（＞50 岁）。

（4）两者都可能导致主动脉瘤，但 TA 也可能影响从冠状动脉到头部、颈部和腹腔内脏器的血管床。

（5）通常采用免疫抑制剂治疗，尽可能避免手术干预（特别是在疾病非静止期）。

2. 与 HLA-B27 相关的脊柱关节病变

（1）在 Reiter 综合征和强直性脊柱炎患者中，主动脉炎很常见，且在长期脊柱炎、虹膜炎或外周关节炎的患者中最为普遍。

（2）受中层坏死驱动，有报道存在主动脉夹层、主动脉反流以及由于局部炎症引起心脏传导性疾病。

3. 感染性主动脉疾病

（1）主动脉壁的原发性感染并不常见，但可能见于葡萄球菌、沙门氏菌和假单胞菌等细菌，可引起主动脉瘤，常见为囊状。"真菌性"或感染性主动脉瘤可能是已存在的主动脉瘤继发感染所致。感染可导致主动脉壁弱化，极易发生破裂。

（2）尽管在当今抗生素时代，梅毒性主动脉炎已很少见，但不应被遗忘。这种形式的三级梅毒在初次感染后数年发生，可能会导致主动脉瘤。

（3）结核性主动脉瘤可能是由于肺门淋巴结感染扩展导致，肉芽肿性中层破坏造成主动脉壁完整性的丧失。通常作为从后壁或后侧壁发生的囊状主动脉瘤来识别。疾病进展可能导致穿孔、主动脉肠瘘或假性动脉瘤的形成。

关键点

● 动脉瘤和主动脉病变的门诊管理应以识别手术需求为核心，来选择适当的成像模式和监测间隔。

● 尽管 β 受体阻滞剂和 ARB 等特定降压药物是合理的选择，但证据并不十分充分。对于大多数患者，推荐控制血压、戒烟和使用他汀类药物。

● 主动脉瘤可能并非是原发性疾病，而是先天性、全身性或感染性疾病的一种表现。

（刘光锐　译　郭　曦　审校）

第 22 章　肺栓塞和深静脉血栓形成

Stephanie Wang，Christine Kempton

缩略语

aPTT	Activated partial thromboplastin time	活化部分凝血活酶时间
AHA	American Heart Association	美国心脏协会
BNP	Brain natriuretic peptide	脑钠肽
CTPA	Computed tomography pulmonary angiogram	计算机断层扫描肺动脉造影
CTPH	Chronic thromboembolic pulmonary hypertension	慢性血栓栓塞性肺动脉高压
DVT	Deep vein thrombosis	深静脉血栓形成
ESC	European Society of Cardiology	欧洲心脏病学会
IFDVT	Iliofemoral DVT	髂股 DVT
LMWH	Low molecular weight heparin	低分子肝素
DOAC	Direct oral anticoagulant	直接口服抗凝药物
PE	Pulmonary embolism	肺栓塞
PTP	Pretest probability	验前概率
PTS	Post-thrombotic syndrome	血栓后综合征
VKA	Vitamin K antagonists	维生素 K 拮抗剂
V/Q	Ventilation perfusion scan	通气 / 灌注扫描
VTE	Venous thromboembolism	静脉血栓栓塞性疾病

一、肺栓塞

（一）概述

1. 症状包括胸膜炎性胸痛、呼吸困难、呼吸急促和心动过速。

2. 门诊的主要目标是诊断、危险分层和治疗。

3. 治疗可以分为三个阶段

（1）初始治疗阶段：从诊断到 21 天。

（2）一期治疗阶段：长达 3 ~ 6 个月，代表了 VTE 的最短持续治疗时间。

（3）二期治疗阶段（又称延长抗凝治疗）：一期治疗阶段之后以及在确定 VTE 复发风险后的治疗时期。

（二）诊断

1. 初步检查　验前概率（PTP）：Wells 评分，改良的 Wells 评分，日内瓦评分。

Wells 评分：低危＜ 2 分，中危 2 ~ 6 分，高危＞ 6 分。

DVT 的症状（3 分），其他诊断可能性较小（3 分），心率＞ 100 次 / 分（1.5 分），制动＞ 3 天或过去 4 小时内进行手术（1.5 分），既往有 DVT/PE 史（1.5 分），咯血（1 分），恶性肿瘤（1 分）。

2. 基于验前概率的诊断试验

（1）高风险（＞ 50%）：经验性开始抗凝治疗，并进行计算机断层扫描肺动脉造影（CTPA）。

（2）中风险（~ 20%）：进行 D- 二聚体检测以排除肺栓塞诊断，然后根据需要进行计算机断层扫描肺动脉造影或通气 / 灌注扫描（V/Q）。如果患者的 V/Q 检查不能确诊，则应该进行 CT 扫描。

（3）低风险（约 5%）：进行 D- 二聚体检测以排除肺栓塞诊断，然后根据 D- 二聚体结果决定是否进行计算机断层扫描肺动脉造影或 V/Q 检查。

【临床要点】应考虑使用年龄调整后的 D- 二聚体界值（在 50 岁以上的患者中：年龄 ×10）来替代固定界值（ESC 2019，ADJUST-PE）。

（三）危险分层

1. 生命体征。

2. 计算机断层扫描肺动脉造影上的血栓负荷和右心室（RV）/

左心室（LV）大小。

3. 心脏超声：RV 功能障碍的证据可能包括 RV 运动减弱、肺动脉高压和 McConnell 征（心尖部运动相对正常，右心室游离壁运动减弱或消失）。

卵圆孔未闭（超声泡沫试验中可见）是不良预测因素，因为矛盾性栓塞与死亡、脑卒中和其他动脉栓塞的风险增加相关，因此应考虑更积极的治疗肺栓塞。

4. 生物标志物（肌钙蛋白、BNP/proBNP、乳酸）。

（四）治疗策略

1. 初始治疗策略基于肺栓塞的严重程度分类（表 22.1）。

2. 低风险肺栓塞患者，可以考虑早期出院并接受门诊治疗。

对于低风险肺栓塞患者，使用利伐沙班治疗并在 48 小时内早期出院，与 3 个月内复发静脉血栓栓塞性疾病或肺栓塞相关的死亡风险增加无关（HOT-PE，ESC 2020）。

表 22.1 **肺栓塞的发现和治疗总结**

	发现	治疗
大面积肺栓塞	持续 15min 的低血压，收缩压（SBP）< 90mmHg，比基线低 40mmHg，或需要正性肌力药物支持	系统性溶栓疗法，导管直接治疗方法，外科栓子切除术，心血动力支持，所有患者都需要系统性抗凝治疗
亚大面积肺栓塞	超声或 CT 显示右心室功能异常（RV/LV 直径比值 > 0.9）；或生物标志物阳性（肌钙蛋白或 BNP 升高	半剂量溶栓疗法，导管直接治疗方法，所有患者都需要系统性抗凝治疗
低风险肺栓塞	收缩压正常，生物标志物正常，无右心室功能异常	只需要系统性抗凝治疗对于只有一个亚段肺栓塞且无近端深静脉血栓形成的情况，有时可以通过监测而不进行抗凝治疗来管理

3. 下腔静脉滤器 适用于急性肺栓塞 / 近端深静脉血栓形成且具

有包括活动性出血在内的抗凝治疗禁忌证患者；然而，一旦禁忌证解除，应尽快恢复抗凝治疗（AHA I 类）。

【临床要点】下腔静脉滤器并不会减少急性肺栓塞患者的 *PE* 复发，并且与单纯抗凝治疗相比，还会增加深静脉血栓形成的风险（PREPIC2JAMA 2015）。

4. 初始和一期治疗的抗凝治疗（表 22.2）

（1）对于门诊治疗，可选择低分子肝素（LMWH），继 LMWH 后使用维生素 K 拮抗剂（VKA）及直接口服抗凝药物（DOAC）。DOAC 可使大出血风险降低，因此在无禁忌证的情况下优先使用。

（2）除了胃肠道癌症患者外，艾多沙班、利伐沙班和阿哌沙班均可以作为癌症患者的 LMWH 替代药物。

（3）在以下人群中，有关 DOAC 的研究尚不充分或应谨慎使用：三重阳性抗磷脂综合征（仅使用 VKA）、肝病、妊娠（绝对禁忌证）、严重肾功能损害（尽管阿哌沙班已用于终末期肾病患者）及严重的病态肥胖症。在开始使用 DOAC 治疗之前，还应评价潜在的药物相互作用。

（4）一期治疗持续时间通常为 3 个月。

表 22.2　用于肺栓塞和深静脉血栓形成的 DOAC 剂量

DOAC	初始和初级治疗	二级治疗（延长抗凝）
阿哌沙班	初始 10mg，每日 1 次，连续 1 周，然后改为每日 2 次，5mg	2.5mg，每日 2 次
利伐沙班	初始 15mg，每日 2 次，连续 3 周，然后改为每日 1 次，20mg	10mg，每日 1 次
达比加群	最初 5～10 天胃肠外抗凝治疗后，每日 2 次，150mg	150mg，每日 2 次
依度沙班	最初的 5～10 天胃肠外抗凝治疗后，每日 1 次，60mg	

5. 是否进行二期治疗的决策　是否进行延长抗凝治疗取决于复发风险，主要基于可逆性风险因素的存在或消失。这些因素可能是短暂性的，也可能是慢性的，并与出血风险相平衡。

- 主要短暂性风险因素：手术。

- 中度短暂性风险因素：行动不便，住院，妊娠，雌激素或激素使用，长途航空旅行。

- 癌症和炎性肠病也是中度风险因素，通过足够的有效治疗可变为短暂性风险因素。

- 对于具有主要短暂性风险因素的诱发性 VTE，建议仅进行一期治疗。

- 对于具有中度短暂性风险因素的诱发性 VTE，通常建议仅进行一期治疗，尽管在某些情况下可以延长治疗。

- 对于具有慢性风险因素（未经治疗的癌症、遗传性疾病）的诱发性 VTE，建议在风险因素持续存在的情况下进行一期和二期治疗，并延长抗凝治疗。

- 对于首次发作非诱发性 VTE，建议所有患者均进行一期治疗。对于低 / 中度出血风险的患者，也建议进行延长抗凝治疗的二期治疗。

- 美国胸科医师学会（ACCP），根据年龄、既往出血史、癌症、肾衰竭等因素提出了一种用于评估出血风险的评分方法。该评分根据存在的风险因素数量将大出血风险分为低危、中危和高危。

- HAS-BLED 评分（最初用于评估房颤抗凝治疗中的出血风险）亦被验证可用于 VTE 的治疗。

- 对于具有低危至中危出血风险的复发非诱发性 VTE，建议首先进行一期治疗，然后进行二期治疗。但是，如果存在不可改变的高出血风险，建议二期抗凝治疗仅持续 3 个月。

（五）治疗护理的其他注意事项

1. 血栓形成倾向的检测（同样适用于 DVT）　如果检测会改变治疗方案，例如延长抗凝治疗时间或在遗传性疾病的高风险时期有助于 VTE 一级预防，则进行检测。

检测项目包括狼疮抗凝物、因子 V Leiden、凝血酶原基因突变、心磷脂、β_2 糖蛋白、C 蛋白和 S 蛋白。这些检测的必要性和时机可能因临床情况而有所不同。

【临床要点】在诱发性 VTE 发作后不建议进行血栓形成倾向的检测，因为阳性结果不足以支持延长抗凝治疗。

在非诱发性 VTE 发作后也不建议进行检测，因为非诱发性发作本就需要延长抗凝治疗。

除非高度怀疑抗磷脂抗体综合征，否则不需要在诊断 VTE 时或最初 3 个月的治疗期间进行血栓形成倾向检测。

2. 对慢性血栓栓塞性肺动脉高压（CTPH）进行评估　CTPH 可隐匿发病，尽管进行抗凝治疗，仍然会出现持续的呼吸困难和功能受限。在首次肺栓塞发作时，其 2 年的发病率可高达 4%。

诊断依据为超声心动图和 V/Q 显示的肺动脉高压并伴有不匹配的灌注缺损。

建议转诊至肺动脉高压中心治疗。

二、深静脉血栓形成

1. 症状　深静脉血栓形成（DVT）的症状包括肿胀、疼痛和红斑。

2. 诊断　使用上述的 Wells 评分进行验前概率评估。

（1）低概率：使用 D- 二聚体检测进行排除。

（2）中概率：进行下肢超声检查。如果全腿超声检查为阴性，可以停止检查。但如果初始近端超声检查为阴性，在没有其他原因的情况下则应该在 1 周后进行重复检查。

（3）高概率：进行近端或全腿超声检查，如果初始检查结果为阴性，则在 1 周后进行重复检查。

孤立的盆腔静脉血栓可能无法在超声检查中显示，此时应考虑进行静脉 CT 或 MRI 检查。

3. 解剖学

（1）下肢远端 DVT：在膝关节以下的静脉中形成血栓。

（2）下肢近端 DVT：在腘静脉、股静脉和髂静脉及以上部位形成的血栓，与远端 DVT 相比，栓塞的风险会增加。

（3）髂股 DVT（IFDVT）：髂骨或股总静脉的任何部位形成血栓。其导致复发性 DVT 和血栓后综合征的风险较高。

（4）上肢 DVT：尺静脉、桡静脉、骨间静脉、肱静脉、腋静脉或锁骨下静脉的血栓形成。

4. 治疗

（1）大多数不伴有肺栓塞的孤立性 DVT：可以在门诊条件下治疗，除非有大面积梗阻性 DVT 引起肢端发绀、肢体静脉缺血，或延伸至下腔静脉的情况。其他住院治疗的原因包括具有高风险合并症或需要住院疼痛管理的严重疼痛患者。

（2）伴有肺栓塞的 DVT：有关抗凝治疗指南，请参阅上文关于肺栓塞治疗的内容。

（3）不伴有肺栓塞的近端 DVT：对于患有青紫色突发性炎性肿胀或尽管抗凝治疗后仍有血栓扩展的患者，应考虑进行导管介入治疗（药物／机械治疗）（AHA Ⅱa 类）。

至少进行 3 个月的抗凝治疗。

如果患者存在抗凝治疗禁忌证，应置入下腔静脉滤器。一旦禁忌证解除，应尽快恢复抗凝治疗（AHA Ⅰ类）。

尽管一些患者可能通过穿着弹力袜减轻疼痛和水肿，但没有一致的数据支持在无症状患者中使用弹力袜可减少发生血栓后综合征（PTS）的风险。

（4）孤立的远端 DVT：具有复发高风险的患者应按照上述方法进行抗凝治疗；低风险患者可在 2 周内通过超声检查进行连续影像检查进行监测。如果血栓有扩展，则应该开始抗凝治疗。高风险情况包括既往 VTE 史，年龄 > 50 岁，癌症，患有炎症性疾病，涉及腘窝三分叉的远端 DVT 以及非诱发性事件。

（5）上肢 DVT：通常与植入导管相关。如果可以拔除导管，抗凝治疗持续 3 个月。否则，建议在导管留置期间进行抗凝治疗。不要仅仅为了 VTE 管理而拔除导管。

5. 复发

（1）除了前述的高风险复发因素外，导致静脉受压的解剖异常，如 May-Thurner 综合征和胸廓出口综合征，也可能导致复发。

有多种评分 / 模型可用于预测首次非诱发性 VTE 后的复发风险：Vienna 预测模型、DASH 评分和 HERDOO-2 等。

（2）定义 / 诊断：根据症状和体征，初次成功治疗后出现的 DVT。

超声检查的主要诊断标准是存在新发的、不可压缩的静脉节段。

如果之前异常的静脉节段，直径增加 > 4mm，提示同侧 DVT 的复发。

（3）监测。

【临床要点】建议在抗凝治疗完成后进行基线静脉超声和 D-二聚体检测，以便为未来可能的复发提供基线数据。抗凝治疗后 D-二聚体水平恢复正常后再次升高提示复发的风险增加。

（4）治疗：请参阅肺栓塞部分关于非诱发性事件后是否进行延长抗凝治疗决策（二期治疗 / 延长抗凝治疗）的讨论。

如果患者在使用 VKA 或 DOAC 治疗期间出现复发 VTE，可以在调查潜在病因（癌症、依从性、真正的复发）的同时暂时转换为 LMWH 治疗。

关键点

● 大面积和次大面积肺栓塞需要住院检查，以评估是否施行潜在的进一步治疗方案，如全身性溶栓、导管直接治疗，以及经导管或手术栓子切除术。

● 大多数低风险肺栓塞和 DVT 可以通过抗凝治疗在门诊条件下得到安全的治疗。

● 就大多数 VTE 患者的抗凝治疗而言，DOAC 优于 VKA 和 LMWH。

● 在完成 DVT 的初始治疗后，建议进行基线超声成像和 D- 二聚体检测，以便于未来发生复发性 VTE 时进行诊断。

● VTE 发生后，如果血栓形成倾向检测会改变抗凝治疗的持续时间或遗传性风险增加需要一级预防时，可以进行血栓形成倾向检测。

（韩晓峰 译 郭 曦 审校）

第八篇 心律失常

第23章 心房颤动的门诊管理

Vladimir Kaplinskiy，Eli V. Gelfand

缩略语

AF	Atrial fibrillation	心房颤动
AV	Atrioventricular	房室
CTI	Cavo-tricuspid isthmus	三尖瓣峡部
DAPT	Dual antiplatelet therapy	双联抗血小板治疗
DCCV	Direct current cardioversion	直流电复律
DOAC	Direct oral anticoagulant	直接口服抗凝药物
INR	International normalized ratio	国际标准化比值
LAA	Left atrial appendage	左心耳
LV	Left ventricle	左心室
OAC	Oral anticoagulation	口服抗凝药物
OSA	Obstructive sleep apnea	阻塞性睡眠呼吸暂停
TEE	Transesophageal echocardiogram	经食管超声心动图

一、常用术语

1.心房颤动（AF）　心律特征为P波消失，并且RR间期不等（图23.1）。

2.阵发性心房颤动　在发病7天内自行终止。

3.持续性心房颤动　发作持续时间＞7天，并且需要干预才能恢复窦性心律。

4.永久性或慢性心房颤动　是指难以干预，或转复窦性心律的干预最终被认为是无效的、不适当的，或患者和医师均无转复窦律的意愿。

5. 复律后停搏 心房颤动终止后窦房结恢复延迟引起的短暂性心动过缓。

6. 心动过速-过缓综合征 是指在心房颤动期间，窦性停搏或窦性心律与心动过速并存。

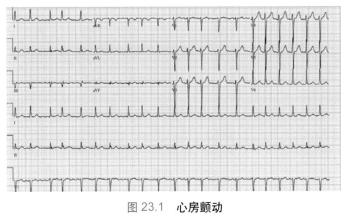

图 23.1 心房颤动

二、心房颤动的流行病学

1. 估计全球患病人数约 3400 万，并随着年龄的增长而增加，在男性和北美人中更常见。与黑种人、西班牙裔和亚裔患者相比，白种人患心房颤动的风险较高。总体来说，终身发病率为 20% ~ 25%。

2. 心房颤动的危险因素，包括年龄、高血压、糖尿病、阻塞性睡眠呼吸暂停、肺部疾病、左心室收缩功能异常、心肌炎和心包炎、急性疾病、酒精摄入、甲状腺功能亢进（包括亚临床甲状腺功能亢进）和手术（特别是心脏手术）。

3. 心房颤动与多种其他疾病相关，包括冠状动脉疾病（尽管心房颤动很少是心脏缺血的表现），风湿热后遗症，肥厚型心肌病，肥胖，慢性肾脏疾病，瓣膜病和过度饮酒。

4. 一些文献表明，富含橄榄油的地中海饮食可能会降低心房颤动的发病风险。

5. 戒酒和严格的血压控制已被证明可以降低心房颤动的发生率。

6. 在接受稳定抗心律失常治疗的患者中，心房颤动复发常见，复发率近 90%，而且这些复发大多数无症状。

【临床要点】没有证据证明过度摄入咖啡因会易患心房颤动。

三、心房颤动的预后

1. 心房颤动的常见症状包括心悸、呼吸困难、胸痛和疲劳。

2. 心源性栓塞会引起脑卒中。

3. 心室充盈主要依赖于心房跳动的患者，如患有严重左心室舒张功能障碍或限制型心肌病，更有可能因心房收缩的丧失而出现症状。

4. 伴有快速心室率的心房颤动，持续时间超过 7 ～ 10 天就可能导致心动过速诱发的心肌病。

5. 晕厥可能是复律后心脏停搏的一种表现。

6. 如果发现心房颤动患者出现规律的心室节律，而没有明确的心房活动（"规则性"心房颤动），应怀疑三度（完全）心脏传导阻滞，并进行紧急评估。

四、血栓栓塞风险

1. 考虑到确定心房颤动负荷困难，阵发性和慢性心房颤动在血栓栓塞的风险方面通常采取类似的方法。

对于使用可穿戴式或植入的心脏设备，如智能手表、起搏器和环形记录仪，检测到的短暂（数秒至数小时）心房颤动发作患者的抗凝阈值，尚存在争议。这种情况应根据患者的具体情况，与心脏病专家共同讨论抗凝治疗的风险与获益。

2. CHA2DS2VASc 评分是一个评估血栓栓塞风险的常用风险评分（表 23.1）。

（1）C 指充血性心力衰竭，H 指高血压，A 指年龄，D 指糖尿病，S 指卒中史，VA 指血管疾病史，包括冠状动脉疾病或周围血管疾病史，

Sc 指女性。

表 23.1　**心房颤动患者的卒中风险**

CHA2DS2VASc 得分	卒中风险 /100 年
0	0.2
1	0.6
2	2.2
3	3.2
4	4.8
5	7.2
6	9.7
7	11.2
8	10.8
9	12.2

（2）在个体患者中，CHA2DS2VASc 和其他类似的风险评分并不是卒中风险的完美预测指标，抗凝治疗的决策应考虑患者的具体因素，如其他合并疾病和出血风险。

五、新发心房颤动患者的评估

1. 评估患者是否需要紧急住院治疗：具有血流动力学不稳定的症状和体征，明显的衰弱表现，心力衰竭或心动过速介导心肌病的证据。

2. 对近期疾病或手术，饮酒，是否存在结构性心脏病，甲状腺功能亢进和睡眠呼吸暂停等危险因素进行评估。

3. 评估血栓栓塞的危险因素。

4. 完善经胸超声心动图，以评估心室和瓣膜的功能 [以确定潜在的因 AF 而导致的结构性心脏病和（或）收缩期功能障碍]。

5. 实验室评价：全血细胞计数，肾功能，甲状腺功能，凝血功能和糖化血红蛋白。

6. 对于新发心房颤动患者，应考虑进行动态心电监测，进一步评估心房颤动负荷以及与心房颤动发作相关的症状。

7. 对于无法解释的隐源性或其他动脉血栓栓塞事件的患者，应考虑进行长期心电监测，以评估隐匿性心房颤动。

（1）在隐源性卒中中，高达 23% 的患者可以通过门诊动态监测仪检测到隐匿性心房颤动。

（2）对于具有卒中危险因素但不确定心房颤动存在的患者，通过植入环形记录仪，在平均 40 个月的时间内，有 35% 的患者被诊断为心房颤动。

（3）短期节律监测（24 ～ 48 小时动态心电监测）通常对检测心房颤动的帮助不大。

8. 对心房颤动的常规筛查并不普遍推荐。然而，来自苹果心脏研究的概念验证数据表明，智能手表的应用可能是未来检测偶然发现心房颤动的可靠方法。

六、心房颤动的抗凝治疗

1. 为了降低卒中风险，建议对任何 CHA2DS2VASc 评分 ≥ 2 的患者进行抗凝治疗。

（1）对于男性 1 分或女性 2 分患者，应强烈考虑抗凝治疗。

（2）对于评分男性 0 分（女性 1 分）抗凝治疗的决策性数据较少。通常建议患者和医师进行风险和获益讨论。

2. 先前的肺静脉隔离或 MAZE 手术并不能消除卒中的风险，不能仅因为接受了手术或维持窦性心律不久而停止抗凝治疗。

阿司匹林没有预防脑卒中的证据，不应作为预防脑卒中的单一治疗方法。

阿司匹林加氯吡格雷在预防脑卒中方面有一定的益处，但不如使用抗凝剂。对于符合口服抗凝药治疗条件的患者，不应将此作为口服抗凝药的替代品。

3. 非维生素 K 类抗凝剂（表 23.2）是心房颤动治疗的一线推荐用药（机械瓣膜置换术后、中度或重度风湿性二尖瓣狭窄患者除外）。

（1）利伐沙班。

（2）达比加群。

表 23.2　心房颤动常用抗凝药

抗凝剂	机制	常用剂量	出血风险（每年；vs 华法林）	拮抗剂	考虑因素
达比加群	直接凝血酶抑制剂	150mg，口服，Bid[b]	主要出血：3.1% vs. 3.4%；颅内出血：0.1% vs. 0.3%	依达赛珠单抗	脑卒中/栓塞的发生率与华法林相似（1.7% vs. 1.5%）主要出血率较低
阿哌沙班	Xa 因子抑制剂	5mg，口服，Bid[c]	颅内出血：0.3% vs. 0.8%；主要出血：2.1% vs. 3.1%	Andexanet	在预防脑卒中方面优于华法林（1.3% vs. 1.6%）在终末期肾病中被证明是安全的
利伐沙班	Xa 因子抑制剂	20mg，每晚随餐[d,e]	颅内出血：0.5% vs. 0.7%；致命出血：0.2% vs. 0.5%；非主要临床相关出血：11.8% vs. 11.4%	Andexanet	脑卒中/栓塞的发生率与华法林相似（1.7% vs. 2.2%）总体出血无差异，但致命出血和脑出血减少 每餐必须摄入 > 500kcal 的膳食
艾多沙班	Xa 因子抑制剂	60mg，口服，Qd[f]	主要出血：2.8% vs. 3.4%；颅内出血：0.4% vs. 0.9%		脑卒中/栓塞的发生率相似（1.2% vs. 1.5%）禁忌：肌酐清除率 > 95ml/min

a 不能用于临床。请参考制造商提供的最新的指南

b 对于出血风险高的患者，可以考虑 110mg，Bid 的剂量（标签外的）。低剂量（75mg，Bid）对肾功能下降的患者可能是必要的

c 2.5mg，Bid 剂量适用于伴有以下两种情况的心房颤动患者：年龄 ≥ 80 岁，体重 ≤ 60kg，或血清肌酐 ≥ 1.5mg/dl

d 对于经皮冠状动脉支架植入术且非瓣膜性心房颤动患者，通常使用每日 15mg 联合适当的抗血栓治疗方案（例如氯吡格雷 ± 阿司匹林）

e 对于肌酐清除率为 15 ~ 50ml/min 的患者，通常使用每天 15mg

f 对于肌酐清除率为 15 ~ 50ml/min 的患者，剂量应减少（例如每天 30mg）。一些数据（基于日本老年人群）表明，每日 15mg 可能是 > 80 岁患者的可接受剂量

Bid. 每日 2 次；Qd. 每日 4 次

（3）阿哌沙班。

（4）艾多沙班。

4. 如果使用华法林作为心房颤动的卒中预防，INR 目标值一般为 2.0 ～ 3.0。

对于使用华法林的患者，已证明 INR 在治疗范围内的时间＞60% 可降低卒中风险。

5. 严重出血时的抗凝治疗

（1）华法林患者可用维生素 K、新鲜冷冻血浆和凝血酶原复合浓缩物进行治疗。

（2）新型逆转剂可用于逆转直接口服抗凝药物导致的出血。

（3）Andexanet alfa 用于逆转利伐沙班和阿哌沙班导致的出血，依达赛珠单抗逆转达比加群导致的出血。

6. 在围手术期间需要中断抗凝的情况

（1）心内科专家和术者进行讨论，权衡风险和适当的围手术期策略之间的平衡。

（2）对于使用华法林的患者，如果 CHA2DS2 评分≥ 5 分、既往有脑卒中或近期静脉血栓栓塞病史，以及有机械瓣膜置换史的大部分心房颤动患者，应给予桥接抗凝治疗（即使用肝素，皮下注射）。对于有额外脑卒中风险的心房颤动患者，如左室射血分数降低，也应考虑桥接抗凝治疗。

（3）对于有脑卒中高风险的患者（如近期进行过心脏复律，已知存在心房血栓），因进行非急诊手术而中断抗凝治疗的风险可能大于获益。

（4）服用非维生素 K 依赖性抗凝药物的患者通常不需要桥接抗凝治疗，因为在大多数手术前需要中断抗凝药物使用的时间很短。

1）PAUSE 试验显示，对于大多数使用直接口服抗凝药物抗凝的患者，出血风险低者可于术前停药 1 天，出血风险高者可于术前停药 2 天。

2）主要出血风险＜ 2%，缺血性脑卒中风险＜ 0.5%。

7. 对于经皮冠状动脉介入治疗需要双联抗血小板治疗（DAPT）

的患者：

（1）与华法林+DAPT相比，利伐沙班15mg/d+氯吡格雷，二者心血管死亡率水平相当。

（2）与华法林、阿司匹林或两者联用相比，阿哌沙班和氯吡格雷联用可减少出血和住院治疗风险，且不增加卒中风险（AUGUSTUS试验）。

8. 对于不能进行长期抗凝治疗或出血风险极高的患者，应考虑手术或经皮左心耳（LAA）切除术。

（1）Watchman经皮LAA封堵系统目前已获FDA批准，但封堵后需要进行45天充分抗凝治疗。

（2）手术结扎左心耳也可以作为一个独立的手术或其他心脏手术的一部分。

七、心房颤动的心率控制

1. 心房颤动患者的心室率由多种因素决定，如交感神经和副交感神经刺激之间的平衡，影响房室结传导的药物和代谢紊乱。

（1）心室率慢（小于60次/分）说明房室传导缓慢。

（2）非常快的心室率（超过200次/分）表明存在一个旁路通道。

2. 不能控制的心室率增快与心肌病的发生有关。

3. 目标心室率一般为<110次/分

（1）RACE Ⅱ试验将患者随机分为宽松心室率控制组（<110次/分）和严格心室率控制组（<80次/分）。结果显示两组间3年的心血管死亡、心力衰竭住院、脑卒中、全身性栓塞、出血和致命性心律失常的发生率无显著性差异。

（2）由于宽松心室率控制组可能接受了比预期更为积极的治疗（即12个月时平均心率86次/分），而且该试验仅纳入了永久性心房颤动患者，因此结果可能不具有普遍性。

4. 控制心室率的治疗方法

（1）非二氢吡啶类钙通道阻滞剂（维拉帕米或地尔硫草）。

（2）β受体阻滞剂。

（3）地高辛。

5. 对于射血分数显著降低和（或）存在低心排血量状态的患者，必须谨慎使用钙通道阻滞剂或 β 受体阻滞剂，因为它们可产生负性肌力作用，导致低血压、心动过缓和（或）心源性休克。

6. 应识别引起心动过速的可逆因素（阻塞性睡眠呼吸暂停感染）。

八、心房颤动的节律控制

1. 早期的随机试验显示，对心房颤动采用心室率控制和节律控制策略，二者之间的死亡率或卒中的发生率没有显著性差异。

（1）症状严重患者的比例不足。

（2）老年患者的比例过多。

（3）节律控制组的死亡率可能因停用抗凝药物而增加。

2. 最近的 EAST-AFNET4 试验显示：早期节律控制策略有显著的获益。

（1）随机分配 2800 例有高危并发症风险的早期心房颤动患者（病程 < 12 个月），采用抗心律失常药物和（或）导管消融术进行早期节律控制和心室率控制。

（2）高危风险定义为：年龄 > 75 岁，既往有卒中或 TIA 病史，或同时合并以下两种情况：> 65 岁，女性，心力衰竭，高血压，糖尿病，慢性肾脏疾病和左心室肥厚。

（3）节律控制组的主要复合终点（CV 死亡、脑卒中、严重不良事件）发生率较低。

3. 有 70% 的患者在房颤发作最初的 48 小时内自行转复，与期待治疗相比较，早期电复律并不能改善 4 周后窦性心律的维持。

房室结阻滞剂并不能促进窦性心律的恢复。

4. 药物治疗恢复窦性心律的比例高达 50%。

5. 高达 90% 的患者，直流电复律（又称"电复律"，DCCV）可有效恢复窦性心律。

（1）电复律的风险包括电极板部位皮肤灼伤、心动过缓和心脏复律后肺水肿。

（2）在复律前考虑减少房室结阻滞剂药物的剂量。

（3）在电复律前，确保容量负荷过重患者的有效血容量以减少心房颤动复发的机会。

（4）在恢复窦性心律后，心房的机械功能在3周内才能逐渐恢复。

（5）在复律（药物复律或电复律）之前，应评估脑卒中的风险。

1）对于确定在48小时内新发的心房颤动患者，通常可以在不评估心腔内血栓的情况下进行心脏转复，前提是在复律前已进行抗凝治疗。

2）对于心房颤动＞48小时或心房颤动发病时间不太确定的患者应进行经食管超声心动图（TEE）以排除左心耳血栓，除非患者在复律前已经进行了充分的4周抗凝治疗。

3）对于稳定的无症状的新发心房颤动患者，在心脏转复前已经进行4周的抗凝治疗，可以不做TEE。

所有患者在复律后抗凝至少4周。之后是否需要进行长期抗凝治疗应根据前边所述的危险因素来确定。

电复律后应监测肺水肿和由于短暂电击所导致的心脏功能障碍（通常持续＜48小时）。

6. 应尽早考虑肺静脉隔离术（通常作为一线治疗），特别是对于心力衰竭患者。

7. 对于上述治疗方法无效的难治性心房颤动患者，应考虑心房颤动结消融术（同时起搏器植入）。

九、抗心律失常药物治疗

1. 普鲁卡因胺、伊布利特和胺碘酮都被批准用于药物复律，但成功率低于直流电复律。

2. 抗心律失常药物（表23.3）的选择取决于是否有结构性心脏病、冠状动脉疾病和肾脏疾病。

（1）Ⅰc类药物（普罗帕酮和氟卡尼）可用于无结构性心脏病的患者。

表 23.3　心房颤动常见的抗心律失常药物

分类		药物	机制	适应证	禁忌证	监测指标	常见不良反应
I	a	普鲁卡因胺 丙吡胺	阻断 Na^+ 通道 阻断 K^+ 通道 延长动作电位	无结构性心脏病 肥厚型心肌病 （丙吡胺）	冠状动脉疾病 结构性心脏病	QTc 同期 CBC LFTs	**丙吡胺：** 抗胆碱能效应并且避免用于前列腺增生及青光眼、粒细胞缺乏 **奎尼丁：** 血小板减少、肉芽肿、肝炎、重症肌无力 **普鲁卡因胺：** 粒细胞缺乏症、狼疮样反应
I	c	氟卡尼 普罗帕酮	阻断 Na^+ 通道	无结构性心脏病	冠状动脉疾病 结构性心脏病		**氟卡尼：** 间质性肺疾病 **普罗帕酮：** 粒细胞缺乏、狼疮样综合征
III		胺碘酮 索他洛尔 决奈达隆 多非利特	阻断 K^+ 通道 索他洛尔和胺碘酮具有 β 受体阻滞剂的作用 胺碘酮也阻止 Na^+ 和 Ca^{2+} 通道	索他洛尔和多非利特禁用于肾功能损害 决奈达隆禁用于心力衰竭	胺碘酮： 每 6 个月检查一次肝、甲状腺和肺功能		**胺碘酮：** 间质性肺疾病、甲状腺疾病、转氨酶升高

这些药物应与房室结阻断剂联合使用，以避免出现 1：1 传导的心房扑动。

（2）索他洛尔、多非利特、胺碘酮可用于冠状动脉疾病患者。

（3）胺碘酮可用于结构性心脏病患者。

（4）决奈达隆禁用于充血性心力衰竭患者。

（5）由于药物转复的风险，这些药物不应用于心房颤动持续时间不明且未接受至少 4 周抗凝治疗的患者（除非 TEE 排除了 LAA 血栓）。

【临床要点】胺碘酮和丙吡胺可能对肥厚型心肌病特别有效。

十、心房扑动（图 23.2）

1. 由约 300 次 / 分的快速规则的心房除极所引起，并且通过房室结有规律的间歇性传导。

2. 发生率低于心房颤动。

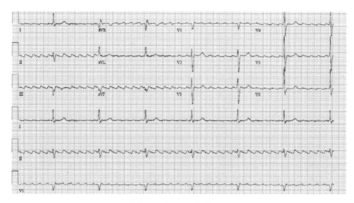

图 23.2　心房扑动

3. 心房扑动一般分为两大类

（1）典型心房扑动：围绕右心房内的三尖瓣环峡部周围的大折返环。包括逆时针旋转模式（"锯齿样"扑动波在心电图下壁导联向下），或顺时针旋转模式伴有"锯齿样"扑动波在心电图下壁导联向上。

（2）非典型心房扑动：一种可能涉及左、右心房任何区域的折返回路（通常是心脏外科手术后瘢痕区域的周围）。很难与局灶性房性心动过速区分。

4. 血栓栓塞风险评分和抗凝方法应遵循心房颤动的风险分层评分，即 $CHA_2DS2VASc$。

5. 心率控制往往很难实现，如果能早期考虑电复律、消融和（或）启动抗心律失常治疗，患者可能会从中获益。

6. 对于大多数患者（特别是那些典型的心房扑动患者）来说，消融治疗是首选，因为成功率明显高于 AF 患者。

十一、何时应该进行心脏病学咨询

1. 难以控制心率和（或）出现血流动力学受损的症状性心房颤动。
2. 考虑行心脏复律或消融。
3. 开始启用新的抗心律失常治疗策略时。
4. 对于心房颤动和出血高风险患者做出复杂抗凝治疗决策时。

关键点

● 新诊断的心房颤动患者，应进行可逆的危险因素评估，包括甲状腺功能障碍、心包炎、结构性心脏病和睡眠呼吸暂停。

● 早期节律控制策略（包括肺静脉隔离）被越来越多地推荐为首选治疗方式，应在所有患者中考虑使用。

● 在开始使用抗心律失常药物或心脏转复之前，应进行脑卒中危险因素评估。

● 正在服用抗心律失常药物并接受过消融术、MAZE 外科手术或左心耳封堵的患者，仍可能有血栓栓塞的风险。抗凝治疗应以常规的脑卒中危险因素和出血风险为指导。

（于　萍　译　王学东　审校）

第 24 章　室上性心动过速

Sindhu Prabakaran，Rachel Slappy，Faisal Merchant

缩略语

AT	Atrial tachycardia	房性心动过速
AV	Atrioventricular	房室
AVNRT	Atrioventricular nodal reentrant tachycardia	房室结折返性心动过速
AVRT	Atrioventricular reentrant tachycardia	房室折返性心动过速
BB	Beta-blocker	β 受体阻滞剂
BPM	Beats per minute	每分钟心跳次数
CCB	Calcium channel blocker	钙通道阻滞剂
JT	Junctional tachycardia	交界性心动过速
MAT	Multifocal atrial tachycardia	多源性房性心动过速
PAC	Premature atrial contraction	房性期前收缩
PVC	Premature ventricular contraction	室性期前收缩
SVT	Supraventricular tachycardia	室上性心动过速
VF	Ventricular fibrillation	心室颤动
VT	Ventricular tachycardia	室性心动过速

一、定义、发病率和患病率

1. 室上性心动过速（SVT）是一种起源于房室结或心房的快速型心律失常。通常，SVT 在心电图上表现为窄 QRS 波群的心动过速，但如果存在传导系统疾病或其他异常传导时，则可引起宽 QRS 波群心动过速。

2. SVT 最常见的原因为房室结内房室折返或房室旁路折返。其他不常见的原因包括心房或房室结的触发活动和自律性增高。

3. SVT 最常见的亚型是房室结折返性心动过速（AVNRT），其次是房室折返性心动过速（AVRT），然后是房性心动过速（AT）。

4. SVT 的发病率为 36/（10 万·年），而 SVT 的患病率为 2.29‰。

心房颤动和心房扑动不在本章讨论范围之内，将在单独的一章中论述。

【临床要点】对于怀疑 SVT 的患者，完善 12 导联 ECG 是重要的第一步。

二、房室结折返性心动过速

1. AVNRT 是由于房室结内存在两条传导速度和复极速度不同的径路而引起。快径路传导速度快，不应期长。相反慢径路传导速度慢，不应期短。

2. AVNRT 在女性中比在男性中更常见。典型的心室率为 180 ～ 200 次 / 分。然而也能观察到心室率低至 110 次 / 分和高至 250 次 / 分的情况。

三、典型的房室结折返性心动过速

1. 典型的 AVNRT 始于慢径路的顺向传导，随后为通过快径路的逆向传导（图 24.1）。

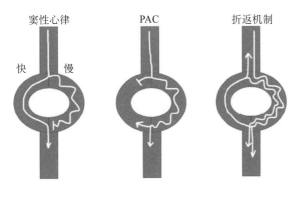

窦性心律　　PAC　　折返机制

快　慢

图 24.1　**房性期前收缩（PAC）后，快径路发生单向传导阻滞，因此激动沿慢径路传导。当冲动沿慢径路传导时，快径路复极并允许激动逆行传导，从而完成折返**

2. AVNRT 也可以由一个通过快径路的室性期前收缩（PVC）触发开启逆向传导。

3. 由于逆行 P 波会出现在 QRS 波群附近，RP 间期会很短，P 波也可以在胸前导联中表现为伪 r'波，在下壁导联中，逆行 P 波可形成伪 s 波。如果逆行 P 波指向下方，则可排除 AVNRT（图 24.2）。经常出现的情况是，在 AVNRT 发作期间，由于 RP 间期很短，以致逆行的 P 波被埋在 QRS 波群中，无法看到 P 波。

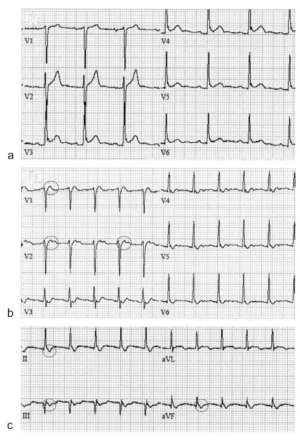

图 24.2 （a）一名被诊断为典型 AVRT 的 32 岁男性胸前导联的心电图，（b）在同一患者心动过速发作期间，逆行 P 波形成伪 r'波，以致 RP 间期缩短，（c）在同一患者心动过速发作时，由于逆行 P 波向上，在下壁导联中也观察到伪 s 波

4. 对于有症状的患者，AVNRT 的一线治疗是导管消融慢径路。对于不能行导管消融的患者推荐 β 受体阻滞剂（BB）、地尔硫䓬或维拉帕米。氟卡尼、普罗帕酮、胺碘酮、地高辛、多非利特和索他洛尔也可用于治疗 AVNRT。

5. 症状轻微、心动过速发作不频繁的患者可以选择长期门诊随访，而无须任何干预。在发作期，可以自行服用 β 受体阻滞剂、地尔硫䓬或维拉帕米等药物会有所帮助。此外，这些患者应该学习如何刺激迷走神经，以及何时进行紧急处理。

四、非典型的房室结折返性心动过速

1. 在非典型的房室结折返性心动过速 AVNRT 中，心律失常始于冲动沿快径路顺向传导，然后沿慢径路逆向传导。

2. 由于逆行 P 波沿慢径路进行，P 波出现得较晚，从而延长 RP 间期（图 24.3）。

3. 非典型 AVNRT 的治疗方法与典型 AVNRT 相同。

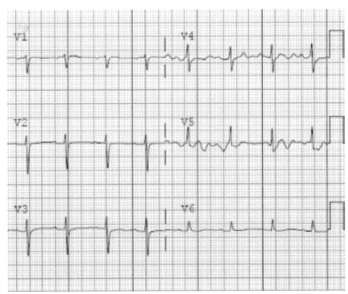

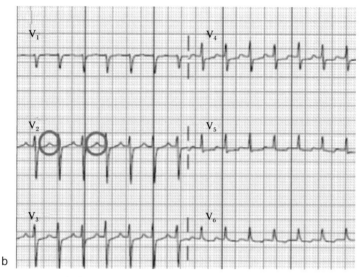

图 24.3 （a）一名诊断为非典型 AVNRT 患者的胸前导联 ECG，左侧为基线 ECG，右侧为心动过速发作时 ECG；（b）胸前导联的逆行 P 波显示 RP 间期较 PR 间期延长

【临床要点】症状轻微、发作不频繁的 AVNRT 患者可以选择长期门诊随诊，无须任何干预。在发作心动过速期间可以自行服药，并应学会如何进行迷走神经刺激，以及何时进行紧急处理。

五、房室折返性心动过速（AVRT）

1. AVRT 是由通过房室结以外的旁路形成的一个折返环组成。这些旁路可形成顺向传导或逆向传导。

2. 根据传导方向的不同，旁路可能导致心电图的改变，因此被描述为显性旁路，如果显性旁路顺向传导，会在窦性心律时引起心室预激，形成心电图上的 δ 波，称为 Wolff-Parkinson-White（WPW）综合征，若通过旁路的逆行传导将形成一个隐匿的通路，而不会产生 δ 波（图 24.4）。

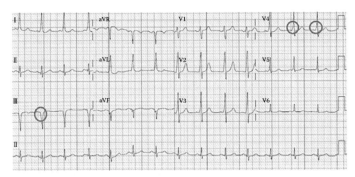

图 24.4　**12 导联心电图显示伴有 PR 间期缩短的心室预激，胸前导联和下壁导联均可见 δ 波**

六、预激综合征合并心房颤动

1. 如果在发生心房颤动时，冲动快速从心房传到心室，存在显性旁路的患者发生心室颤动（VF）的风险会增加（图 24.5）。

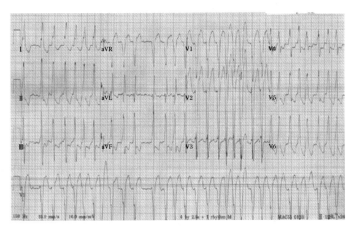

图 24.5　**一名 32 岁男性的 12 导联心电图，诊断为预激综合征合并心房颤动**

2. 对于预激综合征合并心房颤动患者，建议导管消融旁路。二线治疗方案，如氟卡尼或普罗帕酮可能会有所帮助。也可考虑使用多非利特、索他洛尔或胺碘酮。

3. 预激综合征合并心房颤动禁用的药物包括影响房室结的药物，如 β 受体阻滞剂、地尔硫䓬、维拉帕米和地高辛。

七、顺向型的房室折返性心动过速

1. AVRT 涉及一个沿房室结向下顺向传导，然后沿旁路向上逆向传导的回路，称为顺向型 AVRT。顺向型 AVRT 会形成一个窄的 QRS 波群，通常为短 RP 间期。但是这个 RP 间期通常比在 AVNRT 中观察到的 RP 间期要长。

2. 顺向型 AVRT 患者，无论心电图是否有预激表现，都建议导管消融治疗。而没有预激表现的 AVRT 患者，β 受体阻滞剂、地尔硫䓬或维拉帕米均可代替导管消融作为一线治疗。

3. 不管心电图上是否有预激表现，都可以考虑氟卡尼或普罗帕酮作为二线选择。对于没有预激表现的患者，胺碘酮、地高辛、多非利特或索他洛尔也可以考虑合理使用。

八、逆向型的房室折返性心动过速

1. AVRT 的折返环经旁路顺向传导，随后沿房室结逆行向上传导，称为逆向型的 AVRT，5% ～ 10% 的旁路患者会出现这种情况。在心电图上，逆向型 AVRT 表现为一个宽 QRS 波群的心动过速，因为前向冲动不能通过希氏浦肯野系统进行传导，它可能与室性心动过速十分相似。

2. 逆向型 AVRT 的干预措施与顺向型 AVRT 相同。

九、房性心动过速（AT）

1. AT 是一种规则的心房节律，起源于窦房结以外，它通常指局灶性房性心动过速，由单个病灶或微折返（< 2cm）引起，心房率在 100 ～ 250 次 / 分。

2. AT 通常发生在没有结构性心脏疾病的健康个体中，其他潜在的病因包括缺氧、肺部疾病、缺血性心脏病、兴奋剂、酒精和交感神经张力升高。

3. 患者主诉心悸、头晕、胸痛或压迫感。症状可为阵发性或持续性。

4. AT 可以逐渐发生，也可以突然发生。它可以 1 ∶ 1 传导到心室，也可以并非如此。在 12 导联心电图上，局灶性 AT 通常表现为长 RP 间期心动过速（图 24.6）。然而值得注意的是，如果伴随一度房室传导阻滞，RP 间期将会缩短。

5. 与窦性心律相比，P 波电轴有细微的差异。P 波应该是单病灶的，形态彼此相似；P 波也可能倒置。尽管心电图上 PR 和 RP 间期不同，但 PP 间期恒定则提示为 AT（图 24.7）。

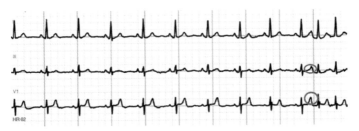

图 24.6　这张 3 导联遥测心电数据条捕捉到了心悸患者房性心动过速的发作。注意其心率增加、伴有 P 波重叠的 T 波形态改变，致使 RP 间隔延长

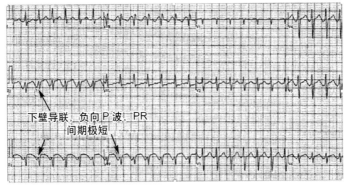

图 24.7　这是一例复发性房性心动过速患者的 12 导联心电图，可见连续一致的负向 P 波且 RP 间期延长

6. AT 的初始治疗应侧重于去除潜在病因。可以使用 β 受体阻滞剂或钙通道阻滞剂（CCB）控制心室率。如果 β 受体阻滞剂或钙通道阻滞剂不能控制心率，则可以考虑 IA、IC 或 III 类抗心律失常药物。

药物治疗无效的患者可采用导管消融。电复律可能会导致复发，因为许多局灶性 AT 是因自律性增加导致。

十、多源性房性心动过速

1. 多源性房性心动过速（MAT）是一种由心房内多个异位灶引起的快速、不规则的心房节律，它表现为同一导联上出现三种不同的 P 波形态，心率＞ 100 次 / 分。PP 间期不规则。

2. MAT 通常见于伴有潜在严重肺部疾病、心脏病、电解质紊乱和肾衰竭的老年患者。大多数 MAT 患者无症状并维持血流动力学稳定。MAT 经常是偶然被发现。

3. MAT 治疗的重点是基础疾病的治疗。如果对基础疾病进行了充分治疗，仍存在持续的症状性心律失常，则需要进行特殊治疗。治疗方案包括非二氢吡啶钙通道阻滞剂、β 受体阻滞剂和房室结消融术并植入起搏器。

十一、交界性心动过速

1. 交界性心动过速（JT）来自房室交界区，特别是来自房室结周围组织和 His 束。房室交界区的固有心率为 40 ～ 60 次 / 分，加速性交界性节律稍快，在 60 ～ 100 次 / 分。当心率＞ 100 次 / 分以上时则称之为交界性心动过速。

2. 除了心室率＞ 100 次 / 分以外，JT 还可以有一个短或长的 RP 间期，P 波可能出现在 QRS 波群之前、之后或 QRS 波群内。

3. JT 很少发生在成人，更常见于婴儿和儿童，它可以在瓣膜手术后短暂出现。

4. JT 的治疗方案包括 β 受体阻滞剂、地尔硫䓬、维拉帕米或普鲁卡因酰胺。

十二、室上性心动过速的干预措施

1. 对于血流动力学稳定的室上性心动过速（SVT）患者，应考虑刺激迷走神经作为一线治疗措施，通常包括 Valsalva 动作和改良 Valsalva 动作。

2. Valsalva 动作，建议患者在仰卧或半卧位时吸气，然后紧闭声门呼气 10 ～ 15 秒。

3. 改良 Valsalva 动作在转复 SVT 时更加有效，之后采用仰卧位和被动抬腿。

4. 如果刺激迷走神经方法失败，可以考虑使用腺苷。患者应该在住院环境下使用腺苷。腺苷可以通过降低心率和减慢房室结传导来发挥作用。

5. 如果 SVT 患者血流动力学不稳定，应立即进行同步电复律。

十三、室上性心动过速（SVT）患者的诊治方法

1. 对于疑似 SVT 的患者，获取 12 导联心电图是必不可少的第一步。

2. 特别是 RP 间期，可以帮助诊断，RP 间期定义为 R 波开始到下一个 P 波开始的时间间隔。

（1）短 RP 心动过速包括典型的 AVNRT、大多数 AVRTs，以及极少数伴有一度房室传导阻滞的房性心动过速。

（2）长 RP 心动过速包括房性心动过速、非典型 AVNRT 和极少数 AVRT。

3. 对腺苷的反应可以帮助确定 SVT 的类型。应该在住院期间使用腺苷。

（1）腺苷敏感性 SVT 包括 AVNRT、AVRT、交界性心动过速和某些局灶性房性心动过速。

（2）即使腺苷不能终止心动过速，它仍然可以通过显示出分离的心房电活动来帮助诊断。

4. 如果刺激迷走神经的方法失败，可以考虑使用腺苷。但应注意要在住院环境下进行。

【临床要点】如果刺激迷走神经手法失败，可以考虑使用腺苷，且在住院期间进行。

关键点

● 室上性心动过速（SVT）是一种起源于房室结或心房的快速性心律失常，在心电图上通常表现为窄 QRS 波群的心动过速，但在某些情况下可能表现为宽 QRS 波群的心动过速。

● 室上性心动过速（SVT）最常见的亚型是房室结折返性心动过速（AVNRT），其次是房室折返性心动过速（AVRT），然后是房性心动过速，其患病率随发病年龄的差异而变化。

● 对于血流动力学稳定的 SVT 患者，应考虑刺激迷走神经手法作为一线治疗，通常包括 Valsalva 动作和改良 Valsalva 动作。

● 对腺苷的反应可以帮助判断 SVT 的类型。腺苷敏感性 SVTs 包括 AVNRT、AVRT、交界性心动过速和一些局灶性房性心动过速。

（于　萍　译　王学东　审校）

第25章 缓慢性心律失常

Thomas E. Bigham，Michael S. Lloyd

缩略语

AV	Atrioventricular	房室
BPM	Beats per minute	每分钟心跳次数
CSH	Carotid sinus hypersensitivity	颈动脉窦超敏症
ECG	Electrocardiogram	心电图
OSA	Obstructive sleep apnea	阻塞性睡眠呼吸暂停
PPM	Permanent pacemaker	永久性起搏器
SA	Sinoatrial	窦房结
SND	Sinus node dysfunction	窦房结功能障碍

一、窦性心动过缓

1. 窦性心动过缓的定义是心率低于 50 次 / 分，且心电图（ECG）上可见正常形态的窦性 P 波（Ⅰ、Ⅱ和 aVL 导联上的正向 P 波和 aVR 导联上的负向 P 波）。

2. 窦性心动过缓通常是一种良性的、无症状的心律失常，多见于年轻人、静息心率较低的训练有素的运动员和睡眠中的老年人。

3. 静息性心动过缓（心率低于 40 次 / 分）为异常并可能存在潜在病变。

二、窦房结功能障碍的概述和病因

（一）概述

1. 窦房结功能障碍（SND），又称病态窦房结综合征，是一个广义的术语，包括几种潜在的传导异常情况。

2. SND 表现为心律失常，包括窦性心动过缓、窦房传导阻滞、窦性停搏、窦性静止和心脏变时性功能不全。

3. SND 最常见于 50 岁以上的患者，一般没有症状。

4. SND 通常与房性心动过速同时发生（估计占 40% ～ 70% 的病例）。单纯的 SND，随着时间的推移，发展为房性心动过速很常见。通常见于快 - 慢综合征，即 SND 与阵发性心房颤动同时存在。

5. 快 - 慢综合征，一种常见的老年性疾病，包括在转复窦性心律过程中出现较长时间窦性停搏导致的心悸、头晕或晕厥症状。

（二）病因

窦房结功能障碍病因分为两大类：内源性（最常见的病因为特发性退行性窦房结病变）或外源性（最常见的病因为药物所致）（表 25.1）。

表 25.1 窦房结功能障碍的病因

内源性

特发性退行性窦房结病变	钠、钾通道遗传或自发突变
心肌缺血	急性或慢性心肌缺血，尤其是由右冠状动脉支配的
心肌病	扩张型心肌病、高血压心脏病、先天性心脏病
浸润性疾病	淀粉样变性、血色素沉着病、结节病
感染性 / 炎性疾病	莱姆病、病毒性心肌炎、风湿热

外源性

药物	房室结阻滞剂（β受体阻滞剂、钙通道阻滞剂、地高辛）、抗心律失常药、交感神经药物（可乐定），抗胆碱药、锂、苯妥英钠、阿片类药物、镇静药
系统性疾病	甲状腺功能减退症、体温过低、败血症
代谢紊乱	缺氧、低钾血症或高钾血症、低钙性血症
自主神经功能障碍	颈动脉窦高敏症、血管迷走性晕厥
迷走神经张力增高	阻塞性睡眠呼吸暂停、颈动脉窦按摩、颅内压增高

三、窦房结功能障碍的分类和治疗等

（一）窦性停搏和窦性静止

1. 窦性停搏和窦性静止是窦房结异常的除极。

2. 在心电图（ECG）上，窦性停搏和静止表现为一段长时间的 P 波缺失，紧随其后是恢复的窦性心律或一次逸搏（图 25.1）。

3. 停搏或静止的 PP 间期不是基础 PP 间期的倍数。

4. 长达 3 秒的良性窦性停搏虽然很常见，但停搏超过 3s，即使没有症状，也应考虑为异常改变。

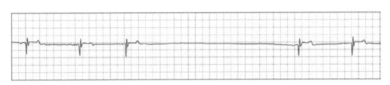

图 25.1　遥测心电数据条显示进行性恶化的伴有窦性停搏的窦性心动过缓

经允许引自：Vijayaraman et al.，McGraw-Hill Education

（二）窦房传导阻滞

窦房传导阻滞是一种病理状态，即窦房结与周围心房组织之间的传导受损。主要分为三类，其特征如下：

1. 一度窦房传导阻滞：窦房结冲动向周围心房组织传导时发生延迟或减慢。心电图表现正常。通常极少发生或没有临床意义。

2. 二度窦房传导阻滞定义为从窦房结到心房组织的间歇性传导阻滞。

（1）在二度 1 型（Wenckebach）窦房传导阻滞中，窦房传导时间进行性延长随后出现一个不能下传的窦性激动。心电图显示为窦性停搏前 PP 间期缩短（图 25.2）。

（2）二度 2 型窦房传导阻滞有一个恒定的窦房结传导间隔，随后出现窦性停搏。心电图显示为恒定的 PP 间期，随后出现窦性停搏。

3. 三度窦房传导阻滞心电图表现为窦性静止。

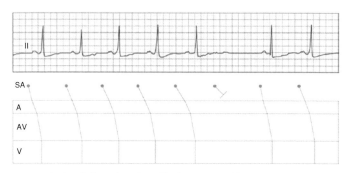

图 25.2　遥测心电数据条和相应的梯形图显示的莫氏Ⅰ型二度窦房阻滞
注意 PP 间期恒定，SA 间期逐渐延长，如梯形图所示，导致 RR 间期逐步缩短
经允许引自：Vijayaraman et al.Ellenbogen，McGraw-Hill Education）

（三）心脏变时性功能不全

1. 变时性功能不全是指窦房结无法对活动或需求做出反应以达到目标心率。这个目标心率没有正式的定义；通常定义为（220 − 年龄）的 85% 或不能实现心率大于 100 次 / 分。

2. 变时性功能不全进一步发展会增加心血管疾病和死亡的风险。

（四）临床表现

1. 通过常规心电图检查而偶发诊断很常见。或者，患者通过智能手表、家用脉搏血氧仪或心电图设备发现存在心动过缓。

2. 晕厥和先兆晕厥是 SND 导致的常见症状。不过患者的症状也可能模糊不清，包括运动不耐受、疲劳、心绞痛、呼吸困难或心悸。

3. 心脏变时性功能不全的标志性症状是运动不耐受，可通过平板运动试验进行评估。

（五）窦房结功能障碍的评估

1. 症状发作时的 12 导联心电图是诊断评估的金标准。

2. SND 的诊断评估亦应考虑完善动态监测检查。

（1）在心电图无法诊断的情况下，动态监测可识别偶发的 SND。

（2）动态监测可以将症状与窦房结功能障碍导致的心律变化联系起来。

3. 颈动脉窦按摩伴有长时间的窦性停搏可能提示存在潜在的颈动脉窦超敏反应（CSH）。

4. 运动平板试验可以识别变时性功能不全或运动不耐受的患者。

5. 对于担心有潜在结构性心脏疾病的患者,可以考虑超声心动图检查;然而,对于无症状的 SND 患者,如果没有疑似结构性心脏病,不需要使用 TTE 进行常规心脏成像检查。

6. 在全面检查仍无法确诊的情况下,电生理学(EP)检查可以诊断 SND。

【临床要点】所有患者中均不存在能够诱发症状的最低心率。出现症状的可能性与个体的心排血量呈负相关,心排血量是心率和每搏量的乘积。随着每搏量的充分增加,心排血量得以维持,就会出现无症状的临床情况(与运动员相似)。因此,就窦房结功能障碍而言,不存在需要永久起搏的最低心率。

(六) SND 的治疗

1. SND 的管理取决于能否将记录到的心动过缓与临床症状之间建立因果关系。

2. 对于无症状的心动过缓,目前没有确定的需要植入 PPM 的心率界值。

3. 对于由可逆原因引起的症状性心动过缓,应侧重于治疗潜在病因。

4. 对于正在接受指南指导的药物治疗(GDMT),但无法停止或减少剂量的患者,可能需要植入 PPM 以继续 GDMT。

5. 因 SND 出现心动过缓症状的患者,PPM 可改善心率和症状进而获益。

【临床要点】在有血管迷走性晕厥病史的患者中,体检检查应包括颈动脉杂音听诊和颈动脉窦按摩。颈动脉窦超敏症的诊断依据是指有症状发作和颈动脉听诊时发现超过 3 秒的窦性停搏同时伴有症状。

四、房室传导疾病

1. 房室传导疾病可能会加重具有临床意义的心动过缓。房室传导疾病可按房室传导的影响程度分类,从传导延迟、间歇性房室传导到完全性房室不同步。

2. 房室传导疾病发生在不同的水平(房室结和 His-Purkinje 系统),决定了交感神经和迷走神经传导的影响及疾病进展的风险。

3. 与窦房结疾病相比,大多数患有二度或更高房室传导阻滞的患者需要住院评估和治疗。

(一)病因学

房室传导疾病的病因可以分为内源性或外源性(表 25.2)。

内源性房室传导阻滞最常见的病因是传导系统的特发性变性。

表 25.2　房室传导阻滞的内源性和外源性原因

内源性原因	
特发性/退化性	遗传性或获得性年龄相关突变引起通道病(钠、钾通道)
心肌缺血	急性或慢性心肌缺血,特别是下壁
浸润性/炎性的	心肌病、淀粉样变性、血色素沉着病、结节病、风湿病(包括狼疮、系统性硬皮病、风湿性关节炎)
感染性	莱姆病、心内膜炎、病毒性心肌炎、风湿热
神经肌肉性	强直性肌营养不良、Kearns-Sayre 综合征
先天性	先天性心脏病、母体红斑狼疮病
医源性	瓣膜修复/置换的病史,包括酒精室间隔消融术,外科心肌切除术,导管消融术
外源性原因	
药物	房室结阻滞剂(β 受体阻滞剂、钙通道阻滞剂、地高辛),抗心律失常药,锂
代谢性	高钾血症、高镁血症、甲状腺功能减退/甲状腺功能亢进
自主神经功能障碍	颈动脉窦超敏症,血管迷走性晕厥
迷走神经张力增高	高原条件,运动员,睡眠障碍呼吸暂停,颈动脉窦超敏症,颅内压增高

（二）分类

1. 一度房室传导阻滞

（1）一度房室传导阻滞用词不妥，因为这仅仅是心房 - 心室传导时间延长的传导延迟。其定义为心电图上 PR 间期大于 200 毫秒。

（2）一度房室传导阻滞在年轻人患者可能是一种正常变异。

（3）在老年患者中，最常见的病因是传导系统的特发性退化。

2. 二度房室传导阻滞

（1）房性期前收缩未下传最常被误认为二度房室传导阻滞，但可以通过对提前出现未下传的 P 波进行评估来与真正的二度房室传导阻滞进行鉴别。

（2）二度房室传导阻滞指心房冲动为间歇性、非传导性的，通常成组出现。

（3）莫氏 I 型（或文氏现象）是在未下传 P 波前出现 PR 间期进行性延长。未下传 P 波前的 PR 间期要长于未下传 P 波后的 PR 间期（图 25.3）。

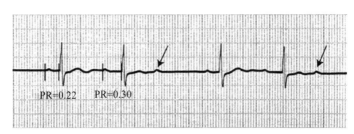

图 25.3　**遥测心电数据条显示的是一个 3 : 2 传导的莫氏 I 型二度 AV 传导阻滞**
注意 PR 间期逐渐延长，直至出现未下传的 P 波。未下传 P 波之后的 PR 间期要短于之前的 PR 间期（Imaged reproduced with permission from Petty，Springer New York）

（4）文氏现象通常发生在房室结处，随后出现一个窄 QRS 波。

（5）莫氏 II 型是 PR 间期恒定，随后出现一个未下传的 P 波。未下传 P 波前的 PR 间期与未下传 P 波后的 PR 间期相同。

（6）莫氏 II 型通常发生在希氏束水平或以下，因此可表现为宽 QRS 波（70% 的病例）。

（7）2∶1房室传导阻滞具有一个恒定的 PP 间期，其中每隔一个 P 波下传后，下一个 P 波不能下传（图 25.5）。这种阻滞包括莫氏Ⅰ型或Ⅱ型。

（8）高度房室传导阻滞被描述为具有恒定的 PP 间期、出现两个或多个连续的未下传 P 波。它最常见于迷走神经性暂停（例如睡眠呼吸暂停中的呼吸暂停期）（图 25.4）。清醒时出现高度房室传导阻滞可能预示着严重的房室结以下水平传导障碍。

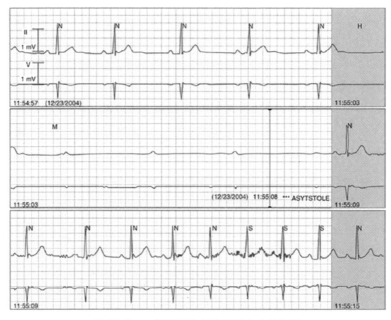

图 25.4　一名熟睡患者的遥测心电数据条

显示该患者发作了一次高度房室传导阻滞并伴有潜在的窦性心动过缓，提示睡眠时迷走神经张力增加（Reproduced with permission from Vijayaraman et al. Ellenbogen，McGraw-Hill Education）

3.三度房室传导阻滞

（1）完全性房室不同步定义为三度房室传导阻滞。

（2）心电图显示恒定但不相关的 PP 间期和 RR 间期。心室率取决于交界区或心室逸搏心律的频率（图 25.6）。

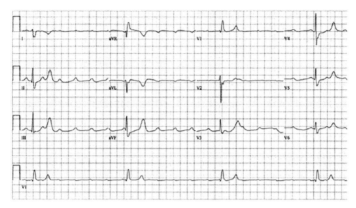

图 25.5　一个具有窦性心动过速、三度房室传导阻滞和缓慢心室逸搏心律的 12 导联心电图

Reproduced with permission from Petty，Springer New York

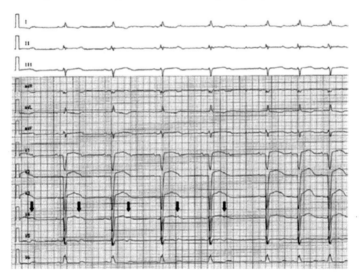

图 25.6　12 导联心律数据条显示为 2 ∶ 1 房室传导阻滞，改善后为 1 ∶ 1 传导，颈动脉窦检查提示莫氏 Ⅱ 型二度房室传导阻滞

Reproduced with permission from Ojo and Buxton，Springer International Publishing

4. 临床表现

（1）房室传导阻滞可能没有症状或出现头晕、晕厥、心悸或劳累性呼吸困难等症状。

（2）一度房室传导阻滞和 Wenckebach 现象通常没有症状，而莫氏Ⅱ型和三度房室传导阻滞则可能有症状或无症状。

（3）有症状性心力衰竭病史、无论伴或不伴晕厥的老年患者，都会表现出完全性房室传导阻滞的最常见症状。

（4）与直觉相反，由于心动过缓可导致舒张期变长，收缩期血压升高是一种常规现象，但不应因此就不考虑使用临时起搏。

5. 诊断与评估

（1）诊断依赖于 12 导联心电图，但动态心电图监测亦有价值，特别是在难以确定症状和心律失常之间关系的情形下。

（2）常规实验室检查包括电解质和甲状腺检查。是否需要进一步的实验室检查取决于患者的病史和体格检查结果。

（3）TTE 心脏成像检查适用于莫氏Ⅱ型、高度房室传导阻滞，完全性心脏传导阻滞。常规 TTE 不适用于无症状的一度房室传导阻滞。

（4）对于 2 ∶ 1 房室传导阻滞或未明确的二度房室传导阻滞患者，可以通过 QRS 时限或对运动、阿托品试验以及颈动脉按摩的反应，来确定传导阻滞的位置（图 25.5 和表 25.3）。

表 25.3　**有助于区分 2 ∶ 1 房室传导阻滞或其他未明确的AV 传导阻滞的特征和操作方法**

	QRS 宽度	运动	阿托品	颈动脉窦按摩
莫氏Ⅰ型	狭窄	改善	改善	加重
莫氏Ⅱ型	增宽	加重	加重	改善

（5）常常需要电生理检查来确定阻滞位置，并明确治疗的必要性。Hisian 内或 Hisian 下的病变更有可能发展为完全性心脏传导阻滞，即使在无症状病例中也需要应用起搏器。

【临床要点】对于莫氏Ⅱ型、高度或三度房室传导阻滞患者，血流动力学稳定时应持续监测，并制订紧急协调植入 PPM 的计划。

6. 治疗

（1）在获得性房室传导疾病中，初期应聚焦于确定潜在的病因，以便有可能识别并治疗以扭转对传导系统的影响。

（2）对于症状性的一度房室传导阻滞或莫氏Ⅰ型房室传导阻滞患者，植入 PPM 是合理且有指征的。起搏器不适用于无症状病例。

（3）在获得性、不可逆的莫氏Ⅱ型二度传导阻滞、高度房室传导阻滞或完全性心脏传导阻滞中，无论是否有症状，均需植入 PPM。患者在初次就诊时就需要对心脏情况进行紧急评估，以便植入心脏起搏器。

（4）症状性房室传导阻滞患者，会从及时转诊至心脏病科进行 PPM 评估中明显获益。

五、特殊情况下的心动过缓

1. 睡眠中的心动过缓　包括阻塞性睡眠呼吸暂停，插管或镇静。

（1）此种状态下的心动过缓非常常见，并可以导致各种各样的心律失常，包括窦性停搏，高度 AV 传导阻滞，或两者同时存在，伴或不伴大于 3 秒的停搏。对阿托品有反应的心动过缓，最常见原因为迷走神经张力增高。尽管很少需要使用起搏治疗，但对于难治性病例通常需要电生理会诊。

（2）患者应该筛查睡眠呼吸暂停，因为恰当的治疗通常会逆转夜间出现的缓慢性心律失常。

（3）在出现令人担忧的缓慢性心律失常之前，PP 间期进行性延长（提示窦房结迷走神经张力升高）可能提示其病因为迷走神经性。

【临床要点】夜间缓慢性心律失常患者需要进行夜间多导睡眠监测，因为阻塞性睡眠呼吸暂停与迷走神经张力增加有关，进而诱发缓慢性心律失常。

2. 颈动脉窦超敏症（CSH）

（1）CSH 是一种特殊类型的反射性（迷走神经相关）心动过缓，

表现为在头部转动或颈动脉窦受压时出现窦性停搏或房室传导阻滞，通常需要起搏治疗。

（2）在颈动脉杂音听诊后，轻柔地按摩颈动脉是评估心动过缓的体格检查中必不可少的部分。

（3）CSH 的特点是颈动脉窦按摩期间出现大于 3 秒且伴有症状的停搏。

（4）PPM 可能会减轻但不一定能消除症状。

关键点

● PPM 植入适用于有症状的 SND 患者。

● 对于接受指南指导药物治疗而出现症状性 SND 或房室传导阻滞的患者，如果不能停药或减少药物剂量，则可能适合植入PPM。

● PPM 植入不适用于无症状的一度房室传导阻滞或 Wenckebach现象患者。

● 二度 2 型房室传导阻滞和高度房室传导阻滞是紧急评估的指征，因为它们出现症状或进展为完全性心脏阻滞的风险很高。对于这些患者和三度房室传导阻滞的患者，是植入 PPM 的适应证。

（马　丹　译　张宇晨　审校）

第 26 章　器 械 管 理

Marvin Louis Roy Lu，Hakeem Ayinde

ATP	Anti-tachycardia pacing	抗心动过速起搏
CIED	Cardiac implantable electronic devices	心脏植入式电子设备
CRT	Cardiac resynchronization therapy	心脏再同步化治疗
ECG	Electrocardiogram	心电图
EF	Ejection fraction	射血分数
EOL	End of life	寿命终止
ERI	Effective replacement indication	有效更换指征
ICD	Implantable cardioverter defibrillator	植入式心脏复律除颤器
PPM	Permanent pacemaker	永久性起搏器
SCD	Sudden cardiac death	心源性猝死
VF	Ventricular fibrillation	心室颤动
VT	Ventricular tachycardia	室性心动过速

一、概述

（一）心脏起搏器

1. 永久性起搏器（PPM）是一种能够使心脏起搏的装置，主要通过提供适当的心率来维持心排血量和血流动力学，用于治疗有症状的缓慢性心律失常。它主要有两个组成部分：

（1）脉冲发生器（图 26.1a）提供电脉冲并包含电池、电路和电容器。

通过胸三角沟的小切口植入胸前或胸下位置。

（2）1～3 根导线，这些导线的电极能够感知或传递（起搏）电脉冲以刺激心肌，导线通过腋静脉、锁骨下静脉或头静脉被植入进心脏腔内（图 26.1b、c，图 26.2a）。

2. 单腔起搏器是将 1 根导线置入右心房或右心室。双腔起搏器是两根导线同时置入右心房和右心室（图 26.2b）。双心室起搏器将第 3 根导线置入冠状静脉窦及其分支用于心脏再同步化治疗（CRT）（图 26.2a）。

3. 无导线心脏起搏系统，例如 Micra Medtronic 系统则完全植入右心室（图 26.1d）。

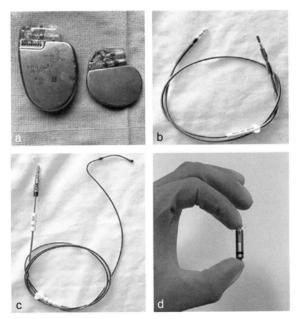

图 26.1　（a）单腔 ICD 和双腔起搏器并排比较；（b）带有近端接头和远端电极的主动固定起搏器导线图；（c）左心室起搏器导联线；（d）尖齿附着在右心室壁的无导线起搏器

（二）除颤器

1. 植入式心律转复除颤器（ICD）是能够进行心肌电击复律的装置。

2. ICD 的高压导线有一个或两个线圈，以便在电击时流向心肌的电流密度最大化（图 26.2a）。就像 PPM 一样，这些导线同样能够感知和起搏心肌。ICD 脉冲发生器的尺寸至少是起搏器的两倍（图 26.1a）。

3. 皮下 ICD（S-ICD，Boston Scientific）是植入在左侧腋中线胸壁囊袋里的一种装置，其导线经皮下隧道进入前胸（图 26.2c、d）。

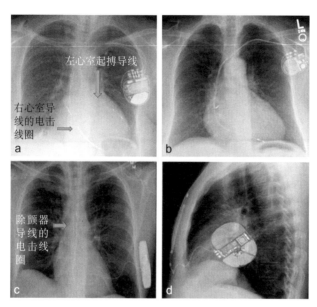

图 26.2 胸部 X 线片上的各种 CIED

（a）CRT-D 装置；（b）双腔起搏器；（c）后前位（PA）影像中的 S-ICD；（d）侧位影像中的 S-ICD

【临床要点】所有 ICD 装置除了提供抗心动过速治疗外，还具有起搏功能。

● S-ICD 通常用于菌血症高风险的患者，例如血液透析或长期血管内留置导管的患者。年轻患者和那些血管通路不畅的患者也能通过 S-ICD 治疗获益，S-ICD 可以避免经静脉 ICD 的长期并发症。

● S-ICD 和经静脉 ICD 在终止室性心动过速或心室颤动的疗效方面没有差异。

（三）适应证

1. 心脏起搏器适用于有心动过缓症状的患者。这些症状包括晕厥、头晕眼花、头晕或疲劳 / 运动不耐受。常见的可能导致严重心动过缓的情况有窦房结功能障碍和高度或完全性房室传导阻滞。窦房结功能障碍可表现为窦性停搏或患者活动时心率不能相应增加（变时性功能不全）。

2. ICD 既可作为既往有心室颤动（VF）或持续性室性心动过速（VT）患者预防心源性猝死（SCD）的二级预防策略，也可作为某些高危患者发生 SCD 的一级预防措施，例如收缩性心力衰竭、某种离子通道病和其他家族性疾病，如肥厚型心肌病。

3. 心脏再同步化治疗用于改善严重收缩性心力衰竭患者的症状和存活率，适应证为左室射血分数（EF）≤ 35%、完全性左束支传导阻滞、特别是 QRS 间期大于 150ms。对于房室传导阻滞伴有左室射血分数小于 50% 的患者，无论 QRS 间期如何，如果预计他们可能有 > 40% 的心室起搏，CRT 亦有帮助。

【临床要点】在不完全性心脏传导阻滞患者，可以通过促进自身的房室传导，程控起搏器使心室起搏频率最少。这是因为在高达 15% ～ 20% 的患者中，右心室长期起搏会导致心肌病和心力衰竭恶化。相反，CRT 装置可以程控以提供最大的双心室起搏比例，使患者从再同步化治疗中最大获益。

4. 临时起搏器通过自动感知阈值的测算方法来调整灵敏度，使其能够在过滤掉噪声或伪影的同时还能检测到所有心肌的自身活动。

5. 心脏植入式电子设备(CIED)通过触发或抑制起搏来感知效能。无法感知适当的内在心肌活动被称为感知不足（图 26.3），当灵敏度被设置得太低时，可能会发生这种情况。如果灵敏度设置得太高，CIED 可能会感知环境的噪声或伪影，这被称为感知过度（图 26.4）。感知异常也可能是导线故障所致。

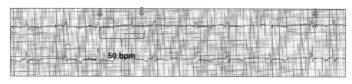

图 26.3　心房感知不足。自身 P 波未被 CIED 感知（蓝色箭头），表现为心房起搏

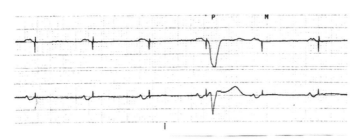

图 26.4　心室感知过度。心室起搏被导致心室停搏的噪声或伪影所抑制

（四）起搏和夺获

1. 当 CIED 向心肌发放电刺激时就会实现起搏。

2. 成功的心肌刺激和除极被称为夺获，使心肌除极所需的最小电刺激称为夺获阈值。

3. 目前的心脏起搏器具有自动夺获阈值测试程序，可以适应程控输出，相应提高电池寿命。

4. 尽管发放了起搏刺激，心肌仍然不能有效除极被称为夺获失败（图 26.5）。这可能是因为 CIED 起搏输出程序设置的夺获阈值过低，还可能是由导线故障所致。

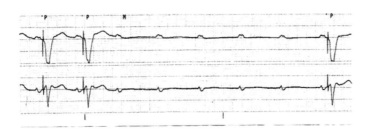

图 26.5　心室夺获失败

（五）事件标记

事件标记是设备注册登记的感知和起搏的指标，需要与体表心电图和腔内心电图相关联。心房或心室感知标记如果分别与自身 P 波或 QRS 波重合，则认为感知正确。与之相似，心房或心室起搏标记表明电输出来自设备发放，如果与体表心电图上的适当夺获相关，则证实起搏正常。

【临床要点】如果设备登记的感知事件标记在体表心电图上看不到，说明感知不良，需要进一步评估。如果设备感知不足，无法通过触发或抑制起搏做出反应，则证实患者情况也是如此。

（六）起搏器命名法

1. 起搏器通常以表 26.1 中所示的 4 位数代码来命名。

表 26.1　修改后的 NASPE 和 BPEG（北美起搏和电生理学协会 /
英国起搏和电生理学组）抗心动过缓和多腔起搏的通用代码

Ⅰ（起搏心腔）	Ⅱ（感知心腔）	Ⅲ（感知后反应）	Ⅳ（调变率）
A – 心房起搏	A – 心房感知	I – 抑制	R – 响应速率
V – 心室起搏	V – 心室感知	T – 触发	
D – 双（A+V）	D – 双（A+V）	D – 双（I+T）	
O – 无	O – 无	O – 无	

2. 频率应答是指起搏器装置根据患者活动量来加速或减慢其起搏频率的能力。

3. 模式转换是设备转换为不再跟踪内在心房频率的模式。可用于快速心房颤动，以防止心室快速起搏。

4. DDD 起搏器是心房和心室同时感知，同时起搏，并通过抑制或触发起搏来对感知到的事件做出反应。DDD 有四种起搏模式，如图所示（图 26.6）。

5. 起搏器根据以下起搏适应证进行程控：

（1）不需要频繁心室起搏的症状性窦性心动过缓患者，通常程控为 DDD（或 AAI 模式，当需要心室起搏时自动转换到 DDD）。

（2）单腔 ICD 患者通常程控为 VVI 模式，基本频率为 40 次 / 分。

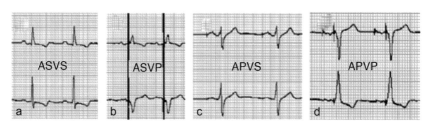

图 26.6 （a）心房感知、心室感知；（b）心房感知，心室起搏；（c）心房起搏，心室感知；（d）心房起搏、心室起搏

二、门诊器械管理

1. 起搏器和除颤器需要常规例行检测，可亲自到门诊诊室随访，或在家中通过蜂窝网络对设备实施远程监控。

2. 起搏器、设备检测涉及以下参数的评估：

（1）根据治疗方案、起搏参数以及潜在的自身心律，对起搏器进行程控。

（2）感知阈值，起搏 / 夺获阈值以及导联阻抗。

（3）记录事件包括心律失常发作和所有额外数据的收集。

（4）电池寿命和剩余电量。

3. 出现继发于心律失常或设备故障的一些症状，如呼吸急促、晕厥、晕眩或头晕，或心悸，应及时转诊对设备进行检测。

4. 检测随访的频率取决于设备类型以及患者的临床状况：

（1）安装了起搏器或 ICD，但未接受 ICD 治疗的患者，需每 3 ～ 4 个月随访检测一次，同时每年至少一次亲自来院进行全面的设备检测。

（2）接受过 ICD 电击复律或抗心动过速起搏（ATP）治疗的患者，需要更高的随访检测频率。

5. 经历过 ICD 电击复律或抗心动过速起搏的患者，迫切需要注意以下方面。

（1）如果经历过一次电击复律、无其他症状且感觉良好，则应在 24～48 小时去诊所进行全面的评估。如果不能，则应将患者送至急诊室。

（2）如果患者有晕厥或头晕症状，或总体状况不佳，需要立即进行医疗关注，并应送至急诊室。

（3）如果患者在数分钟到数小时内接受了多次 ICD 电击治疗，这同样被视为紧急医疗情况，应立即送至急诊室。

（4）无论是恰当放电还是不恰当放电，临床医师都应重新评估和优化这些患者的治疗策略，因为 ICD 疗法与较高的死亡率相关。

6. 如果设备已达到选择性更换适应证或达到使用寿命（EOL），需转诊至电生理学专家对脉冲发生器进行更换。

（马　丹　译　崔晓婷　审校）

第九篇 心 包 疾 病

第27章 心包疾病：急性心包炎，心包积液和心脏压塞

Robert N. D'Angelo，Duane S. Pinto

缩略语

ACS	Acute coronary syndrome	急性冠脉综合征
CMR	Cardiac magnetic resonance imaging	心脏磁共振成像
CRP	C-reactive protein	C反应蛋白
CT	Computed tomography	计算机断层扫描
ESR	Erythrocyte sedimentation rate	红细胞沉降率
IL-1	Interleukin-1	白介素-1
JVP	Jugular venous pressure	颈静脉压
LGE	Late gadolinium enhancement	晚期钆增强
MI	Myocardial infarction	心肌梗死
WBC	White blood cell	白细胞

一、心包疾病

心包的解剖学与生理学

1. 心包像一个两层结实的袋子，包裹着心脏。

（1）脏层心包由间皮细胞和黏附在心外膜（最内层）上的胶原蛋白/弹性蛋白纤维组成。

（2）壁层心包是非细胞组织，含有胶原蛋白和弹性蛋白纤维（最外层）。

（3）心包腔在两层心包之间，在正常情况下含有最多50ml的浆液。

2. 心包是心脏的附着点，也是防止心脏感染的屏障，剥离心包一般没有副作用。

3. 心包在较低压力下很有弹性，但在接近心脏容量上限范围时则变得很僵硬，顺应性也变低。

4. 当心包腔压力超过其储备容积时，就会传导到心腔，使心脏功能受损。

（1）心包的固定容积使得压力从一个腔室传导到另一个腔室，增加了心脏两个腔室之间在舒张期的相互作用。

（2）如果心室渐进性扩大或心包腔内液体聚积，心包可以随之伸展和适应，以代偿这种改变所带来的影响。

二、急性心包炎

（一）定义

1. 急性心包炎由心包层炎症引起，并可能伴有心包积液。

2. 根据症状性质和出现时间可以进一步分为急性、持续性、复发性或慢性心包炎四个类型（表27.1）。

表 27.1　心包炎的分类、定义及诊断标准

分类	定义及诊断标准
急性	急性炎性心包综合征持续 4～6 周且至少符合四项标准中的两项
	1. 胸部疼痛
	2. 心包摩擦音
	3. 特征性心电图改变（广泛的 ST 抬高或 PR 压低）
	4. 心包积液（新发或进展）
	其他支持性发现：
	炎症标志物升高（CRP，ESR）
	心包炎
持续性	心包炎症状持续 4～6 周，但 < 3 个月没有缓解
复发性	症状消失 4～6 周后再出现
慢性	心包炎持续 > 3 个月

（二）病因

1. 感染性

（1）病毒感染最常见，许多患者发作之前有流感样表现或胃肠道症状（如腺病毒、柯萨奇病毒、EB 病毒、埃可病毒、艾滋病病毒）。

（2）细菌（如结核分枝杆菌、葡萄球菌、链球菌、莱姆病等）。

（3）真菌（如球孢子菌病、组织胞浆菌病）。

（4）原生动物（如弓形虫病）。

2. 炎症性

（1）结缔组织疾病：如类风湿性关节炎、系统性红斑狼疮、干燥综合征、硬皮病。

（2）药物诱发：如肼屈嗪、普鲁卡因酰胺、环孢素。

（3）靶向抑制剂免疫治疗：如程序性死亡分子 1（programmed death 1，PD-1）抑制剂，细胞毒性 T 淋巴细胞相关蛋白 4（cytotoxic T-lymphocyte associated protein 4，CTLA-4）抑制剂。

（4）遗传免疫系统疾病：家族性地中海发热，肿瘤坏死因子受体 -1- 相关周期性综合征（TRAPS）。

3. 心脏外伤后

（1）钝性或尖锐性心包损伤导致的心包切开综合征。

（2）心脏操作后累及心包，包括心脏起搏器植入术、射频消融术、经皮冠状动脉介入术。

4. 心肌梗死后

（1）由于再灌注缺失或延迟所致的大面积、透壁心肌梗死后的早期心包炎，一般在心肌梗死后 1 ～ 3 天发生。

（2）心肌梗死后晚期心包炎（Dressler 综合征）发生在心肌梗死后 1 周至 3 个月，通常伴有发热和胸痛。通常会伴随心包积液，但很少会发生心脏压塞。

5. 其他原因　肾衰竭（尿毒症），恶性肿瘤（淋巴瘤、乳腺癌和肺癌），放射线诱发。

【临床要点】在发达国家，80%～90% 的急性心包炎病例是特发性，并认为是由病毒引起。

（三）临床表现

诊断标准基于欧洲心脏病学会（ESC）指南，需要至少有以下四种表现中的两种：

1. 胸痛（＞ 85%～90% 病例）　典型表现为剧烈的、胸膜炎性且体位相关性胸痛（体位前倾或端坐位减轻），疼痛会放射至颈部、手臂和肩膀，类似于 ACS。

2. 心包摩擦音（＜ 33% 病例）　高调的、左侧胸骨下缘听诊较为明显。

3. 心电图（ECG）改变（高达 60% 病例）　弥漫性 ST 段抬高和 PR 段压低。

4. 新出现或进展的心包积液（高达 60% 病例）

（1）与胸痛伴发的非特异性症状，包括低热、心动过速、咳嗽，偶尔打嗝。

（2）既往病史，如病毒前驱症状、恶性肿瘤或自身免疫性疾病病史，以及新药服用史，有助于缩小鉴别诊断范围和指导诊断评估。

（3）尽管鉴别诊断的范围很广，但最重要的是排除危及生命的病因，包括：①急性冠脉综合征（ACS）；②肺栓塞；③主动脉夹层；④肺炎合并胸膜炎；⑤气胸。

【临床要点】在 90% 以上急性心包炎病例中，胸痛是主要症状，通常在端坐位和体位前倾时可以缓解，且疼痛向脊背部斜方肌放射。

（四）诊断

诊断主要基于胸痛病史、心包摩擦音和实验室、心电图及影像学检查结果。

1. 心电图检查结果　约 60% 的孤立性心包炎会有心电图改变，但一般发生在合并心肌炎的病例中。心电图改变的比例 > 90%。典型表现包括 ST 段广泛抬高和 PR 段压低，并有以下各阶段心电图演变（图 27.1）：

（1）PR 段压低和（或）ST 段广泛抬高。

（2）ST 段正常化（通常发生在 1 周内）。

（3）T 波倒置，伴 / 不伴 ST 段压低。

（4）回到基线（数周到数月）。

（5）低电压（肢体导联 QRS 振幅 < 0.5mV）和电交替现象提示心包腔内有渗出。

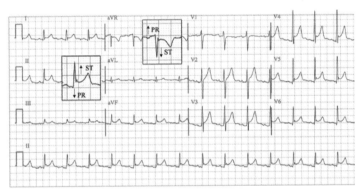

图 27.1　急性心包炎的心电图，表现为弥漫性 ST 段抬高，PR 段压低，伴 aVR 导联中 PR 段抬高和 ST 段压低

2. 实验室发现

（1）炎症标志物升高：白细胞增多，CRP 升高，ESR 升高。

（2）约 3/4 的急性心包炎患者高敏 C 反应蛋白（hsCRP）升高，典型表现为诊断后 1 周后内可恢复正常，所有病例在诊断后 4 周内均可恢复正常。

（3）心脏生物标志物升高：高达 30% 的病例出现肌钙蛋白和 CK-MB 升高，提示心肌炎症。

（4）除非病史有提示或临床可疑，一般不需要额外的实验室送检：如类风湿因子、抗核抗体（ANA）、甲状腺功能检查、抗链球菌溶血素 O（ASO）、病毒培养。

3. 影像学检查

（1）胸部 X 线（CXR）：结果一般正常。但有助于评估其他原因，如肺炎和气胸引起的胸膜炎性胸痛。

（2）超声心动图：应早期给予经胸超声心动图（TTE）检查以评估左心室功能障碍、心包积液、心脏压塞生理变化以及缩窄性心包炎情况。治疗开始后 1～2 周复查 TTE，有助于评估渗出消退或进展。

（3）心脏磁共振成像（CMR）：当超声心动图不能明确或提示心肌炎时，心脏磁共振成像有助于确诊。CMR 可以发现心包增厚或渗出等情况。

晚期钆增强（LGE）对心包炎的诊断敏感度可高达 94%，与急性炎症相关的 T_2 加权信号增强。

（4）CT 扫描：有助于评估心包厚度，也可用于评估肺栓塞。

【临床要点】在诊断初期和开始治疗后 1～2 周均应行经胸超声心动图检查用以评估急性心包炎的并发症，包括左心室功能不全、心包积液、心脏压塞和心包限制生理学变化。心脏 MRI 和 CT 可作为评估心包炎症的辅助工具。

（五）管理

急性心包炎通常具有自限性，2～6 周可痊愈，服用抗炎药物是主要的治疗方法。

1. 初步分诊

（1）对于渗出量少的确诊患者，如果初始治疗反应良好通常可以在门诊进行管理。

（2）对治疗反应不佳或疑有特发性心包炎之外的其他原因，或存在预后不良风险因素（大量心包积液、高热、心脏压塞、治疗反应差）的患者通常应该收住入院进行评估和治疗。

2. 限制活动

（1）对于非竞技体育运动的患者，在症状缓解、C 反应蛋白恢复正常以前应限制体育活动。

（2）竞技运动员在症状消失，其他参数（C 反应蛋白、心电图、超声心动图）恢复正常前不应重返赛场。专家一致建议 3 个月内应限制竞技体育运动。

3. 药物治疗

（1）非甾体抗炎药（NSAIDs）：基于临床经验使用，因为没有临床试验证明获益。

布洛芬最为常用，也可使用萘普生和吲哚美辛。如果禁食，酮咯酸可以在初期使用 3 天。

如果患有冠状动脉疾病或有其他抗血小板治疗的指征建议服用阿司匹林。

患者应接受至少为期 2 周的治疗，在接下来的 2～3 周逐渐减少用药剂量（表 27.2）。

使用大剂量的非甾体抗炎药应加用质子泵抑制剂来保护胃黏膜。

表 27.2　急性和复发性心包炎的抗炎治疗

药物	剂量	最初持续时间	减量计划
阿司匹林	每 8 小时 750～1000mg	1～2 周	停药之前 2～3 周，每周减少剂量
布洛芬	每 8 小时 600～800mg	1～2 周	停药之前 2～3 周，每周减少剂量
秋水仙碱	每天 0.6mg（< 70kg）或 0.6mg，每天 2 次（< 70kg）	3 个月	可选 0.6mg 每天一次或隔天一次持续 2～3 周
皮质醇激素[a]	起始 0.25～0.5mg/（kg·d）	1～2 周	每 1～2 周减少 20% 剂量，服用数月
阿那白滞素[a]	每天 100mg	最长 6 个月	无

[a] 通常仅用于复发性心包炎治疗

（2）秋水仙碱：在秋水仙碱治疗急性心包炎（COPE）试验中，秋水仙碱联用阿司匹林可使患者 72 小时后症状减轻、复发率减低，具有统计学意义；在秋水仙碱治疗急性心包炎调查（ICAP）试验中，则显示住院率减低。

可给予或不给予负荷剂量。当使用负荷剂量时，通常为 0.6 ～ 1.2mg，每日 2 次，根据患者的体重调整剂量。

给予每日维持剂量 3 个月，根据体重给药（表 27.2）。

监测肝毒性，骨髓抑制和肌肉毒性：全血细胞计数（CBC）、肌酐、转氨酶和肌酸激酶（CK）。

5% ～ 8% 的患者会因胃肠道副反应（腹痛、恶心、呕吐或腹泻）停药。

（3）糖皮质激素：一般只用于对其他抗炎药物反应不佳或特定病因的患者（例如，免疫抑制剂相关性心包炎，自身免疫性疾病），因糖皮质激素与心包炎病程延长以及复发风险增大相关。

推荐低剂量的糖皮质激素，0.25 ～ 0.5mg/（kg·d），最大限度地减少并发症（表27.2）。在数月内逐渐减量以降低心包炎复发的风险，以症状反应和 CRP 作为用药指导。

（4）白介素 -1（IL-1）受体拮抗剂：AIRTRIP 试验中，白介素 -1（IL-1）受体拮抗剂（如 anakinra）对治疗复发性心包炎有益。正在进行的 RCT（NCT03224585）试验则用于明确白介素 -1 受体拮抗剂对急性心包炎的治疗效果。

三、复发性心包炎

1. 特发性心包炎的复发率为 15% ～ 30%。

2. 在经过 4 ～ 6 周无症状期后再次出现新的症状和体征即可诊断（表 27.1）。

3. 上述提及的非甾体抗炎药 + 秋水仙碱可作为药物治疗方案，如果疾病仍为难治性，可加用糖皮质激素或 anakinra（白介素 -1 受体拮抗剂）（表 27.2）。

4. 其他免疫抑制剂对顽固性病例有效，包括硫唑嘌呤、甲氨蝶吟和霉酚酸。

5. 作为顽固性疾病患者最后的有效手段，可以考虑心包切除术或心包开窗术。

【临床要点】急性心包炎需要连续治疗直至症状缓解，然后缓慢减量，避免复发。
- IL-1 受体拮抗剂（如 anakinra）对于治疗复发性心包炎有益。

四、心包积液和心脏压塞

（一）定义

1. 由于炎症（渗出液）或静脉压增高（漏出液），使心包腔内积液超过现有的 10 ～ 50ml。

2. 临床表现和影响取决于液体积聚的速度和容量（图 27.2）。

（1）虽然液体量少（< 250ml），但由于积液快速积聚，心包腔不能容纳导致血流动力学出现异常。

（2）缓慢的积聚（数天到数周）可以形成大量渗液而没有症状。

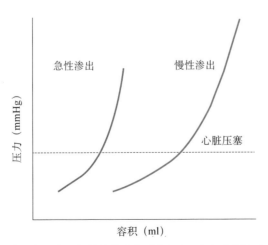

图 27.2　在正常心包（左）和扩张的心包（右）中，心包容积与心包压力的关系。如果积液是逐渐积聚的，则在心脏压塞发生前，心包可以容纳更多的液体

3. 心脏压塞是一种危及生命的情况，当心包积液抑制心脏舒张充盈时则会导致血流动力学不稳定。

（1）液体、脓、血、凝块或气体积聚在心包腔内，导致心包压力超过右心室充盈压。

（2）右心室压力负荷过重导致室间隔移向左心室，使心脏舒张期充盈受限，每搏量和心排血量减少。

（二）病因

积液可分为浆液性或出血性，但两者均可以有。

1. 浆液性心包积液　①特发性心包炎；②恶性肿瘤；③急性心包炎；④心包切开术后；⑤自身免疫性疾病；⑥甲状腺功能减退；⑦尿毒症。

2. 出血性心包积液　①心包切开术后（如冠状动脉旁路移植术，瓣膜置换术）；②心肌梗死后并发症（游离壁破裂和血栓）；③主动脉夹层；④特发性心包炎；⑤恶性肿瘤；⑥肺结核；⑦尿毒症。

（三）临床表现及测量方法

1. 临床表现　取决于液体积聚的速度：

（1）通常开始症状轻微。

（2）劳力性呼吸困难，进展到端坐呼吸、胸痛、胸部胀满。

（3）局部结构受压导致恶心（膈肌）、吞咽困难（食管）、声音嘶哑（喉返神经）和打嗝（膈神经）。

（4）非特异性症状，包括发热，特别是与潜在心包炎、恶性肿瘤或自身免疫性疾病有关的症状。

2. 心脏压塞的特征性表现

（1）贝克（Beck）三联征：①低血压；②心音低钝；③颈静脉压升高（JVP）。

（2）库斯莫尔（Kussmaul）征：吸气时颈静脉怒张，通常见于缩窄性心包炎，但也可见于心脏压塞和右心衰竭。

（3）奇脉：定义为吸气时收缩压降低＞10mmHg。

3. 测量方法

（1）使用血压计，给袖带充气至收缩压高于20mmHg。

（2）袖带放气，直到听到第一个柯氏音（仅在呼气期间）。

（3）袖带放气，直到在吸气和呼气时都可以听到同等的柯氏音。

（4）若差异 > 10mmHg，则为奇脉。

鉴别诊断考虑：心脏压塞，缩窄性心包炎，肺栓塞，严重哮喘和慢性阻塞性肺疾病。

【临床要点】由于心包在短时间内无法适应，心包腔内即使少量液体的快速积聚也可以导致心脏压塞。

（四）诊断

1. 心电图（图 27.3）

（1）低电压（肢体导联 < 5mm 和胸前导联 < 10mm）：非特异性改变，肺气肿、渗出性疾病或气胸均可出现。

（2）电交替：由心脏前后摆动引起；特异度高但敏感度低。

（3）可有心包炎的表现。

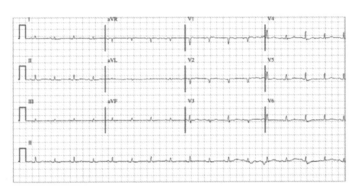

图 27.3　心脏压塞患者的心电图特征性表现包括窦性心动过速、电交替（可见于 II 和 V$_3$ 导联）和低电压

2. 胸部 X 线检查（CXR）

（1）除非中等或者大量积液，一般为正常。

（2）大量积液时心脏呈圆形外观。

3. 超声心动图（TTE）　如果有心包积液征象，需紧急行 TTE 检查来评估。

（1）心包积液。

1）二维超声心动图评估积液的量和位置。

2）舒张期积液按圆周大小分级：少量（＜10mm），中等（10～20mm），或大量（＞20mm）。

3）评估积液的量，以及是否为圆周形或者包裹性，这将指导如何选择引流（或）心包开窗术。

（2）心脏压塞生理学变化

1）右心房舒张晚期凹陷或塌陷。

2）右心室舒张期早期塌陷。

3）左心室和右心室大小于呼吸时变异性增大。

4）三尖瓣流入（＞40%）和二尖瓣流入（＞25%）于呼吸相发生改变。

5）下腔静脉（IVC）扩张，吸气相塌陷＜50%。

4. CT 和 MRI

（1）可用于评估心包增厚、积液、钙化和同时发生的心肌炎。

（2）有助于评估局限性积液的位置。

5. 诊断性穿刺

（1）大量积液或怀疑恶性肿瘤、结核或感染时应考虑进行诊断性心包穿刺术。

（2）复发性积液或恶性积液时应考虑进行心包活检。

（五）治疗和管理

1. 分诊

（1）评估积液容积、有意义的血流动力学变化（特别是存在心脏压塞时）以及相关情况。

（2）高危患者建议住院。

2. 血流动力学稳定的心包积液患者

（1）针对病因进行治疗。

（2）如果心包积液与心包炎相关，治疗方案与心包炎治疗相同（表27.1）。

（3）如果有症状但没有炎症迹象，或需要在 1 ～ 2 周作出诊断，应考虑心包穿刺术。

（4）如果需放置心包引流管，应于合适部位引流，直至引流出液体小于 50 ～ 100ml/24h。

3. 心脏压塞

（1）由于为前负荷依赖情况，故需行紧急液体复苏。

（2）进行紧急心包积液引流，首选超声心动图或透视指导下留置心包穿刺针，行穿刺术和引流术。

（3）如果积液少，局限性，或不能通过剑突下或心尖部穿刺进入（如后位积液），则需要外科引流。

（4）如果为心包积液复发或有恶性肿瘤积液再积聚风险，可考虑心包开窗手术治疗。

关键点

- 80% ～ 90% 的心包炎病例为特发性，通常以病毒性疾病为背景。

- 门诊治疗心包炎是安全的，除非存在高风险情况，包括初始治疗反应差，存在非特发性病因，或有血流动力学异常的迹象。

- 急性心包炎的治疗包括非甾体抗炎药和秋水仙碱，应持续服用至症状缓解，然后缓慢减量以避免复发。

- 当心包积液发展缓慢时患者可表现为轻微的症状，这是由于心包能够随着时间的推移而扩展。但如果积液迅速聚积，则即使少量积液也会导致心脏压塞。

- 当有心脏压塞的迹象和（或）症状时，应考虑心包穿刺。

（王　妍　译　王学东　审校）

第十篇　其他疾病

第28章　单纯成人先天性心脏病

Logan Eberly，Maan Jokhadar

缩略语

CHD	Congenital heart disease	先天性心脏病
ASD	Atrial septal defect	房间隔缺损
EGG	Electrocardiogram	心电图
TTE	Transthoracic echocardiogram	经胸超声心动图
TEE	Transesophageal echocardiogram	经食管超声心动图
Qp:Qs	Ratio of pulmonary to systemic flow	肺循环血流量和体循环血流量之比
SVC	Superior vena cava	上腔静脉
IVC	Inferior vena cava	下腔静脉
PFO	Patent foramen ovale	卵圆孔未闭
VSD	Ventricular septal defect	室间隔缺损
PVR	Pulmonary vascular resistance	肺血管阻力
TOF	Tetralogy of Fallot	法洛四联症

一、房间隔缺损

（一）概述

1. 房间隔缺损（ASD）约占先天性心脏病（CHD）的10%。

2. 通常导致左向右分流。

3. 有四种不同的亚型（图28.1）。

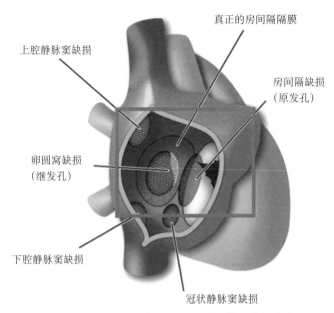

图 28.1　示意图概述了不同类型的心房间分流

（二）继发孔型 ASD

1. 定义 / 表现

（1）继发孔型 ASD 为卵圆窝缺损、占所有 ASD 的 60%。

（2）单纯的继发孔型 ASD 患者可能几年都没有症状，因此通常在成年后才被发现，缺损面积不同，症状轻重不同。

（3）患者在诊断时可能没有症状（通过体检诊断见下文）；如果有症状，最常见的表现是进行性劳力性呼吸困难和（或）心悸。

【临床要点】一个成年人出现没有明确原因的劳力性呼吸困难和（或）心悸，在鉴别诊断时应考虑 ASD。

（4）并发症

1）心房颤动 / 扑动。

2）右心衰竭。

3）肺动脉高压。

4）矛盾性栓塞。

（5）任何增加左心房压力情况（如左心室功能障碍或二尖瓣疾病）都会加重左向右分流，且使症状加重。

2. 体格检查

（1）检查结果

1）S1 亢进。

2）S2 广泛分裂和固定。

3）肺动脉收缩期喷射样杂音，在胸骨左上缘最响。

4）在胸骨左下缘三尖瓣舒张中期杂音最响（由于流经三尖瓣血流增加）。

（2）如果出现右心衰竭 / 肺动脉高压，体格检查可发现颈静脉压升高和右心室负荷过重的迹象。

3. 辅助检查

（1）心电图（ECG）：应该关注窦房结功能障碍的表现，PR 间期延长，电轴右偏，V_1 导联呈 rSr 模式，以及宽大 P 波。

（2）经胸超声心动图（TTE）：应该评估是否有横跨房间隔的彩色血流（以及泡沫试验阳性）和（或）扩大的右心室。同时应用超声多普勒评估肺动脉压力高低和缺损大小。

（3）经食管超声心动图（TEE）：通常可以更好地描述 ASD 的特征（精确大小，边缘等），并能识别肺静脉（以评估部分相关肺静脉异常回流）。

（4）心导管检查用以计算肺血管阻力与测定肺血流与全身血流的比例（Qp：Qs）。通常亦用于在 ASD 修补术前评价是否伴有冠状动脉疾病。

4. ASD 封堵术

（1）ASD 封堵术的指征

1）右心容量负荷过重的证据。

2）左向右分流比大于或等于 1.5：1。

3）直径大于 10mm。

4）预防复发性矛盾性栓塞。

（2）ASD 封堵术的禁忌证

1）显著的肺血管疾病。

2）严重左心室功能不全。

3）显著的二尖瓣疾病。

（3）继发孔型 ASDs 通常可以通过介入或外科手术闭合。

（三）原发孔型 ASD

原发孔型 ASD 属于心内膜垫缺陷的范畴。它们很少孤立存在，通常被认为是房室间隔缺损的一部分（也称为房室管缺损）。房室间隔缺损的详细讨论超出了本文的范围。

（四）静脉窦型 ASD

1. 静脉窦型 ASD 是由上腔静脉（SVC）或下腔静脉（IVC）处的心房壁内陷引起的。上腔静脉窦型 ASD 比下腔静脉窦型 ASD 更常见。

2. 对于上腔静脉窦型 ASD，心房壁缺损引起上腔静脉与两心房相通。它总是与右侧肺静脉异常回流有关，从而使右侧肺静脉流入其附近的与右心房交界的上腔静脉。

3. 静脉窦型 ASD 占全部 ASD 的 2% ～ 3%。

4. 它们可能与异位心房起搏有关（如果缺损发生在窦房结区）；在心电图上表现为 P 波电轴左偏，Ⅲ导联可见逆行 P 波。

5. 临床表现与继发孔型 ASD 相似。

6. 应进行 TEE 检查以评估缺损并鉴别异常肺静脉分流；如果在 TEE 上肺静脉回流显示不清楚，则需进行 MRI 或 CT 检查。

7. 闭合手术的适应证与继发孔型 ASD 适应证相同。然而，静脉窦型 ASD 并不适合经皮封堵术，因为缺损周围通常没有边缘以及与之相关的肺静脉回流。

（五）冠状窦缺损

1. 冠状窦缺损是最罕见的 ASD 类型。它是由冠状窦和左心房分离导致的缺陷。

2. 无顶冠状窦这一术语常被用来描述变异的冠状窦缺损，即使冠状窦和左心房分开的顶是完全缺失的。这通常与持续的左侧上腔静脉流入冠状动脉窦相关，导致右向左分流和发绀。

3. 需要行 TEE 和心导管检查进一步评估，并进行外科手术封堵修复。

二、卵圆孔未闭

1. 卵圆孔未闭（PFO）很常见，可发现于高达 25% 的人群，通常无明显临床表现。

2. PFO 是由于出生后左心房压力 > 右心房压力，使卵圆孔瓣膜和房间隔融合失败所引起；与 ASD 不同，房间隔组织没有缺损。

3. 大多数 PFO 为偶然发现。但矛盾性栓塞可能是隐性脑卒中的原因，尤其是年轻成年人。

4. 在超声心动图检查的同时（TTE 或 TEE）静脉注射搅动过的生理盐水，通过超声心动图造影可以检测到 PFO。如果在做 Valsalva 动作时，左心房在 5 次心搏内出现气泡，则很可能是 PFO。

5. 既往有栓塞性脑卒中和静脉血栓形成危险因素的 PFO 确诊患者，应该可以从 PFO 封堵术中获益（与继发孔型 ASD 相似可以行经皮封堵术）。但是，在 PFO 封堵术之前要对其他脑卒中病因的危险因素进行全面的评估。

【临床要点】PFO 经常是在对住院的脑卒中患者完善检查时，通过超声心动图获得诊断。然而，在将患者转诊行 PFO 封堵术之前，必须进行一次全面彻底评估以识别导致脑卒中的其他可能存在的病因。如果发现其他病因，则患者不可能从 PFO 封堵术中获益。

三、室间隔缺损

（一）定义 / 流行病学

1. 室间隔由四部分组成：入口隔，出口隔，肌部隔膜（也称为小梁性中隔）和膜性中隔。室间隔缺损（VSD）可以由这些部位中任何一个的缺陷引起（图 28.2）。

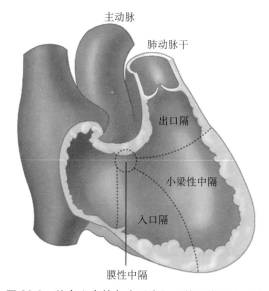

主动脉

肺动脉干

出口隔

小梁性中隔

入口隔

膜性中隔

图 28.2 **从右心室的角度看室间隔的四个组成部分**

Ao aorta， PT pulmonary trunk. With permissions from Zipes et al.

2. VSD 缺损是常见的先天性心脏缺陷。膜性 VSD 是最常见的类型。

3. 它们可以单独发生，也可以与其他疾病联合发生，或作为一个更复杂疾病的一部分（如法洛四联症）。

（二）临床表现

1. VSD 的临床表现取决于缺损大小和其对血流动力学的影响。

2. 限制性 VSD 是指左心室和右心室之间存在高压力阶差的小缺损和一个没有血流动力学意义的小分流。

3. 较大的缺损具有显著的血流动力学意义，会引起左心室容量负荷增加以及肺血管阻力（PVR）进行性增高。

4. 在成人中，未经手术治疗的限制性 VSD 常常无症状，但可以检查到明显杂音。未经手术治疗的较大的 VSD 存活患者可能会发展成严重的肺动脉高压，并可能出现艾森门格综合征。

（三）体格检查

1. 小的局限性 VSD 可引起高频全收缩期杂音，在胸骨左侧边缘杂音最响亮。

2. 中到大的非局限性 VSD 会导致心尖移位和广泛收缩期杂音，以及心尖舒张期杂音和 S3（流经二尖瓣的血流增加所致）。

【临床要点】室间隔缺损引起的收缩期杂音强度与 VSD 的大小成反比，因为较小的缺损会产生更显著的湍流和流速。

（四）辅助检查

1. 缺损较大时，心电图可能出现电轴右偏和双心室肥厚。对于小的缺损，心电图改变通常不明显。

2. TTE 用于描述 VSD 的大小、位置和血流动力学后果，以及识别相关病变。中等大小的 VSD 引起左心房和左心室容量超负荷，进一步导致这些心腔扩张。大面积的 VSD 使 PVR 增加，导致右心室压力超负荷。

3. 心脏导管检查用于计算分流量以及 PVR。

（五）VSD 封堵术

1. VSD 封堵术指征包括有临床症状和 Qp ∶ Qs 超过 1.5 ∶ 1，伴右心室压力或左心室容量负荷过重的心室功能障碍，或者曾经感染过心内膜炎。

2. 部分膜性和肌性 VSD 适合进行经皮封堵术。然而，根据指征，外科手术修复通常也是必要的。

3. 需要注意的是，在 VSD 封堵时对传导系统的损害相对比较常见（无论经皮介入还是外科手术），尤其是膜性 VSD。术后常见右束支阻滞。完全性心脏传导阻滞也可能发生，如果这种情况持续存在则需要植入心脏起搏器治疗。

四、法洛四联症

（一）概述

1. 法洛四联症（TOF）的基本异常是室间隔出口的头侧前部偏移。这导致了以下四种特征（图 28.3）。

（1）VSD 缺损。

（2）肺动脉口狭窄。

（3）主动脉覆盖室间隔。

（4）继发性右心室肥厚。

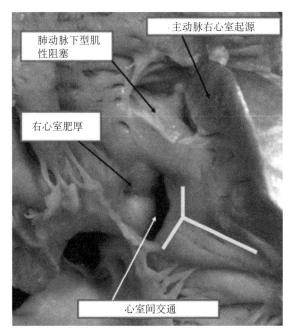

图 28.3　这幅照片是从右心室心尖向心底拍摄的，显示出法洛四联症的特征。漏斗部插入到中隔小梁的前顶端（黄色 Y）

经允许引自：Wernovsky et al.

2. TOF 是最常见的发绀型先天性心脏病。

（二）疾病自然史（未经手术的）

1. 如果不手术，存活超过 40 岁的患者很少。

2. 能在没有修复的情况下存活到成年通常是由于童年时右心室流出道梗阻较轻。严重梗阻的患者在生命早期即出现发绀，在未修复情况下无法存活到成年。

3. 未行手术修复的 TOF 并发症包括以下内容：

（1）发绀。

（2）心律失常（房性或室性）。

（3）升主动脉扩张和主动脉反流：主动脉反流导致双心室容量

负荷过重和双心室衰竭。

（4）心内膜炎。

4. 未行手术患者的体格检查结果如下：

（1）发绀和杵状指。

（2）右心室隆起。

（3）明显的震颤和响亮的收缩期喷射性杂音（源自右心室流出道梗阻）。

（4）P2 低钝。

5. 辅助检查

（1）心电图的典型表现为电轴右偏和右心室肥厚。

（2）胸部 X 线片显示靴型心脏和肺血管纹理减少。

（3）超声心动图可明确诊断。

（三）TOF 修复

1. 手术修补

（1）VSD 补片封堵。

（2）漏斗状狭窄切除术。

（3）大多数患者行跨环补片，扩大肺动脉瓣环。

2. 大多数患有 TOF 的成年人都接受过修补手术且预后良好。然而由于并发症风险增加需要终身随访，特别是对于肺动脉瓣修复和肺动脉瓣置换术的患者。

3. 手术修补并发症

（1）右束支阻滞：几乎所有修补后的患者都会发生，因为右束支走行在 VSD 的底部，外科手术会损伤传导束。

（2）肺动脉瓣反流（详见下文）。

（3）晚期完全性心脏传导阻滞。

（4）残余的右心室流出道梗阻。

（5）主动脉扩张和主动脉反流。

（6）心内膜炎。

（7）心律失常和心律失常性猝死。

（四）手术修补后的肺动脉瓣反流

1. 大多数 TOF 修复后的患者都有严重的肺动脉瓣反流，这是由于修补时解除了肺动脉狭窄和 RVOT 梗阻所致（跨环补片）。严重的肺动脉瓣反流患者通常能耐受几年或几十年，但大多数最终需要肺动脉瓣置换。肺动脉瓣置换术不是初期 TOF 修复的常规部分。

2. 严重肺动脉瓣反流的征象

（1）窦性心律的缺失。

（2）右心衰竭的表现（颈静脉压升高、肝脏肿大、外周水肿等）。

（3）右心室隆起。

（4）P2 低钝或缺失（单个 S2）。

（5）肺动脉瓣反流导致的来回的收缩期和舒张期杂音（因为舒张期杂音短且迅速减弱常被忽略）。

3. 辅助检查

（1）除少数例外，心电图显示右束支传导阻滞伴 QRS 波群增宽，也可以出现不同程度的房室传导阻滞。QRS 时限越长，右心室扩张更严重，心律失常风险也越大。

（2）除证实严重的肺动脉瓣反流外，超声心动图对于评估其他异常情况同样非常重要，包括：

1）心室功能障碍。

2）室间隔矛盾运动。

3）残留 VSD。

4）主动脉根部扩张。

5）主动脉反流。

6）残存的右心室流出道梗阻。

（3）心肺运动试验对于客观量化患者运动不耐受通常有益。

4. 肺动脉瓣置换术的适应证：严重的肺动脉瓣反流和下面的任何一项：

（1）症状进一步加重。

（2）心肺运动试验中运动耐量受损。

（3）心律失常。

（4）进行性右心室扩张或功能障碍。

【临床要点】TOF 修复后严重的肺动脉瓣反流可以多年无症状。需要转诊行肺动脉瓣置换术的指征包括症状加重、有运动不耐受的客观证据，或者右心室扩张或功能障碍。

五、发绀型心脏病：基础知识

（一）概述

1. 除 TOF 外还有许多特殊的缺损会导致发绀。对每种具体情况的细节讨论超出了本文的范围。尽管如此，还是有一些基本原则适用于发绀患者的治疗，相关医师应该熟知这些情况。这些患者通常在三级转诊中心进行随诊。然而，他们经常住在远离这些中心的地方，因此可能需要和当地的门诊医师共同管理。这些治疗管理人员需要对发绀型心脏病有一个基本的认识。

2. 当存在右向左分流时可以出现发绀。分流可以发生在任何水平：心脏内，大血管之间或肺内。

3. 当血氧饱和度低于 85% 时，临床通常可以察觉到发绀。

4. 重要且不要忘记的是，发绀是一个多系统疾病。

（二）发绀型心脏病患者的基本原则

1. 补充氧气主要用于缓解症状和（或）维持血氧饱和度的基线水平；氧气是一种肺血管扩张剂，而且根据患者的解剖结构，氧气过量可引起肺水肿。

2. 应在所有的静脉输液管上都使用孔径为 0.22μm 的空气过滤器，使用带气泡检测器的注射泵以预防气泡栓塞。

3. 应保证足够的血红蛋白浓度以维持最佳的携氧能力。

4. 如果出现由于非常高的血红蛋白浓度引起的高凝症状和体征时（头痛、神志不清等）可以进行静脉切开放血。静脉切开放血会导致相对的缺铁性贫血，后者会增加血栓栓塞的风险。

5. 血管扩张剂，应在成人先天性心脏病医学专家的监督下谨慎使用。

【临床要点】在诊治发绀性患者时，我们必须注意一些常见的误区，避免以下情况：①过量补充氧气；②血管扩张剂；③过度静脉切开放血。

（三）发绀型心脏病临床恶化的原因

1. 快速型心律失常

（1）房性心律失常通常不典型。

（2）快速心律失常耐受性差，需要尽快转复窦律。

（3）与抗心律失常药物相比，电复律通常更加安全、有效。

2. 咯血

（1）咯血可能危及生命，需要患者住院治疗。这是引起发绀患者死亡的主要原因之一，特别是那些伴有肺动脉高压的患者。

（2）应进行胸部 CT 检查以确定出血部位。

（3）咯血的可能来源包括：①肺动脉血栓；②肺动静脉畸形出血；③侧支血管出血；④肺部感染。

关键点

● 目前在美国患有 CHD 的存活成年人较儿童多。因此，成人门诊医师需要熟悉经常遇到的常见先天性心脏病。

● ASD 约占 CHD 的 10%，对于原因不明的劳力性呼吸困难患者应考虑该诊断。

● VSD 是最常见的先天性心脏病。听诊收缩期杂音有助于无症状患者的诊断。

● TOF 修复术后经常见到严重的肺动脉瓣反流，最终大多数患者都会需要行肺动脉瓣置换手术，一旦出现 RV 扩大或功能障碍的症状和体征，应立即行肺动脉瓣置换手术。

● 对于发绀型 CHD 患者，应避免过量补充氧气、不必要的静脉切开术及血管扩张剂。所有的静脉注射均应使用孔径 0.22μm 的空气过滤器。心律失常应积极治疗，咯血可能会危及生命并需要住院治疗。

（王　妍　译　王学东　审校）

第 29 章　妊娠和心脏疾病

Mariana Garcia，An Young，Gina Lundberg

缩略语

ACS	Acute coronary syndrome	急性冠脉综合征
ACOG	American College of Obstetricians and Gynecologists	美国妇产科医师学会
CHD	Coronary heart disease	冠状动脉性心脏病
HF	Heart failure	心力衰竭
HCM	Hypertrophic cardiomyopathy	肥厚型心肌病
LV	Left ventricle	左心室
PPCM	Peripartum cardiomyopathy	围生期心肌病
VHD	Valvular heart disease	瓣膜性心脏病
VT	Ventricular tachycardia	室性心动过速

一、心脏疾病与妊娠

1. 心脏病 - 产科正在成为一个快速发展的专业领域。由于潜在心脏疾病或心脏疾病并发症以及不良妊娠结局均可导致高危妊娠，因此受到心脏病学家的关注。

2. 对这些女性管理需要团队干预措施，涉及范围包括适当的培训和经验，以及产科、初级保健、心脏病专家和心脏 - 产科团队之间的合作。

3. 患有心脏疾病的女性应询问关于将来妊娠的建议。在妊娠之前对患者进行教育最为关键。在转诊至孕前心脏顾问时，可与患者讨论以下问题：

（1）妊娠期母体风险。

（2）胎儿潜在风险，包括心脏药物不良反应。

（3）心脏病传递给胎儿的风险。

（4）重点考虑产前和产后的风险管理。

（5）对母亲的长期风险和对产妇寿命的可能影响。

（6）推荐安全节育、干预方案，或合适的药物治疗，以减少母婴妊娠前风险。

二、妊娠期和产褥期的正常生理变化

1. 与妊娠有关的生理变化会影响心血管（CV）系统，包括血容量和血流动力学的显著变化。

2. 这些变化代表了对心脏及其储备功能的一种"压力测试"。

3. 当今时代，很多医师，包括初级保健医师，参与了对合并心脏病妊娠期女性的治疗管理，部分原因是孕妇高龄以及越来越多的先天性心脏病女性患者达到了生育年龄。

全面了解妊娠的生理变化及对产妇结局的潜在影响至关重要。表 29.1 总结了妊娠期、分娩和产后的心血管变化。

表 29.1　**妊娠期分娩、产后的心血管变化**

生理参数	妊娠期	分娩	产后
心排血量	增加 30%～50%	增加 50%	15～20min 增加 60%～80%，在分娩后 1h 内恢复到产前数值
血容量	增加 34%～70%（平均 50%）	每次收缩额外增加 300～500ml	降至基线水平
心率	每分钟增加 15～20 次	增加 取决于压力和疼痛的缓解	降至基线水平
血压	妊娠中期，降低 15～20mmHg	增加 取决于压力和疼痛的缓解	降至基线水平

续表

生理参数	妊娠期	分娩	产后
全身血管阻力	降低	增加	降至基线水平
耗氧量	增加 20%	随着分娩压力的增加而增加	降至基线水平
红细胞数量	增加 15% ～ 33%	—	—

三、妊娠期女性常见心脏症状

1. 鉴于妊娠期心血管系统存在正常的生理变化，对妊娠期心脏病的评估具有一定的难度。

2. 这些变化导致的体征和症状可能会模糊或掩盖心脏疾病。根据美国妇产科医师学会（ACOG）2019 年指南，表 29.2 列出了正常妊娠与异常妊娠的各种体征和症状。

表 29.2　正常妊娠和异常妊娠的体征和症状

正常的	异常的
呼吸困难，疲劳，运动不耐受，水周外肿	S4 和舒张期杂音
右心室扩张	持续心动过速
由于右心容量增加导致 S2 分裂增加	心率 ≥ 120 次 / 分
收缩期射血杂音，S3，或静脉嗡嗡声	室性心动过速
心电图显示左轴轻微偏移	缓慢性心律失常
局限性异位搏动：房性或室性期前收缩，室上性心动过速	颈静脉压升高
	奔马律
	显著水肿
	劳力性或无故晕厥
	收缩压 ≥ 160mmHg

Adapted from the 2019 American College of Obstetricians and Gynecologist Practice Bulletin

许多情况下，需要另外的诊断工具来获得客观可靠的心脏状态信息。这些工具的选择应依据其对诊断结果和胎儿潜在风险的影响而定。表 29.3 总结了妊娠期心血管疾病诊断工具的临床要点。

表 29.3　妊娠期心血管疾病诊断工具的临床要点

诊断工具	临床要点	正常妊娠的结果
胸部 X 线	相关辐射极少；但是，由于胎儿有暴露于电离辐射的风险，不应随意使用	由于肺圆锥突出导致左心上边界变直，由于膈膜升高，心脏处于水平位置，由于左心房压力增高导致肺静脉压增高，肺部可见标记增强，产后早期少量胸腔积液
心电图	许多研究报告了正常孕妇与非孕妇相比心电图的变化，这些变化可能是由于膈肌抬高导致的母体心脏相对于胸壁位置的改变，心室大小和室壁厚度的改变，以及交感和激素作用导致的心肌电特性的改变	QRS 电轴左偏，Ⅱ、Ⅲ和 aVF 导联出现 Q 波，T 波异常（Ⅲ、$V_1 \sim V_3$ 导联低平或倒置），ST 段或 T 波改变（分娩、剖宫产、麻醉时），窦性心动过速、房性和室性期前收缩，V_1 导联 R/S 比值升高
超声心动图	经胸超声心动图由于其有效性及安全性，是妊娠期最受欢迎的诊断工具。关于妊娠期经食管超声心动图安全性的信息是有限的，并且没有 A 类药物用于对接受超声心动图检查的患者进行镇静	左心室在舒张和收缩期适度增大，左室射血分数或缩短率不变，左心室径向和纵向应变增加，左心房直径和容积适度增大，右心房和右心室大小适度增大，肺动脉、三尖瓣和二尖瓣环进行性扩张，功能性肺动脉、三尖瓣和二尖瓣反流，少量心包积液
负荷试验	有助于确定妊娠期缺血性心脏病或评估已知疾病，在妊娠期，次极量运动方案，如 Naughton 和改进的 Bruce 跑步机方案，比常规的 Bruce 方案更受欢迎	

续表

诊断工具	临床要点	正常妊娠的结果
心导管检查	当妊娠期心脏失代偿、可选择的非侵入性检查不能应用时，且仅在获益大于风险时才考虑使用，因为它与医源性冠状动脉夹层的风险增加有关	
磁共振成像	由于没有电离辐射，MRI 是患有先天性心脏病的孕妇和有主动脉扩张和夹层风险的患者进行主动脉评估的首选成像方式	
心血管计算机断层扫描	在妊娠期，如果不能通过其他成像方式或不愿意侵入性检查，可以考虑使用以便排除肺栓塞和主动脉夹层	
BNP and proBNP	产后早期的水平略高，但在妊娠和产后通常在正常范围内，因此可能是一个有用的工具	

四、妊娠高血压疾病

1. 高血压在妊娠期相对常见，发生率 6% ~ 8%，对死产、新生儿发病率和死亡率有重要影响。根据美国妇产科医师学会（ACOG）相关推荐，妊娠高血压疾病分为四大类（表 29.4）：

（1）慢性高血压。

（2）妊娠高血压。

（3）子痫前期/子痫。

（4）慢性高血压合并先兆子痫。

越来越多的共识认为，子痫前期与心血管疾病的总体风险增加有关，包括未来发生冠心病、复合心血管疾病、心力衰竭、脑卒中和心血管死亡。

表 29.4　妊娠高血压疾病分类

高血压分类	定义 / 临床要点	妊娠中的百分比
慢性高血压	妊娠 20 周前发生或产后持续 > 12 周	5%
妊娠高血压	妊娠 20 周后血压升高，无蛋白尿或其他先兆子痫特征	7%
子痫前期 / 子痫	妊娠 20 周后出现高血压和蛋白尿或终末器官功能障碍，蛋白尿（±），蛋白尿诊断为每 24 小时尿含 300mg 蛋白质或尿蛋白 - 肌酐比值大于 0.3，子痫包括癫痫发作	子痫前期：2% ～ 5% 子痫：0.003%
慢性高血压合并先兆子痫	慢性高血压患者发展为恶性高血压并伴有蛋白尿或先兆子痫的其他特征	1%（20% ～ 25% 的慢性高血压患者）

2. ACOG 对妊娠高血压疾病管理的建议

（1）甲基多巴、拉贝洛尔和硝苯地平作为一线推荐口服药物，用于治疗妊娠高血压。

（2）子痫前期患者总体血容量减少，进一步使用利尿剂可加重低血容量状态，导致胎盘低灌流，因此，利尿剂是二线推荐用药。

（3）服用肼屈嗪时，由于妊娠第 1 个 3 个月胎儿尿道下裂、血小板减少的发生，与妊娠第 3 个三个月新生儿狼疮样综合征发生之间具有相关性，因此亦被作为二线药物使用。

（4）由于存在羊水过少、宫内发育迟缓、颅骨凹陷、肾脏发育不良、无尿和胎儿死亡的风险，血管紧张素转换酶抑制剂和血管紧张素受体阻滞剂在整个妊娠期均禁忌使用。

（5）妊娠期，高血压急症被定义为收缩压 ≥ 180mmHg 和（或）舒张压 ≥ 120mmHg，可使用拉贝洛尔、肼屈嗪和硝苯地平的静脉制剂进行治疗，这些药物为推荐使用药物。

五、先天性心脏病与妊娠

1. 越来越多患有先天性心脏病的女性正在达到生育年龄并考虑妊娠。通常这些女性在妊娠前即知道自己先天性疾病的诊断；然而有些女性，有时仅是因为妊娠期血流动力学压力变化才会暴露出先前未被识别的心脏病变。

2. 对于先天性心脏病孕妇而言，在妊娠和心脏病的专业中心进行随访很重要。多学科团队管理通常会获得最佳结果。

3. 所有参与治疗人员都应熟知妊娠、分娩和产后监测的管理计划。

4. 产后监测尤为重要，因为这一时期会发生很多心脏并发症。

5. 美国心脏协会、美国心脏病学会和欧洲心脏病学会提供了指南和科学声明，以帮助对患有先天性心脏病的女性进行妊娠管理。

【临床要点】先天性疾病的风险有：

● 一般来说，低风险病变包括房间隔缺损（已修复或未修复）、室间隔缺损（已修复或未修复）和动脉导管未闭（已修复或未修复）。

● 中等风险病变包括修复的主动脉缩窄、修复的法洛四联症、Ebstein 畸形（修复或未修复）和动脉调转术（Jatene 手术）。

● 高危病变包括动脉调转术（Mustard 或 Senning 手术）、Fontan 手术和 Eisenmenger 综合征。

六、妊娠期先天性心脏瓣膜病

1. 先天性和后天性病因导致的妊娠期瓣膜性心脏病（VHD）的治疗依然具有挑战性。

2. 这类患者的管理最好在受孕前即开始整体孕前评估，包括：

（1）详细的病史和体格检查。

（2）12 导联心电图。

（3）超声心动图。

（4）运动负荷试验，客观评估心脏功能。

将预期有风险的妊娠期女性，转诊给具有妊娠管理专业知识的心脏病专家和具备高危管理经验的产科医师，进行个体化分析讨论，非常重要。表 29.5 总结了特殊瓣膜疾病的最佳管理方案。

表 29.5　特殊瓣膜病的管理

	不推荐妊娠	妊娠期管理	分娩
二尖瓣狭窄	中重度二尖瓣狭窄（瓣口面积 < 1.5cm²） 全身性栓塞病史 新发心房颤动 肺动脉压升高（收缩性肺动脉压 > 50mmHg）	**实验室** 密切随访，频繁监测症状，BNP 或 NT-ProBNP 水平，超声心动图肺动脉压 **生理学** 用 β 受体阻滞剂降低心率（选择性 β₁ 为首选，经常需要大剂量），如美托洛尔或阿替洛尔 **节律** 新发心房颤动和快速心室反应的进行心脏转复至窦性心律 **抗凝** 对于阵发性或永久性心房颤动或有血栓栓塞事件史的窦性心律、左心房血栓 **侵入性** 经皮二尖瓣球扩张术（PMBC）适用于无反应性症状的患者 不能进行 PMBC 的适用二尖瓣置换术	足月阴道分娩 在胎儿或产妇临床病情恶化的情况下推荐剖宫产
二尖瓣反流	有症状的严重二尖瓣反流患者，伴有左心室功能障碍，肺动脉高压或运动耐量明显降低的无症状患者。对于 LVEF（> 60%）和 LVESD 为 40～44mm 且有可能永久修复的无症状患者，应在妊娠前考虑手术治疗	**实验室** 频繁监测症状和 BNP 或 NT-ProBNP 水平 **容量** 利尿剂治疗心力衰竭 **生理学** LVEF 降低的患者使用 β 受体阻滞剂和口服血管扩张剂（肼屈嗪和硝酸酯山梨酯）	足月阴道分娩 在胎儿或产妇临床病情恶化的情况下首选剖宫产

续表

不推荐妊娠	妊娠期管理	分娩
主动脉狭窄 严重的主动脉瓣狭窄有症状的患者 运动耐量明显下降的无症状患者，左心室收缩功能受损 主动脉直径 > 5cm	**实验室** BNP 或 NT-ProBNP 水平 **侵入性** 严重的症状无法控制患者，采用经皮球囊瓣膜成形术（PCBV） TAVR 如果不能行 PCBV 或者不成功时，可采用瓣膜置换术	足月阴道分娩 在胎儿或产妇临床病情恶化的情况下首选剖宫产
主动脉关闭不全 症状性主动脉瓣反流 LVEF < 50% 无症状的严重 AR 伴有 LVEDD > 70mm 或 LVESD > 50mm 的	**实验室** BNP 或 NT-ProBNP 水平 **容量** 限盐，利尿剂治疗心力衰竭 **生理学** 血管扩张剂和地高辛治疗左心室收缩功能障碍	足月阴道分娩 在胎儿或产妇临床病情恶化的情况下首选剖宫产

Adapted from Elkayam et al. Cardiac Problems in pregnancy.

七、围生期心肌病

1. 最近，欧洲心脏病学会围生期心肌病（PPCM）工作组将 PPCM 的定义范畴扩大，为"一种特发性心肌病，在妊娠末期或分娩后几个月内发生的、继发于左心室收缩功能障碍的心力衰竭，无其他心力衰竭原因发现"，诱发因素包括：①多胎生产；②多胎妊娠；③子痫前期；④高龄；⑤非洲裔美国人；⑥糖尿病；⑦营养不良。

2. PPCM 是一种排除性诊断。当没有充血性心力衰竭病史的患者在围生期出现夜间阵发性呼吸困难、新出现的反流性杂音、肺水肿、颈静脉压升高和肝大时，应考虑 PPCM。

3. 美国现有资料显示，50% 患有 PPCM 的女性最终左心室功能恢复正常，大多发生于确诊后 2 ～ 6 个月，部分患者恢复较晚。

4. 一般来说，PPCM 患者心力衰竭（HF）的治疗应遵循最新的指南建议。

5. 在妊娠和哺乳期间，某些药物治疗措施可能需要改变，因为可能会对胎儿或哺乳期婴儿具有潜在的不利影响。急性 PPCM 患者的基本治疗方法可总结为"BOARD"：溴隐亭（B）、心力衰竭口服药物治疗（O）、抗凝血药（A）、血管扩张剂（R）和利尿剂（D）。

6. 有 PPCM 病史的女性再次妊娠，与复发性和持续性心功能障碍甚至死亡风险相关。再次妊娠前有持续性左心室功能障碍患者的风险明显更高。

八、肥厚型心肌病与妊娠

1. 肥厚型心肌病（HCM）是一种最常见的遗传性心血管疾病，世界范围内约每 500 人中即有 1 人罹患此病。

2. 定义为左心室（LV）壁厚度增加，不能单用异常压力或容量负荷状况作为原因。

3. 家族性 HCM 的遗传连锁研究表明，在几个染色体位点上存在常染色体显性遗传位点。家族性 HCM 的大多数遗传基因位点编码是心肌肌节的一种心肌收缩蛋白。心脏肌球蛋白结合蛋白 C 基因和心脏β-肌球蛋白重链基因突变是两种最常见的突变，占 HCM 中可识别突变的 70%。

4. 超声心动图在妊娠时可安全使用，并能确诊 HCM。以下是确诊 HCM 的超声心动图标准：

（1）原因不明的任何部位心肌最大心室壁厚度超过 15mm。

（2）血压正常患者的心室间隔 / 后壁厚度之比＞1.3。

（3）高血压患者的心室间隔 / 后壁厚度之比＞1.5。

5. 最重要的是在受孕前进行详细评估，明确与妊娠相关的可能风险，同时制订治疗计划，目标是最大程度地减少对母亲和胎儿的风险。

6. 需要进一步对以下几方面进行重点讨论：HCM 对包括母亲和胎儿在内安全性的潜在影响，妊娠期治疗所需药物对胎儿的潜在风险，以及在临床情况恶化时提前分娩的可能性。最后，还应就疾病遗传给胎儿的可能性以及妊娠期间和产后猝死的小概率风险进行讨论。

7. HCM 患者的详细评估包括：

（1）全面的病史和家族史。

（2）体格检查。

（3）12 导联心电图。

（4）经胸超声心动图。

（5）脑钠肽（BNP）或 NT-proBNP 水平。

（6）平板或踏车运动负荷试验。

8. 通常情况下，妊娠期需要进行心脏专业性会诊，以决定是否需要其他额外的心脏检查评估，如心肺运动测试、48 小时动态心电图监测和（或）心血管 MRI。

9. 根据现有数据，大多数 HCM 患者可耐受妊娠，死亡风险非常低。然而，包括心力衰竭、胸痛、心悸、房性和室性心律失常在内的不良后果并不少见，并可累及母体和胎儿。

九、妊娠期急性心肌梗死

妊娠合并急性冠脉综合征（ACS）虽然罕见，但在妊娠期心血管相关死亡中占很大比例。

【临床要点】妊娠期冠状动脉疾病的病因通常为非动脉粥样硬化机制,包括冠状动脉自发性夹层(43%)、血管造影正常的冠状动脉(18%)和冠状动脉血栓形成(17%)。

十、妊娠期急性冠脉综合征管理

1. 妊娠期急性冠脉综合征(ACS)管理与一般人群类似。在对胎儿辐射剂量很低(< 0.1Gy)的前提下,经皮冠状动脉介入治疗(percutaneous coronary intervention,PCI)可以在妊娠期安全实施。

2. 如果产妇心搏骤停,应根据现有指南进行复苏和分娩。

3. 低剂量阿司匹林似乎安全。通常情况下,氯吡格雷仅在严格需要时使用(支架植入后)。应避免使用糖蛋白 II b/ III a 拮抗剂和他汀类药物。PCI 期间短期肝素化的获益大于出血并发症的风险。

4. 使用氯吡格雷的双联抗血小板治疗不增加胎儿出血的风险;但如果在外科术后 7 天内使用,可能会导致出血。部分专家建议在分娩前 1 周停药。应对早期停止双重抗血小板治疗导致支架内血栓形成的风险与分娩时的出血风险进行权衡。

5. 妊娠期,由于与体外循环相关的胎儿死亡率升高,主动脉冠状动脉旁路移植术(coronary artery bypass graft,CABG)通常是禁忌,然而,在血流动力学不稳定、冠状动脉血流受阻或 PCI 失败的情况下,有必要行旁路移植。妊娠期可考虑行非体外循环下旁路移植手术或在 CABG 前分娩。

十一、妊娠期心律失常

1. 妊娠与较高的心律失常发生率相关,部分原因是妊娠期血流动力学变化和交感神经张力增加。

2. 妊娠期常见的心律失常包括房性期前收缩和室性期前收缩,室性心动过速(VT)或心室颤动极为罕见。

对伴有心悸或晕厥的妊娠患者进行初次评估包括 12 导联心电图

和动态心电图监测。表 29.6 总结了基于欧洲心脏病学会（ESC）指南的关键管理策略。

表 29.6　妊娠期心律失常的管理

心律失常	初始管理	二级管理
有限的 PAC 或无潜在心脏疾病的 PVC	恢复	β 受体阻滞剂（如有症状）
SVT	如果稳定，刺激迷走神经	如果不稳定，使用腺苷和心脏复律
	如果复发，使用 β 受体阻滞剂和地高辛	氟卡尼，普罗帕酮排除结构性心脏病
SVT 或心房颤动伴 WPW	紧急情况下的心脏电复律	氟卡尼，普罗帕酮长期控制
心房颤动心房扑动	选择性 $β_1$ 受体阻滞剂抗凝	心脏电复律排除甲状腺疾病
室性心动过速室颤	心脏电复律	心电图排除长 QT，超声心动图排除围生期心肌病，β 受体阻滞剂，抗心律失常植入式心脏除颤器
高度 AV 阻塞	紧急情况下临时起搏	检查结构性心脏病或心肌炎如果持续，使用起搏器

十二、妊娠期心律失常的处理

1. 如果有适应证，妊娠期可使用腺苷和直流电复律。

2. 妊娠晚期需要进行心脏复律，应在操作前插管以降低误吸风险。

3. 患有心房颤动且无结构性心脏病，CHA2DS2VASC 评分 ≥ 2 分的妊娠期女性应进行全身抗凝治疗以预防血栓形成。由于妊娠期为高凝状态，即使无其他高凝危险因素，也可使用抗凝疗法。

4. 患有长 QT 综合征的女性发生室速的风险增加，需要在整个妊娠期间和产后至少 40 周使用 β 受体阻滞剂治疗。

【临床要点】由于存在抑制胎儿甲状腺的风险，应避免使用胺碘酮。

关键点

● 对于大多数育龄妇女来说，应在妊娠和产后早期进行"应激试验"，以识别潜在的、经常漏诊的心血管危险因素，进而确定未来罹患心血管疾病的风险，揭示已经存在的心脏疾病。

● 预防医学是初级保健的基石。通过早期识别和管理这些依据充分的心血管疾病风险因素，改善这一患者群体的结局，保持长期的健康状况，门诊背景下的医疗管理是一个特殊的机会。

（李海燕　译　姚计文　审校）

第30章　围手术期心血管风险评估

Susan McIlvaine，Eli V. Gelfand

缩略语

AF	Atrial fibrillation	心房颤动
CABG	Coronary artery bypass grafting	冠状动脉旁路移植术
CAD	Coronary artery disease	冠状动脉疾病
DASI	Duke Activity Status Index	杜克活动状态指数
DES	Drug-eluting stent	药物洗脱支架
MACE	Major adverse cardiac event	主要不良心脏事件
MACCE	Major adverse cardiovascular and cerebrovascular events	主要不良心脑血管事件
MET	Metabolic equivalents	代谢当量
MI	Myocardial infarction	心肌梗死
NSQIP	National Surgical Quality Improvement Program	国家手术质量改进计划
NSTEMI	Non-ST-elevation myocardial infarction	非 ST 段抬高型心肌梗死
PAUSE	Perioperative Anticoagulation Use for Surgery Evaluation	围手术期抗凝使用评价
RCRI	Revised Cardiac Risk Index	修正的心脏风险指数
STEMI	ST-Elevation Myocardial Infarction	ST 段抬高型心肌梗死

一、概述

1. 在非心脏手术前进行围手术期心血管风险评估的目的

（1）围手术期心血管风险评估的目的是在手术前（从心血管

角度）对患者进行危险分层。

（2）在某些情况下，围手术期风险评估可促使进一步的检查和（或）干预（在进行评估的手术之前或之后），旨在降低患者的心血管风险。

（3）在大多数情况下，这种风险评估可由患者的初级保健医师进行，如果需要进一步检查或患者有明显的心脏病病史并伴活动性疾病，则需转诊给心脏病专业医师。

2. 围手术期风险评估框架

（1）明确患者的基线危险因素和手术计划。

（2）明确患者的功能状态。

（3）评估患者发生主要不良心脏事件（MACE）的风险。

（4）明确患者无论术前或术后是否需要进一步的检查 / 干预以降低其风险（图 30.1）。

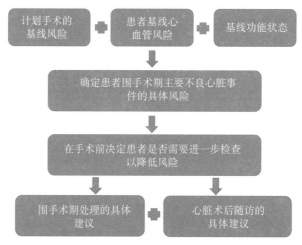

图 30.1　围手术期风险评估框架

二、明确危险因素

1. 围手术期心血管风险的潜在来源

（1）从心血管角度看，手术的风险取决于手术本身、合并症和患者的临床状况。回顾性数据有助于确定基于这些不同因素的大致风险水平。

（2）非心脏手术的心血管风险随着时间的推移而下降，主要是由于围手术期死亡率和急性心肌梗死发生率的下降。

（3）并非所有围手术期发病率、死亡率都继发于心血管危险因素。使用下文详述工具获得的风险评估仅能明确心血管危险因素，不能明确其他因素。

2. 操作本身的风险因素

（1）《美国医学会杂志》（JAMA）对 2004—2013 年接受非心脏手术的 1000 多万患者进行了回顾性研究，其中 3% 的患者发生了严重的心血管或脑血管不良事件（包括围手术期死亡、心肌梗死和缺血性脑卒中）。这些主要不良事件最常发生于接受血管、胸部和移植手术的患者（图 30.2）。

（2）在修正的心脏风险指数（RCRI）中（见下文），腹股沟上血管、腹膜内和胸腔内手术被认为是高危手术。

【临床要点】血管、胸腔和移植手术有较高的术后主要不良心脏事件发生率。这些被认为是高风险手术。

3. 患者自身的风险因素

（1）与主要不良心脏事件相关的心血管疾病包括：

1）冠状动脉疾病。

2）存在冠状动脉支架。

3）心力衰竭。

4）心律失常。

5）严重的瓣膜性心脏病。

6）系统性动脉血压升高。

7）肺动脉高压。

（2）病史和体格检查应侧重于阐明以上心脏情况存在于评估时，还是存在于手术时。

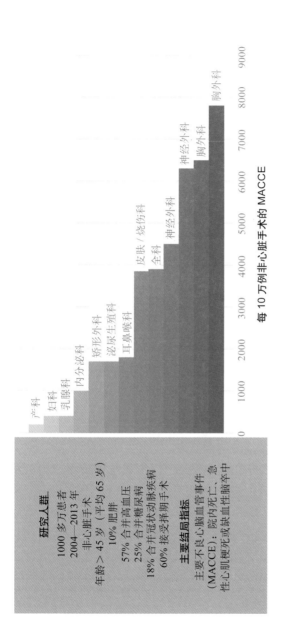

图 30.2　非心脏手术类型围手术期主要不良心脑血管事件（MACCE）发生频率（Adapted from Smilowitz el al. 2017）

（3）急性冠状动脉综合征（不稳定型心绞痛或心肌梗死）、6 个月内植入冠状动脉支架、急性失代偿性心力衰竭、高风险心律失常（如症状性心动过速或缓慢性心律失常）或严重的症状性主动脉瓣狭窄患者，在基础心脏问题获得解决之前，不应进行选择性非心脏外科手术。

【临床要点】择期手术的禁忌证包括急性冠状动脉综合征、6 个月内植入过冠脉支架、急性失代偿性心力衰竭、高风险心律失常、严重的症状性主动脉瓣狭窄。

三、明确患者的功能状况

1. 代谢当量（MET），指的是某些活动所需的摄氧量。1MET 是坐起来时的静息摄氧量。对于围手术期风险评估，患者的功能状态通常是根据患者能达到多少 MET 来定义；这也是运动负荷试验时使用的参考标准。

2. 如果患者能走上一座小山或爬 2 层甚至更多层的楼梯，他们可以完成至少 4MET。

（1）不能完成 4MET 的患者围手术期发生主要不良心脏事件的风险增加一倍。

（2）4 ～ 10MET 提示功能能力中等。

（3）> 10MET 提示极佳的功能能力。

3. 患者可能高估自己的功能状态。个体主观性评价不能预测术后发病率或死亡率。

4. 除了要求患者主观评估其功能状态外，应优先选用杜克活动状态指数（DASI）等经过验证的工具。Wijeysundera 等研究表明，DASI 评分与外科手术 30 天内预期死亡或心肌梗死显著相关（表30.1）。

表 30.1　Duke 活动状态指数（DASI）是一个经过验证的
评估患者功能状态的有效方法

你可以…	权重
照顾好自己（吃饭、穿衣、洗澡、上厕所）？	2.75
在室内散步，比如在你的房子周围？	1.75
在平地上走一个街区还是两个街区？	2.75
爬一层楼梯还是步行上山？	5.50
短距离跑步？	8.00
在家里做轻微的工作，如打扫房间或洗碗？	2.70
在家里做一些适度的工作，如吸尘、扫地或搬运杂物？	3.50
在家里做繁重的工作，如擦洗地板，举起或移动沉重的家具？	8.00
在院子里做些诸如扫树叶、除草或推割草机之类的工作吗？	4.50
发生性关系？	5.25
参加适度的娱乐活动，如高尔夫球、保龄球、舞蹈、双打网球、或投掷棒球或足球？	6.00
参加剧烈运动，如游泳、单打网球、足球、篮球或滑雪？	7.50
DASI 总分：＿＿＿＿＿＿＿＿＿＿＿＿＿＿＿＿＿＿＿＿	
[（DASI 分数 × 0.43）+9.6] / 3.5：＿＿＿＿＿＿＿＿＿＿＿（MET）	

杜克活动状态指数（改自 Hlatky et al.）

【临床要点】患者可能会高估自己的功能状态，从而导致错估风险。不要仅仅依赖于功能状态的个体主观评估，更要使用像 DASI 这样经过验证的问卷。

四、评估患者发生主要不良心血管事件的风险

1. 目前尚无"完美"的单一风险计算方法。经不同的回顾性数据集导出了几种风险计算方法，可以预测不同等级的风险。临床医师应该了解用于推导和验证特定风险的人群，并确保她（他）的患者总体上适用于该人群。风险评估必须始终与整体临床状况相结合。

2. 常见的风险计算方法包括改良心脏风险指数（RCRI）、美国外科医师学会国家手术质量改进计划（NSQIP）手术风险计算工具（ACS-SRC）和 NSQIP 围手术期心肌梗死和心搏骤停计算工具（MICA）。

3. 1999 年发布的 RCRI，已在临床实践中得到验证和广泛应用。2017 年，Duceppe 等结合了五项研究数据，计算了每项研究 RCRI 评分的合并事件发生率，结果发现风险高于原始研究（可能是由于使用更高灵敏度的肌钙蛋白检测进行研究验证，并包括了接受急诊外科手术的患者）（图 30.3）。

4. RCRI 已被证明预测接受血管手术患者风险的准确性较低。

5. ACS-SRC 可以提供最佳的 MACE 手术特异性风险评估，但尚未在外部人群中得到验证。鉴于其固有的复杂性，作者发现在线版本的计算方法在日常实践中特别有用。

【临床要点】不存在尽善尽美的风险计算工具。RCRI 经过了验证和广泛使用，结合临床判断是一个合理的风险评估工具。ACS-SRC 的在线版本在日常临床实践中会有所帮助。

五、进一步的检查 / 干预

1. ECG

（1）术前（1～3 个月）行心电图检查的目的是识别心律失常、既往心肌梗死，并与基线心电图进行比较。然而，异常心电图特征是否能有意义地预测围手术期预后，目前尚未形成共识。

（2）对于接受低风险手术（如白内障或整容手术）的患者，无论其基础心脏风险情况如何，均无必要进行术前心电图检查。

（3）2014 年 ACC/AHA 指南指出，除低风险手术外，如果患者有 CAD、心律失常、外周动脉疾病、脑血管疾病或其他重大心脏疾病，应术前检查心电图。对于无已知冠状动脉疾病的无症状患者，在接受中等或高危外科手术时，可以考虑心电图检查，但并非必需。

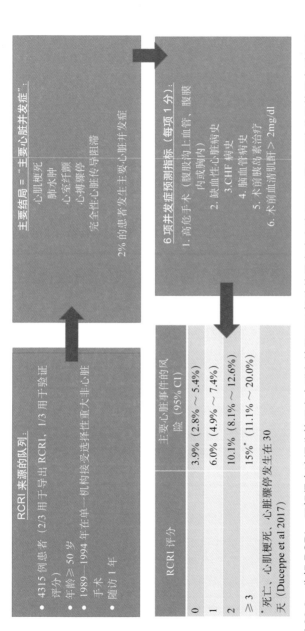

图 30.3　分解 RCRI：了解得出该评分的研究人群和结果可以帮助使用者决定这是否适用于风险分层的最合适工具

2. 激发试验

（1）常规激发试验不适用于低危患者（例如运动程度超过 4MET 的患者）。

（2）除马上进行外科手术需进行心脏风险评估外，行激发试验须有明确的指征。例如有确定的心脏危险因素运动程度不超过 4MET 的患者（或存在未知的功能状态）。

（3）激发试验只有在结果会改变围手术期管理策略时（从内科或外科角度）才可实施。

3. 冠状动脉造影和血运重建术

（1）外科手术前冠状动脉造影的适应证与普通患者相似。

（2）无症状的未再血管化的冠状动脉疾病患者，常规冠状动脉血运重建术未被证明可降低围手术期风险。

（3）若冠状动脉造影结果提示患者应行 CABG，则任何外科手术均应在 CABG 之后进行。

【临床要点】接受低风险手术的患者不需要术前心电图。无症状、功能状态良好的患者很少需要常规术前行激发试验。

六、特殊情况

1. 冠状动脉支架患者　选择性非心脏外科手术应延迟至药物洗脱支架（DES）植入后 1 年进行，但如果外科手术获益超过支架血栓形成的风险，则可以考虑在 DES 植入后 180 天进行手术（表 30.2）。

2. 使用抗凝和桥接治疗的患者

（1）大多数接受低风险手术的患者可以继续抗凝治疗（例如，白内障手术、ICD 植入、低风险牙科手术）。

（2）根据 PAUSE 研究结果，当使用直接口服抗凝剂（DOAC）的心房颤动患者进行选择性外科手术或操作时，一个简单标准化的围手术期管理策略是中断抗凝，不需要使用肝素桥接或监测术前凝血功能，该策略与围手术期主要出血和动脉血栓栓塞的发生率降低相关。值得注意的是，PAUSE 研究人群的 CHA2DS2-VASc 平均得分在 3.5 分左右（表 30.3）。

表 30.2　冠状动脉药物洗脱支架（DES）植入患者的围手术期处理

6 周内植入支架	1 年内植入支架（但不包括 6 周以内）		1 年多前植入支架	
择期手术：延迟至 DES 植入术后 1 年	手术延迟的风险 > DES 血栓形成的风险 180 天后进行手术	延迟手术风险 < DES 血栓形成风险 延迟手术至 DES 植入术后 1 年	手术不需要停用 P2Y12 抑制剂：继续 DAPT	手术确实需要停用 P2Y12 抑制剂：继续 ASA，尽快重新启动 P2Y12 ASAP

什么是支架血栓的风险？在支架植入后的前 4～6 周，风险最高。4～6 周后，风险较低，但进行手术会增加风险。在非心脏手术的情况下，DES 血栓形成的风险在 DES 植入后的 6 个月内可能是稳定的

表 30.3　心房颤动患者择期手术的直接口服抗凝药物（DOAC）指南

PAUSE 研究：接受择期手术的房颤患者（改自 Douketis et al.)				
DOAC	手术出血风险	手术前	手术当日	手术后
阿哌沙班，达比加群，利伐沙班	低	持续服用 DOAC 至手术前一天	服用 DOAC	术后第 1 天恢复 DOAC
	高	持续服用 DOAC 至手术前两天	服用 DOAC	术后第 2 或 3 天恢复 DOAC
使用达比加群伴有肌酐清除率 < 50ml/min 的患者	低	持续服用达比加群至手术前两天	服用 DOAC	术后第 1 天恢复 DOAC
	高	持续服用达比加群至手术前 4 天	服用 DOAC	术后第 2 或 3 天恢复 DOAC

（3）对于需要止血的手术（即大血管手术、脊柱手术、硬膜外导管手术），停止抗凝治疗 ≥ 48 小时。

（4）对于 CHA2DS2-VASc 评分为 7 分或 8 分（即血栓栓塞高风险）的房颤患者，桥接肝素或低分子量肝素治疗可能是合适的。

（5）机械性二尖瓣置换的患者无论是否存在血栓/血栓栓塞危险因素，均应使用普通肝素或低分子量肝素进行桥接治疗。

（6）机械主动脉瓣置换的患者如果存在至少一种血栓／血栓栓塞危险因素（如心房颤动、既往静脉血栓栓塞史、高凝血症、老一代机械瓣膜），应接受肝素桥接治疗。

（7）其他适合桥接抗凝治疗的情况：包括 3 个月内静脉血栓栓塞史或全身性栓塞事件，12 周内冠状动脉支架植入，或抗凝治疗中断期间曾发生静脉血栓栓塞事件。

【临床要点】 对于血栓栓塞风险高危的心房颤动患者（CHA2DS2-VASc 评分为 7 分或 8 分）、机械性二尖瓣和机械性主动脉瓣患者（伴其他血栓栓塞危险因素），应考虑围手术期桥接。

3. 无症状的严重主动脉瓣狭窄患者

（1）外科手术时血流动力学应激可促使严重主动脉狭窄患者发生低血压、心力衰竭或明显的心源性休克。

（2）随着麻醉和手术术式的进步，严重主动脉瓣狭窄患者的手术风险随之相应降低。对于无症状的严重主动脉瓣狭窄患者，如果术中和术后使用适当的血流动力学监测，可以选择性地进行风险升高的外科手术。

关键点

- 围手术期心血管风险评估的目的是在手术前（从心血管角度）对患者进行危险分层。
- 从心血管角度来看，手术的风险取决于手术本身、合并症和患者的临床状况。回顾性数据有助于确定基于这些不同因素的大致风险水平。血管手术、胸外科和移植手术被认为是高危手术。
- 运动能力不能达到 4 MET 的手术患者发生围手术期 MACE 的风险增加一倍。
- 目前暂无 "完美" 的风险计算方法。有几种风险计算方法是通过不同的回顾性数据集推测得出，能够预测不同水平的风险。RCRI 已在临床实践中得到验证和广泛应用，是一种有用的风险评估工具，使用时要结合临床判断，并充分考虑到该工具的局限性。

● 常规激发试验不适用于低风险患者（如那些运动能力＞4MET 的患者）。除立刻进行的外科手术外，只有需要进行心脏风险分层的明确指征时才需要激发试验。

● 低风险的心房颤动患者，可以在停止抗凝治疗的前提下，安全地进行外科手术，不需要肝素桥接治疗。血栓栓塞高危的心房颤动患者（CHA2DS2-VASc 评分为 7 分或 8 分）、机械性二尖瓣和机械性主动脉瓣患者伴其他血栓栓塞危险因素时，应考虑围手术期肝素桥接治疗。

（李海燕　译　张宇晨　审校）

第 31 章　心脏肿瘤学

Devinder S. Dhindsa，Anant Mandawat

缩略语

5-FU	5-Fluorouracil	5- 氟尿嘧啶
ACE-I	Angiotensin-converting enzyme inhibitor	血管紧张素转换酶抑制剂
AF	Atrial fibrillation	心房颤动
AFL	Atrial flutter	心房扑动
ARB	Angiotensin receptor blocker	血管紧张素受体阻滞剂
CT	Computed tomography	计算机断层扫描
CVD	Cardiovascular disease	心血管疾病
HER2	Human epidermal growth factor receptor 2	人类表皮生长因子受体 2
LVEF	Left ventricular ejection fraction	左室射血分数
MRI	Magnetic resonance imaging	磁共振成像
PAD	Peripheral arterial disease	外周动脉疾病
VEGF	Vascular endothelial growth factor	血管内皮细胞生长因子

一、概述

随着治疗和筛查的进步，癌症患者的生存曲线持续改善，且大量的带瘤生存者正在进入这一群体。但是许多癌症患者患有心血管并发症，对于执业医师来说，认识到两者并存或癌症治疗一段时期后会出现心血管并发症，至关重要。

二、筛查和预防

1. 获得完整的病史和体格检查结果，包括基于现有风险因素和预期癌症治疗方案的基线临床状况评估。

2. 优化所有患者的心脏风险因素。

3. 根据风险因素和预期的癌症治疗方案，对左室射血分数（LVEF）进行基线评估。

4. 如果存在基础左心室功能障碍，心脏科和肿瘤科医师应共同参与选择具有较低心脏毒性风险的化疗方案或其他心脏保护药物（例如，β 受体阻滞剂或血管紧张素转换酶抑制剂）。

三、癌症治疗过程中的心脏毒性反应

（一）心力衰竭

1. 由于肿瘤治疗会导致心肌损伤，心肌功能障碍可能在肿瘤治疗后早期或治疗后数年出现。

2. 心脏毒性定义为通过超声心动图或心脏核素成像（MUGA）显示 LVEF 下降 > 10%，低于正常值下限（通常 LVEF < 50%）。

3. 与基线相比整体纵向应变（GLS）降低 > 15% 亦提示心脏毒性。

【临床要点】与监测 LVEF 的变化相比，整体纵向应变可能有助于检测到更细微的心肌功能障碍。

4. 与心肌功能障碍相关的化疗药物和与每种药物相关的左心室功能障碍发生率见表 31.1。

5. 心脏毒性的筛查方法

（1）心脏成像：超声心动图、核素成像和心脏磁共振成像。

（2）生物标志物：脑钠肽和肌钙蛋白。

（3）监测的时间和频率取决于具体的治疗种类、化疗药物的累积剂量，治疗的持续时间和患者的基线心血管风险。

6. 值得注意的是，免疫疗法导致的左心室功能障碍，如抗 HER2 单克隆抗体曲妥珠单抗，通常可以通过中断化疗和给予心力衰竭治疗的方法逆转，再次免疫治疗耐受性同样良好。这与蒽环类药物相关的心脏毒性截然不同，后者往往导致不可逆的扩张型心肌病。

表 31.1 与心肌功能障碍相关的化疗药物

心肌功能障碍相关药物（左心室功能障碍发生率 %）
蒽环类药物-剂量依赖效应 [例如，多柔比星（3%～48%）、伊达比星（5%～18%）、表柔比星（0.9%～11.4%）、米托蒽醌（2.6%）]
烷基化剂 [例如，环磷酰胺（7%～28%）、异环磷酰胺（0.5%～17%）]
抗代谢药物 [例如，氯法拉滨（27%）]
抗微管药物 [例如多西他赛（2.3%～13%），紫杉醇（< 1%）]
单克隆抗体 [例如，HER2 抗体：曲妥珠单抗（1.7%～20.1%），帕妥珠单抗（0.7%～1.2%）；VEGF 抗体：贝伐珠单抗（1.6%～4%）]
小分子酪氨酸激酶抑制剂 [例如舒尼替尼（2.7%～19%），索拉非尼（4%～8%），达沙替尼（2%～4%），伊马替尼（0.2%～2.7%）]
蛋白酶体抑制剂 [例如，卡非佐米（11%～25%），硼替佐米（2%～5%）]
免疫检查点抑制剂—与心肌炎相关 1.1%

7. 免疫检查点抑制剂（pembrolizumab，nivolumab，ipilimumab，tremelimumab，tremelimumab，avelumab，durvalumab）与开始治疗后 3 个月内出现的少见但严重的心肌炎相关。出现这种症状的患者需要停止使用该药物，给予大剂量类固醇药物治疗并且紧急进行心脏科/心脏肿瘤科会诊。

【临床要点】与免疫检查点抑制剂相关的心肌炎预后不良。应尽早发现、尽早治疗。

8. 如果治疗时出现左心室功能障碍或心力衰竭，患者仍有可能从 ACEI/ARB 和 β 受体阻滞剂等传统的心力衰竭治疗策略中获益。建议与心脏科和肿瘤科医师就中断肿瘤治疗或调整化疗策略进行风险-获益讨论。

9. 除控制总体心血管风险之外，减少化疗引起心脏毒性的特定策略亦因药物种类而不同。

（1）对于蒽环类药物及其类似药物

1）限制累积剂量。

2）改变药物输送媒介（例如，多柔比星脂质体）。

3）连续性药物输注。

4）在合适的患者，联合使用右雷佐生和蒽环类药物来降低蒽环类药物的毒性。

5）使用心脏保护药物（ACEI/ARB，β 受体阻滞剂，他汀类药物）。

6）鼓励通过有氧运动来降低心脏毒性风险。

（2）就曲妥珠单抗而言，心脏保护性治疗（ACEI/ARB）是一个重要的考虑因素。

（二）冠状动脉疾病和治疗相关的心肌缺血

1. 肿瘤治疗过程中的心肌缺血有多种机制，包括血管痉挛、内皮细胞损伤和急性动脉血栓形成，以及早发动脉粥样硬化。与心肌缺血相关的治疗方法见表 31.2。

2. 对既往 CVD 进行基线筛查非常重要，因为既往 CVD 会增加与治疗相关 CVD 的风险。

表 31.2　心肌缺血相关的治疗方法

治疗方法	缺血机制
嘧啶类似物（例如，5-FU、卡培他滨、吉西他滨）	内皮损伤，血管痉挛
顺氯	促凝血剂，直接内皮细胞毒性
VEGF 抑制剂（贝伐单抗，索拉非尼，舒尼替尼）	内皮细胞损伤，动脉血栓形成，血管痉挛
放射治疗	内皮细胞损伤，斑块破裂，血栓形成

【临床要点】如果可能，应避免过早或不必要的中断治疗，因为会影响癌症的治愈效果。正在接受氟嘧啶治疗的患者除了要优化既往心血管疾病 / 风险因素外，仅平板运动试验筛查还不够，还应考虑冠状动脉 CT 血管造影或左心导管检查。氟嘧啶引起的冠状动脉痉挛通常可逆，但如果不使用硝酸盐 / 钙通道阻滞剂治疗，再次治疗时仍可再次发作。

3. 肿瘤治疗时出现心肌缺血征象或症状的患者，特别是使用类似嘧啶药物（例如，5-FU、卡培他滨）的，应考虑中止治疗并转诊心脏病科进行评估，如果心肌缺血复发率高，可与肿瘤科医师共同讨论继续治疗的风险和获益。

4. 此外，接受放疗的患者会发生过早的动脉粥样硬化性疾病。共识建议在接受放疗 5 ～ 10 年后开始定期筛查。

5. 考虑到存在与肿瘤治疗相关的血小板减少症，在该人群中使用抗血小板和抗凝药物治疗尤其具有挑战性。建议进行个体化的风险 - 获益评估讨论。

（三）瓣膜病

1. 放射治疗可能会导致主动脉根部或心脏瓣膜的纤维化和钙化。

2. 超声心动图是评估瓣膜疾病的首选影像学方法，心脏磁共振成像和计算机断层扫描（CT）亦可选用。

3. 如果需要瓣膜修复治疗，受纤维化和伤口愈合受损的影响，外科手术往往具有难度。经导管治疗可能是一个合适的替代选择。

（四）心律失常

1. 接受化疗的患者在治疗过程中可能会出现一些心律失常，包括快速性心律失常或慢速性心律失常以及传导障碍。

2. QT 间期延长与三氧化二砷和酪氨酸激酶抑制剂有关，特别是凡德他尼。治疗方法包括纠正各种电解质紊乱（低钙血症、低钾血症、低镁血症）和避免或停用任何会使 QT 延长的药物。

3. 紫杉醇和沙利度胺可引起传导障碍，包括完全性心脏传导阻滞。

4. 合并症和恶性肿瘤以及使用伊布替尼，会导致心房颤动、心房扑动（AF/AFL）的发生。这种心律的治疗通常需要抗凝，但由于会引起血小板减少，使得抗凝治疗在这一人群中具有挑战性。

（五）动脉高血压

1. 动脉高血压可与血管内皮细胞生长因子（VEGF）抑制剂有关。应在早期积极地使用 ACEI/ARB 或二氢吡啶钙通道阻滞剂、β 受体阻滞剂以避免心血管并发症的发生，如心力衰竭。

2. 如果血压仍然无法控制，应暂停或减少 VEGF 抑制剂，直到血压得到充分控制（显性蛋白尿患者应 < 140/90mmHg 或更低），这时可重新启用 VEGF 抑制剂。

（六）血栓栓塞性疾病

1. 恶性肿瘤会导致血栓前状态，使癌症患者面临动脉和静脉血栓形成的风险。

2. 由于能够抗凝的患者复发静脉血栓的比例较低，因此，低分子肝素曾经是这类患者的首选治疗方法（CLOT，2003）。

3. 最新的证据表明，阿哌沙班在癌症相关静脉血栓治疗中非劣效性于达肝素，且不会增加大出血的风险。

4. 如果在治疗后仍发生血栓复发，医师可以考虑调整抗凝方案或植入下腔静脉滤器。

（七）外周血管疾病与卒中

1. 尼洛替尼、波那替尼或 BCR-ABL 酪氨酸激酶抑制剂可发生严重的动脉粥样硬化和非动脉粥样硬化性外周动脉疾病。

2. 缺血性脑卒中也与头颈部放射治疗有关。

3. 控制风险因素至关重要。对于严重的 PAD 病例，在决定是否进行血管重建时，应在心脏肿瘤科、血管外科、血液科、肿瘤科等多学科参与的情况下进行个体分析的。

4. 接受头颈部癌症放射治疗的患者发生脑血管病的风险较高。

（八）肺动脉高压

1. 在进行达沙替尼治疗、干细胞骨髓移植或烷化剂治疗后可发生肺动脉高压（由于静脉闭塞性疾病）。

2. 在接受达沙替尼治疗前应考虑进行超声心动图检查。

3. 因为肺动脉高压的病因可能会影响治疗效果，因此需要心脏病或肺动脉高压团队对肺动脉压升高的迹象进行评估。

关键点

● 癌症和癌症治疗导致的心血管影响是治疗这些疾病的一个具有挑战性的现实问题。

● 在接受潜在的心脏毒性治疗之前，应该特别强调筛查和优化心脏危险因素。

● 必须要认识到，心血管效应可以在肿瘤治疗早期或数年后发生。

（鄂立平　译　张宇晨　审校）

缩略语中英文对照表

A

AAA	Abdominal aortic aneurysm	腹主动脉瘤
AAS	Acute aortic syndrome	急性主动脉综合征
ABI	Ankle–brachial pressure index	踝臂压力指数
ABI	Ankle-brachial index	踝肱指数
ABPM	Ambulatory blood pressure monitoring	动态血压监测
ACC	American College of Cardiology	美国心脏病学会
ACE	Angiotensin-converting enzyme	血管紧张素转换酶
ACEI	Angiotensin-converting enzyme inhibitor	血管紧张素转换酶抑制剂
ACOG	American College of Obstetricians and Gynecologists	美国妇产科医师学会
ACS	Acute coronary syndrome	急性冠脉综合征
ADA	American Diabetes Association	美国糖尿病协会
AF	Atrial fibrillation	心房颤动
AFL	Atrial flutter	心房扑动
AHA	American Heart Association	美国心脏协会
ALI	Acute limb ischemia	急性肢体缺血
ApoB	Apolipoprotein B	载脂蛋白 B
AR	Aortic regurgitation	主动脉瓣反流
ARB	Angiotensin receptor blockers	血管紧张素受体阻滞剂
ARNI	Angiotensin receptor-neprilysin inhibitors	血管紧张素受体 - 脑啡肽酶抑制剂
ARVC	Arrhythmogenic right ventricular cardiomyopathy	致心律失常型右心室心肌病
AS	Aortic stenosis	主动脉瓣狭窄
ASA	Aspirin	阿司匹林
ASCVD	Atherosclerotic cardiovascular disease	动脉粥样硬化性心血管疾病
ASD	Atrial septal defect	房间隔缺损
AT	Atrial tachycardia	房性心动过速
ATP	Anti-tachycardia pacing	抗心动过速起搏

ATS	American Thoracic Society	美国胸科协会
AU	Agatston unit	Agatston 单位
AV	Aortic valve	主动脉瓣
AV	Atrioventricular	房室
AV fistula	Arteriovenous fistula	动静脉瘘
AVA	Aortic valve area	主动脉瓣口面积
AVB	Atrioventricular block	房室传导阻滞
AVNRT	Atrioventricular nodal reentrant tachycardia	房室结折返性心动过速
AVR	Aortic valve replacement	主动脉瓣置换术
AVRT	Atrioventricular reentrant tachycardia	房室折返性心动过速

B

BAV	Bicuspid aortic valve	二叶主动脉瓣
BB	Beta-blockers	β- 受体阻滞剂
BBB	Bundle branch block	束支传导阻滞
BMI	Body mass index	体质指数
BMS	Bare metal stent	金属裸支架
BNP	Brain natriuretic peptide	脑钠肽
BNP	Serum brain natriuretic peptide	血清脑钠肽
BP	Blood pressure	血压
BPM	Beats per minute	每分钟心跳次数

C

CABG	Coronary artery bypass graft	冠状动脉旁路移植术
CAC	Coronary artery calcium	冠状动脉钙化
CAD	Coronary artery disease	冠状动脉疾病
CAD-RADS	Coronary artery Disease-Reporting and Data System	冠状动脉疾病报告和数据系统
CAS	Carotid artery stent	颈动脉支架
CBC	Complete blood count	全血细胞计数
CCB	Calcium channel blockers	钙通道阻滞剂
CCS	Coronary calcium score	冠状动脉钙化积分
CCTA	Coronary computed tomography angiography	冠状动脉计算机断层扫描血管造影术
CE	Cardiac examination	心脏检查
CEA	Carotid endarterectomy	颈动脉内膜切除术
CHD	Congenital heart disease	先天性心脏病
CHD	Coronary heart disease	冠状动脉性心脏病

CHF	Congestive heart failure	充血性心力衰竭
CIED	Cardiac implantable electronic devices	心脏植入式电子设备
CK	Creatinine kinase	肌酸酐激酶
CKD	Chronic kidney disease	慢性肾脏疾病
CLI	Chronic limb ischemia	慢性肢体缺血
CMP	Complete metabolic panel	生化全项检查
CMR	Cardiac magnetic resonance imaging	心脏磁共振成像
COPD	Chronic obstructive pulmonary disease	慢性阻塞性肺疾病
CP	Chest pain	胸痛
CPVT	Catecholaminergic polymorphic ventricular tachycardia	儿茶酚胺敏感性多形性室性心动过速
CRP	C-reactive protein	C 反应蛋白
CRT	Cardiac resynchronization therapy	心脏再同步化治疗
CSH	Carotid sinus hypersensitivity	颈动脉窦超敏症
CSP	Carotid sinus pressure	颈动脉窦压力
CSS	Carotid sinus syndrome	颈动脉窦综合征
CT	Computed tomography	计算机断层扫描
CT	Cardiac tomography	心脏断层扫描
CTA	Computed tomography angiography	计算机断层扫描血管造影
CTI	Cavo-tricuspid isthmus	三尖瓣峡部
CTPA	Computed tomography pulmonary angiogram	计算机断层扫描肺动脉造影
CTPH	Chronic thromboembolic pulmonary hypertension	慢性血栓栓塞性肺动脉高压
CVA	Cerebrovascular accident	脑血管意外
CVD	Cardiovascular disease	心血管疾病
CVP	Central venous pressure	中心静脉压
CW	Continuous wave	连续波

D

DAPT	Dual antiplatelet therapy	双联抗血小板治疗
DASH	Dietary Approaches to Stop Hypertension	控制高血压的饮食方法
DASI	Duke Activity Status Index	杜克活动指数
DBP	Diastolic blood pressure	舒张压
DCCV	Direct current cardioversion	直流电复律
DES	Drug-eluting stent	药物洗脱支架
DKA	Diabetic ketoacidosis	糖尿病酮症酸中毒

DLD	Dyslipidemia	血脂异常
DM	Diabetes mellitus	糖尿病
DOAC	Direct oral anticoagulants	直接口服抗凝药物
DPP-4	Dipeptidyl peptidase-4	二肽基肽酶
DSE	Dobutamine stress echo	多巴酚丁胺负荷超声
DTS	Duke Treadmill Prognostic Score	杜克运动平板预后评分
DUS	Duplex ultrasound	多普勒超声
DVT	Deep vein thrombosis	深静脉血栓形成

E

ECG	Electrocardiogram	心电图
ED	Emergency department	急诊科
EF	Ejection fraction	射血分数
EGD	Esophagogastroduodenoscopy	食管胃十二指肠镜检查
EGE	Early gadolinium enhancement	早期钆强化
eGFR	Estimated glomerular filtration rate	估算肾小球滤过率
EIBBB	Exercise induced bundle branch block	运动诱发的束支阻滞
ELR	External loop recorder	体外循环记录仪
EMB	Endomyocardial biopsy	心内膜心肌活检
EOL	End of life	寿命终止
ERI	Effective replacement indication	有效更换指征
ESC	European Society of Cardiology	欧洲心脏病学会
ESD	End-systolic diameter	收缩末期直径
ESR	Erythrocyte sedimentation rate	红细胞沉降率
ESRD	End-stage renal disease	终末期肾病

F

FDA	Food and Drug Administration	美国食品药品监督管理局
FDG-PET	Fluorodeoxyglucose-positron emission tomography	氟脱氧葡萄糖-正电子发射断层扫描
FFP	Fresh frozen plasma	新鲜冷冻血浆
FH	Familial hypercholesterolemia	家族性高胆固醇血症
FMD	Fibromuscular dysplasia	纤维肌性发育不良

G

GCA	Giant cell arteritis	巨细胞动脉炎
GDMT	Guideline directed medical therapy	指南指导的药物治疗
GERD	Gastroesophageal reflux disease	胃食管反流病
GFR	Glomerular filtration rate	肾小球滤过率

| GI | Gastrointestinal | 胃肠道 |
| GLP-1R | Glucagon-like peptide-1 receptor | 胰高血糖素样肽-1 受体 |

H

H&P	History and physical	病史和体格检查
HbA1c	Hemoglobin A1c	血红蛋白 A1c
HBPM	Home blood pressure monitoring	家庭血压监测
HCM	Hypertrophic cardiomyopathy	肥厚型心肌病
Hct	Hematocrit	血细胞比容
HDL-C	High-density lipoprotein-cholesterol	高密度脂蛋白胆固醇
HELLP	Hemolysis，elevated liver enzymes，low plateletcount	溶血、肝酶升高、血小板计数减低
HER2	Human epidermal growth factor receptor 2	人类表皮生长因子受体 2
HF	Heart failure	心力衰竭
HFpEF	Heart failure with preserved ejection fraction	射血分数保留的心力衰竭
HFrEF	Heart failure with reduced ejection fraction	射血分数减低的心力衰竭
Hgb	Hemoglobin	血红蛋白
HLD	Hyperlipidemia	高脂血症
HMG-CoA	3-hydroxy-3-methyl-glutaryl-CoA reductase	3- 羟基 -3- 甲基戊二酰辅酶 A 还原酶
HR	Heart rate	心率
HRR	Heart rate recovery	心率恢复
HTN	Hypertension	高血压
HU	Hounsfield units	CT 值单位

I

IC	Intermittent claudication	间歇性跛行
ICA	Invasive coronary angiography	侵入性冠状动脉造影
ICA	Internal carotid artery	颈内动脉
ICD	Implantable cardiac defibrillator	植入式心脏复律除颤器
ICH	Intracranial hemorrhage	颅内出血
ICU	Intensive care unit	重症监护室
IE	Infective endocarditis	感染性心内膜炎
IFDVT	Iliofemoral DVT	髂股深静脉血栓形成
ILD	Interstitial lung disease	间质性肺疾病
ILR	Implantable loop recorder	植入式循环记录仪

IL–1	Interleukin-1	白介素 -1
INR	International normalized ratio	国际标准化比值
IVC	Inferior vena cava	下腔静脉

J

| JT | Junctional tachycardia | 交界性心动过速 |
| JVP | Jugular venous pressure | 颈静脉压 |

L

LA	Left atrium	左心房
LAA	Left atrial appendage	左心耳
LAD	Left axis deviation	电轴左偏
LBBB	Left bundle branch block	左束支传导阻滞
LDH	Lactate dehydrogenase	乳酸脱氢酶
LDL	Low-density lipoprotein	低密度脂蛋白
LDL-C	Low density lipoprotein cholesterol	低密度脂蛋白胆固醇
LGE	Late gadolinium enhancement	晚期钆增强
LM	Left main	左主干
LMWH	Low molecular weight heparin	低分子肝素
Lp（a）	Lipoprotein（a）	脂蛋白（a）
LQTS	Long QT syndrome	长 QT 综合征
LR	Likelihood ratio	似然比
LV	Left ventricle	左心室
LVEDP	Left ventricular end-diastolic pressure	左心室舒张末期压力
LVEF	Left ventricular ejection fraction	左室射血分数
LVESD	Left ventricular end-systolic diameter	左心室收缩末期直径
LVH	Left ventricular hypertrophy	左心室肥厚
LVOT	Left ventricular outflow tract	左心室流出道

M

MACCE	Major adverse cardiovascular and cerebrovascular events	主要不良心脑血管事件
MACE	Major adverse cardiac event	主要不良心脏事件
MACE	Major adverse cardiovascular events	主要不良心血管事件
MAT	Multifocal atrial tachycardia	多源性房性心动过速
MCOT	Mobile cardiac outpatient telemetry	门诊患者心脏移动监测系统
MDCT	Multi-detector computed tomography	多排计算机断层扫描
ME	Mid-esophageal	食管中段
MEN2	Multiple endocrine neoplasia type 2	多发性内分泌腺瘤 2 型

MET	Metabolic equivalent of task	代谢当量
MI	Myocardial infarction	心肌梗死
mPCWP	Mean pulmonary capillary wedge pressure	平均肺毛细血管楔压
MR	Mitral regurgitation	二尖瓣反流
MRA	Magnetic resonance angiogram	磁共振血管成像
MRA	Mineralocorticoid receptor antagonist	盐皮质激素受体拮抗剂
MRA	Magnetic resonance angiography	磁共振血管成像
MRC	Medical Research Council	医学研究委员会
MRI	Magnetic resonance imaging	磁共振成像
MS	Mitral stenosis	二尖瓣狭窄
MV	Mitral valve	二尖瓣
MVR	Mitral valve replacement	二尖瓣置换术

N

NEJM	New England Journal of Medicine	新英格兰医学杂志
NHANES	National Health and Nutrition Examination Survey	国家健康与营养调查
NNT	Number needed to treat	需要治疗的数量
NPV	Negative predictive value	阴性预测值
NSQIP	National Surgical Quality Improvement Program	国家手术质量改进计划
NSTEMI	Non-ST-elevation myocardial infarction	非 ST 段抬高型心肌梗死
NSTEMI	Non-ST-elevation myocardial infarction	非 ST 段抬高型心肌梗死
NT-proBNP	N-terminal pro-brain natriuretic peptide	N- 末端脑钠肽前体
NYHA	New York Heart Association	纽约心脏协会

O

OAC	Oral anticoagulation	口服抗凝药物
OS	Orthostatic syncope	直立性晕厥
OSA	Obstructive sleep apnea	阻塞性睡眠呼吸暂停

P

PAC	Premature atrial contraction	房性期前收缩
PAD	Peripheral arterial disease	外周动脉疾病
PASP	Pulmonary artery systolic pressure	肺动脉收缩压

PAUSE	Perioperative Anticoagulation Use for Surgery Evaluation	围手术期抗凝使用评价
PBMC	Percutaneous balloon mitral commissurotomy	经皮球囊二尖瓣成形术
PCC	Prothrombin complex concentrate	浓缩凝血酶原复合物
PCI	Percutaneous coronary intervention	经皮冠状动脉介入治疗
PCP	Primary care physician	初级保健医师
PCSK9	Proprotein convertase subtilisin/kexin type 9	前蛋白转化酶枯草溶菌素 9
PDE5	Phosphodiesterase type 5	磷酸二酯酶 5 型
PE	Pulmonary embolism	肺栓塞
PFO	Patent foramen ovale	卵圆孔未闭
PFT	Pulmonary function test	肺功能检测
PHQ-2	Patient health questionnaire-2	患者健康问卷 -2
PMH	Past medical history	既往病史
PMI	Point of maximal impulse	最强搏动点
PPCM	Peripartum cardiomyopathy	围生期心肌病
PPM	Patient prosthesis mismatch	患者假体不匹配
PPM	Permanent pacemaker	永久性起搏器
PPV	Positive predictive value	阳性预测值
PTP	Pretest probability	验前概率
PTS	Post-thrombotic syndrome	血栓后综合征
PV	Pulmonic valve	肺动脉瓣
PVC	Premature ventricular contraction	室性期前收缩
PVL	Paravalvular leak	瓣膜旁漏
PVR	Pulmonary vascular resistance	肺血管阻力
PW	Pulsed wave	脉冲波

Q

Qp:Qs	Ratio of pulmonary to systemic flow	肺循环血流量和体循环血流量之比

R

RAAS	Renin-angiotensin-aldosterone system	肾素 - 血管紧张素 - 醛固酮系统
RAD	Right axis deviation	电轴右偏
RCA	Right coronary artery	右冠状动脉
RCRI	Revised Cardiac Risk Index	修正的心脏风险指数
RF	Regurgitant fraction	反流分数

RHF	Rheumatic fever	风湿热
RV	Right ventricle	右心室
RVH	Right ventricular hypertrophy	右心室肥厚

S

SA	Sinoatrial	窦房结
SAH	Subarachnoid hemorrhage	蛛网膜下腔出血
SAMS	Statin-associated muscle symptoms	他汀类药物相关的肌肉症状
SARS-Cov-2	Severe acute respiratory syndrome coronavirus 2	严重急性呼吸系统综合征冠状病毒 2
SAVR	Surgical aortic valve replacement	外科主动脉瓣置换术
SBP	Systolic blood pressure	收缩压
SCD	Sudden cardiac death	心源性猝死
SGLT2	Sodium-glucose cotransporter 2	钠 - 葡萄糖协同转运蛋白 2
SHEP	The Systolic Hypertension in the Elderly Program	老年人收缩期高血压项目
SIHD	Stable ischemic heart disease	稳定型缺血性心脏病
SLE	Systemic lupus erythematosus	系统性红斑狼疮
SND	Sinus node dysfunction	窦房结功能障碍
SPECT	Single photon emission computed tomography	单光子发射计算机断层成像
SPRINT	Systolic Pressure Intervention Trial	收缩压干预试验
STEMI	ST-elevation myocardial infarction	ST 段抬高型心肌梗死
STS	Society of Thoracic Surgeons	胸外科医师学会
SVC	Superior vena cava	上腔静脉
SVT	Supraventricular tachycardia	室上性心动过速
Syst-EUR	Systolic Hypertension in Europe	欧洲收缩期高血压

T

T2DM	Type 2 diabetes mellitus	2 型糖尿病
TA	Takayasu arteritis	大动脉炎
TAA	Thoracic aortic aneurysm	胸主动脉瘤
TAVR	Transcatheter aortic valve replacement	经导管主动脉瓣置换术
TBI	Toe-brachial index	趾肱指数
TC	Total cholesterol	总胆固醇
TEE	Transesophageal echocardiogram	经食管超声心动图
TG	Triglycerides	甘油三酯
TIA	Transient ischemic attack	短暂性脑缺血发作

TOF	Tetralogy of Fallot	法洛四联症
TSPG	Translesional systolic pressure gradient	跨病变收缩压梯度
TTE	Transthoracic echocardiogram	经胸超声心动图
TV	Tricuspid valve	三尖瓣

U

UA	Unstable angina	不稳定型心绞痛
UEA	Ultrasound-enhancing agent	超声增强剂
UFH	Unfractionated heparin	普通肝素
UKPDS	United Kingdom Prospective Diabetes Study	英国前瞻性糖尿病研究

V

V/Q	Ventilation perfusion scan	通气 / 灌注扫描
VEGF	Vascular endothelial growth factor	血管内皮细胞生长因子
VF	Ventricular fibrillation	心室颤动
VHD	Valvular heart disease	瓣膜性心脏病
VKA	Vitamin K antagonist	维生素 K 拮抗剂
VSD	Ventricular septal defect	室间隔缺损
VT	Ventricular tachycardia	室性心动过速
VTE	Venothromboembolism	血栓栓塞症
VTE	Venous thromboembolism	静脉血栓栓塞性疾病
WBC	White blood cell	白细胞